पर्यटन भूगोल

पर्यटन भूगोल

डॉ. प्रवीण मकरान

ज्ञानदा प्रकाशन (पी. एण्ड डी.)
नई दिल्ली

प्रकाशक:

ज्ञानदा प्रकाशन (पी. एण्ड डी.)

4837/2, 24, अंसारी रोड़, दरियागंज,
नई दिल्ली–110002
Phone : 011-23272047
Mobile : 9212137080
Email: jnanadabooksdelhi@yahoo.com
Website: www.jnanadabooks.com

पर्यटन भूगोल

प्रथम संस्करण: 2020

ISBN: 978-81-7139-190-5

Rs. 1000/-

Pages: viii+304

Paper Quality: 80 gsm whtie

भारत में प्रकाशित

श्रीमती एस. चौधरी द्वारा ज्ञानदा प्रकाशन (पी. एण्ड डी.) के लिए प्रकाशित एवं आर.के. ऑफसेट, शाहदरा, दिल्ली द्वारा मुद्रित।

भूमिका

सृष्टि में मानव उत्पत्ति के साथ ही घुमक्कड़ प्रवृत्ति का भी जन्म हुआ। प्रारम्भ में मानव सभ्यता के विकास के साथ–साथ मनुष्य ने अपनी जिज्ञासु प्रवृत्ति के कारण नये–नये स्थानों की खोज की। उस समय नये स्थानों की खोज का मुख्य कारण मनुष्य की केवल जिज्ञासु प्रवृत्ति ही नहीं अपित उसकी आवश्यकता भी थी। मानव सभ्यता के विकास के साथ–साथ मनुष्य की प्रभुत्व स्थापित करने की सहज प्रवृत्ति तथा अपने अधिकार–क्षेत्र को और अधिक विस्तृत करने की प्रवृत्ति ने नये–नये स्थानों की खोज में उस समय के उपलब्ध सीमित साधनों को भी बाधक नहीं बनने दिया। मनुष्य ने उस समय प्रकृति के अद्‌भुत रहस्यों, दुर्गम स्थलों तथा अद्‌भुत रमणीय स्थानों की खोज करते समय नदी, नाले, समुद्र, पहाड़ तथा दुर्गम घाटियों की परवाह न करते हुए अपने अभियान को जारी रखा।

पर्यटन की प्रति मानव की इस आवश्यकता और रुझान को देखते हुए ही पर्यटन को पर्यटन भूगोल के रूप में विकसित किये जाने की आवश्यकता हुई। पर्यटन भूगोल से तात्पर्य किसी भी पर्यटन स्थान पर आये पर्यटकों को वहाँ की भौगोलिक स्थिति, पहाड़, नदी और वातावरण की स्थिति से अवगत कराना होता है।

लेखक उन विद्वानों एवं भूगोलविदों के प्रति आभारी हैं जिसके लेखों और पुस्तकों से इस ग्रन्थ के निर्माण में सहयोग मिला। प्रस्तुत पुस्तक हिन्दी में लिखी गई एक उच्चस्तरीय पाठ्य पुस्तक है, जिसका प्रकाशन विशेष रूप से स्नातक, स्नातकोत्तर एवं शोध छात्रों के लिए किया गया

है। जो छात्र पर्यटन भूगोल में विशेषज्ञता प्राप्त करना चाहते हैं उनके लिए अत्यन्त उपयोगी है।

लेखक ऐसे सुझावों और आलोचनाओं का सहर्ष स्वागत करेगा, जिससे पुस्तक की उपादेयता और लोकप्रियता में वृद्धि की जा सकती है।

लेखक

अनुक्रमणिका

1

पर्यटन की परिभाषा एवं विशेषताएँ

भूगोलवेत्ता तथा सामाजिक विज्ञानवेत्ता इस विषय के लक्ष्य एवं उद्देश्य पर शोध संगोष्ठियों, परिसंवाद, कार्यशाला तथा अन्तर्राष्ट्रीय स्तर पर वैचारिक आदान–प्रदान करते रहे हैं, परिणामस्वरूप पर्यटन का स्वरूप एक अन्तर्वैज्ञानिक विषय के रूप में उभर कर सामने आया है। पर्यटन भूगोल में सामाजिक, सांस्कृतिक विकास की अपार क्षमता है। यह वैश्विक अर्थव्यवस्था में महत्वपूर्ण योगदान प्रदान करेगा।

पर्यटन भूगोल या भू–पर्यटन, मानव भूगोल की एक प्रमुख शाखा हैं। इस शाखा में पर्यटन एवं यात्राओं के लिए संबंधित तत्वों का अध्ययन, भौगोलिक पहलुओं पर विचार किया जाता है। नेशनल ज्योग्राफिक की एक परिभाषा के अनुसार किसी स्थान और उसके निवासियों की संस्कृति, सुरुचि, परंपरा, जलवायु, पर्यावरण और विकास के स्वरूप का विस्तृत ज्ञान और उसके विकास में सहयोग करने के लिए पर्यटन को पर्यटन भूगोल कहा जाता है । भू पर्यटन के अनेक लाभ हैं. किसी भी स्थल के साक्षात्कार के कारण और संबंधित अनुभव से प्राप्त जानकारी होने के कारण पर्यटक और निवासी दोनों के कई प्रकार का विकास होता है। पर्यटन स्थल पर की एक किस्म के सामाजिक और व्यापार समूह के साथ मिलकर काम कर रहे हैं के कारण पर्यटक और निवासी दोनों के अनुभव को और अधिक प्रामाणिक और ध्यान देने योग्य हो जाते हैं । भू–पर्यटन के लिए परस्पर एक दूसरे को सूचना, ज्ञांन, संस्कार और परंपराओं के आदान–प्रदान के लिए उपयोगी है, यह बनाता है। दोनों व्यापार और

आर्थिक विकास के अवसर मिलने, स्थानीय वस्तुओं कलाओं और उत्पाद के लिए बाजारों को पूरा करने के लिए और मानवता के विकास की दिशा निर्देश है कि कर रहे हैं, साथ ही बच्चों और परिवारों के लिए सच्ची कहानियों, और फिल्में मिलती हैं जो पर्यटक अपनी यात्रा के दौरान बनाने के लिए। पर्यटन भूगोल के विकास या क्षय में पर्यटन स्थल के राजनैतिक, सामाजिक और प्राकृतिक कारणों का बहुत महत्व है और इसके विषय में जानकारी के मानचित्र आदि। कुछ उपकरणों की आवश्यकता होती है।

पर्यटन व्यवहारिक रुप में राष्ट्रीय जीवन के सभी क्षेत्र में व्याप्त है, तथा यह यथेष्ट रुप में राज़नैतिक, आर्थिक, शैक्षणिक, सांस्कृतिक व सामाजिक महत्व की क्रिया है। किसी एक राष्ट्र के विकास में पर्यटन न केवल एक आर्थिक क्रिया है बल्कि विश्व में विभिन्न राष्ट्रों में सांस्कृतिक परिवर्तन लाने का एक महत्वपूर्ण माध्यम भी है। पर्यटन का जहाँ एक ओर आर्थिक क्षेत्र में महत्व है वहीं इसके द्वारा विदेशी मुद्रा अर्जित करने में व रोजगार के विभिन्न स्त्रोत उपलब्ध कराने में भी इसका एक विशेष स्थान रहा है। पर्यटन का मुख्य आर्थिक महत्व इस तथ्य में नही है कि किसी व्यक्ति द्वारा अपने आवास में अर्जित धन उस स्थान में व्यय होता है, जहाँ वह जाता है। यह बात अन्तर्राष्ट्रीय व घरेलू दोनों ही प्रकार के पर्यटन पर लागू होती है, फिर भी यह अन्तर्राष्ट्रीय पर्यटन अनेक देशों के लिए बहुमूल्य विदेशी विनिमय का स्त्रोत प्रदान करता है और इसका भुगतान शेष सुस्पष्ट प्रभाव पडता है। अनेक देशों के लिए पर्यटन की प्राप्तियाॅ उनके वस्तुओं और सेवाओं के निर्यात का महत्वपूर्ण घटक है और उनके व्यापार घाटों को घटाने और भुगतान शेष स्थिति को सुधारने में सहायक होते हैं। पर्यटन की प्राप्तियों का अनेक देशों की राष्ट्रीय आय में महत्वपूर्ण योगदान है। यह विकसित और विकासशील देशों के बीच पूँजी का पुनर्वितरण करता है। पर्यटन के विकास से हर देश में विकास के विभिन्न आयाम विकसित होते हैं।

पर्यटन ही एक ऐसा उद्योग है जिसमें हर देश की सांस्कृतिक एवं सामाजिक विकास की गतिविधियाँ जुड़ी हुई हैं। अतः पर्यटन का सतत विकास होने से जीवन के विभिन्न क्षेत्रों का विकास होना असम्भवदात्री है। यह रोजगार के विभिन्न साधनों को निर्गत करते हैं, देश की अर्थव्यवस्था

को सुदृढ़ करता है। पर्यटन व्यवसाय में उन समस्त उद्योगों को सम्मिलित किया जाता है, जो विभिन्न स्थलों में माल एवं सेवाओं की पूर्ति के लिए आवश्यक होते हैं। प्रत्यक्ष पर्यटन क्षेत्र व्यवहार उद्योगों द्वारा निर्मित उत्पादन वास्तविक अर्थ में पर्यटकों की आवश्यकतानुसार है जो कि सर्वप्रथम धन व्यय करते हैं तथा फिर समस्त क्रिया को चालू रखते हैं।

श्री रिचर्ड्स के अनुसार, "पर्यटन के व्यय करने एवं राष्ट्रीय अर्थव्यवस्था में दो मुख्य सम्बन्ध हैं। प्रथम, उपभोक्ता से सम्बन्धित वस्तुयें पर्यटन के लिए किये गये व्यय जैसे परिवहन, आवास, खान–पान व अन्य सम्बन्धित खर्चे व सेवायें हैं। द्वितीय, पर्यटन से प्रत्यक्ष जुड़े हुए व्यवसाय व अन्य व्यवसाय व उद्योग जो पर्यटन उद्योग की वस्तुओं व सेवाओं की पूर्ति करते हैं।" जीवन के हर क्षेत्र में पर्यटन एक अहम भूमिका निभाता है और इसके विभिन्न क्षेत्रों के विकसित होने से मनुष्य जीवन का भी विकास अवश्यभांवी है। अतः पर्यटन के उत्तरोत्तर विकास के लिए हर देश को सतत प्रयास करना चाहिए। भारत जैसे देश के लिए पर्यटन का बहुमुखी विकास होने से अनेक संसाधनों का विकास होगा। आर्थिक स्त्रोतों के आयाम पनप सकेगें और शिक्षित एवं प्रशिक्षित युवा वर्ग को रोजगार के अवसर प्राप्त हो सकेगें।

इस प्रकार पर्यटन के विकसित होने से जीवन के विभिन्न क्षेत्रों का विकास द्रुत गति से हो सकेगा। पर्यटन नीति को एक ठोस आधार देकर सरकार को एक वृहद उद्योग का दर्जा देकर देश में युवा वर्ग को रोजगार के साधन प्रदान किये जाने चाहिए जिससे देश में फैल रही बेरोजगारी को दूर किया जा सके तथा पर्यटन के विभिन्न क्षेत्रों के विकास में सुयोग्य मानव शक्ति को काम में लाकर देश के विकास का मार्ग प्रशस्त किया जा सके। दुनियाँ के अनेक देशों में पर्यटन आर्थिक विकास की सबसे बड़ी रीढ़ बन चुका है। इस प्रकार हम समझ सकते हैं कि पर्यटन के विकास से ही मानव का बहुमुखी विकास हो सकता है। समाज में उसका जीवन स्तर बढता है एवं उसके साथ ही अनेक संसाधनों का विकास होता जाता है। उदाहरण के लिए जब कभी कोई भी स्तरीय बजट या पर्यटक हमारे देश में आता है और यहाँ के होटलों में ठहरता है तब होटलों को लाभ होता है, वह जिस टैक्सी में यात्रा करता है, टैक्सी चालक को लाभ होता

है, वह जिस भी ऐतिहासिक स्मारक को देखने जाता है उसके आस–पास हाथ की बनी आकर्षक वस्तुएँ होती है, आकर्षक एवं सस्ती होने की वजह से वह उन्हें खरीद लेता है। इस प्रकार उन वस्तुओं के कारीगरों को भी फायदा होता है, क्योंकि उनका माल खरीदा जा रहा है।

पर्यटन का अर्थ एवं परिभाषायें

सामान्य शब्दों में कहा जाये तो ज्ञान एवं आनन्द के लिये किसी व्यक्ति या व्यक्तियों द्वारा किया गया भ्रमण ही पर्यटन है। संस्कृत साहित्य में पर्यटन के लिये 3 शब्दों का उल्लेख किया गया है जो मूल शब्द 'अटन' से लिया गया है। 'अटन' शब्द का तात्पर्य किसी अन्य स्थान के लिये घर से प्रस्थान करना है। ये तीन शब्द निम्नलिखित हैं :–

1. **पारायटन** : ज्ञान तथा आनन्द के लिये घर से बाहर जाना। इस अर्थ में पारायटन मूलतः पर्यटन है।
2. **देशाटन** : मुख्य रूप से आर्थिक लाभ के लिये देश के बाहर जाना।
3. **तीर्थाटन** : धार्मिक महत्व के स्थानों की यात्रा करना।

ये तीन शब्द पर्यटन के व्यापक अर्थ को स्पष्ट करने में समर्थ हैं। अर्थात् पर्यटन से अभिप्राय, भ्रमंण के उस निर्धारित कार्यक्रम से है जिसमें कोई व्यक्ति एक अल्प एवं सीमित समय के लिये अपने निवास स्थान को त्याग कर अन्य स्थानों की यात्रा प्राकृतिक सौन्दर्य, धार्मिक उद्देश्य, स्वास्थ्य लाभ, शिक्षा प्राप्ति एवं आनन्द की प्राप्ति के लिये करता है और भी स्पष्ट शब्दों में कहा जाये तो, पर्यटन मूलतः आमोद–प्रमोद की क्रिया है, जो आनन्द प्राप्ति के लिये किये गये सभी क्रिया कलापों को स्वयं में समाहित करता है।

पर्यटन की प्रक्रिया के तीन महत्वपूर्ण तत्व हैं– मनुष्य, स्थान एवं समय। अर्थात इन तीनों तत्वों में से एक के भी अभाव में पर्यटन की संकल्पना साकार नहीं हो सकती। पर्यटन की प्रक्रिया सभी प्रकार के पर्यावरण पर महत्वपूर्ण सामाजिक–आर्थिक प्रभाव डालती है। जहाँ पर्यटन की अनियोजित प्रक्रिया पर्यावरण पर नकारात्मक प्रभाव डालती है, वहीं नियोजित पर्यटन पर्यावरण, समाज एवं संस्कृति के सुधार एवं विकास में

सहायक है। अतः सामाजिक, सांस्कृतिक एवं आर्थिक विकास पर्यटन का एक महत्वपूर्ण घटक है।

तकनीकी रूप से आमोद–प्रमोद एवं मनोरंजनात्मक उद्देश्यों की प्राप्ति के लिये लोगों द्वारा की गई यात्रा एवं अस्थायी ठहराव से उत्पन्न सम्बन्धों एवं घटना को पर्यटन कहा जा सकता है।

के0के0 कामरा के अनुसार– "सामान्य शब्दों में, पर्यटन को लोगों द्वारा अपने प्रायिक या सामान्य आवास से दूर, गंतव्यों के अस्थायी भ्रमण के रूप में परिभाषित किया जा सकता है।"

ए0के0 शुक्ल के अनुसार– "पर्यटन व्यक्तियों के बीच आपसी सम्बन्ध स्पष्ट करता है तथा विदेशी व्यक्तियों के किसी स्थान पर ठहरने की ओर संकेत करता है और यह ठहराव इस शर्त के साथ होता है कि वे वहाँ पर अधिक समय तक स्थायी व अस्थायी क्रियाओं को करते हुए कोई लाभप्रद कार्य नहीं करेंगे।"

हंजीकर एवं क्रफ के अनुसार– "पर्यटन एक ऐसी घटना व सम्बन्धों का मिश्रण है जो किसी स्थान पर अनिवासियों की यात्रा और उनके वहाँ ठहरने से उत्पन्न होता है तथा जिसके अन्तर्गत व्यक्ति उन स्थानों पर न तो स्थायी रूप से बसता है और न धन कमाने के लिये कोई कार्य करता है।"

जिवाद्दीन के अनुसार– "पर्यटन आराम, मनोरंजन तथा सांस्कृतिक आवश्यकताओं की संतुष्टि के दृष्टिकोण से एक सामाजिक संचरण है।" उपरोक्त परिभाषाओं के आधार पर स्पष्ट है कि पर्यटन का तात्पर्य लोगों की उन सीमित अवधि वाली अस्थायी यात्राओं से है, जो वे अपने सामान्य निवास स्थान अथवा नौकरी पेशे के स्थान से बाहर, व्यापारिक लक्ष्य या ज्ञान प्राप्ति, आमोद–प्रमोद, मनोरंजन, क्रीड़ा, धार्मिक उद्देश्य, आराम तथा स्वास्थ्य लाभ की प्राप्ति हेतु करते हैं। ये यात्रायें प्रायः प्राकृतिक सुन्दरता से परिपूर्ण स्थलों या धार्मिक एवं सांस्कृतिक महत्व के स्थानों पर की जाती हैं। इस प्रकार पर्यटन के अर्थ एवं परिभाषाओं के आधार पर पर्यटन के सम्बन्ध में दो महत्वपूर्ण बातें व्याख्या हेतु सामने आती हैं– पर्यटन के तत्व एवं पर्यटन के उद्देश्य।

जहाँ तक पर्यटन के तत्वों की बात है, पर्यटन का सम्बन्ध तीन तत्वों से हैं– 'मनुष्य', 'स्थान' एवं 'समय'। ये तीनों ही तत्व पर्यटन प्रक्रिया में अनिवार्य रूप से विद्यमान रहते हैं। मनुष्य की भ्रमणशील प्रवृत्ति ही पर्यटन की अवधारणा का आधार है। एक गन्तव्य स्थल के अभाव में पर्यटन की प्रक्रिया को आगे नहीं बढ़ाया जा सकता। व्यक्ति पहले से ही यह सुनिश्चित करके चलता है कि उसे किस स्थान या किस प्रकार के स्थान की यात्रा करनी है। यह स्थान पर्यटन के किसी भी उद्देश्य से सम्बन्धित हो सकता हैं। जहाँ तक समय की बात है, पर्यटन की प्रक्रिया में समय का भी बड़ा महत्वपूर्ण स्थान है। एक व्यक्ति द्वारा किसी स्थान पर कुछ दिनों के भ्रमण या ठहराव को ही पर्यटन माना जा सकता है। एक ही स्थान पर लम्बी अवधि के भ्रमण या ठहराव को पर्यटन की श्रेणी में नहीं रखा जा सकता, क्योंकि इस प्रकार का भ्रमण या ठहराव पर्यटन के उद्देश्यों के विपरीत है। पर्यटन के उद्देश्यों को दो दृष्टिकोणों से देखना तार्किक सिद्ध होगा– पर्यटन के उद्देश्य एवं पर्यटन स्थल से सम्बन्धित उद्देश्य। जब एक पर्यटक किसी स्थल के भ्रमण हेतु अपनी यात्रा प्रारम्भ करता है तो उसके कुछ निश्चित उद्देश्य होते हैं। यथा– अपने ज्ञान के स्तर में वृद्धि करना, कुछ अनदेखी एवं रोमांचक घटनाओं का परिचय प्राप्त करना, अपनी धार्मिक भावनाओं को संतुष्ट करना, एक नई संस्कृति के बारे में जानना, व्यापारिक समझौते करना, बौद्धिक एवं राजनीतिक संगोष्ठी में भाग लेना तथा इन सबके साथ–साथ आमोद–प्रमोद, क्रीड़ा एवं मनोरंजन का सुख प्राप्त करना। जब कोई क्षेत्र पर्यटन स्थल के रूप में विकसित होता है, तो उससे उस क्षेत्र को अनेको लाभ होते है। किसी पर्यटन स्थल पर पर्यटक के आने से वहॉ के स्थानीय निवासियों को अनेक रूपों में रोजगार प्राप्त होता है। राष्ट्रीय एवं अन्तर्राष्ट्रीय स्तर पर वह क्षेत्र अपनी पहचान स्थापित कर लेता है, इससे उस क्षेत्र के समग्र विकास में सहायता मिलती है। जैसे कि संयुक्त राष्ट्र संघ का मुख्यालय जेनेवा, नैनीताल एवं मसूरी पर्यटन स्थल आदि। किसी पर्यटन स्थल पर पर्यटक के आगमन से पर्यटन स्थल के निवासी तो पर्यटक की संस्कृति से परिचित होते ही हैं, पर्यटक भी पर्यटन स्थल की स्थानीय संस्कृति से परिचित हो जाता है। इससे सांस्कृतिक प्रसार की प्रक्रिया को प्रोत्साहन मिलता है। इसके अतिरिक्त पर्यटन की प्रक्रिया में सरकारों को भी आर्थिक

आय के साधन प्राप्त हो जाते हैं। किसी क्षेत्र विशेष में देशी एवं विदेशी पर्यटकों के आगमन से सरकार को आर्थिक आय तो प्राप्त होती ही है, विदेशी मुद्रा भी प्राप्त हो जाती है। यहां यह उल्लेखनीय है कि पर्यटन विदेशी मुद्रा अर्जन करने वाला एक ऐसा उद्योग है, जिसमें किसी वस्तु का निर्यात नहीं किया जाता है, वरन उपभोक्ता स्वयं आकर विदेशी मुद्रा का भुगतान करता है। यही कारण है कि विश्व में पर्यटन एक प्रमुख उद्योग के रूप में विकसित होता जा रहा है।2

पर्यटक का अर्थ एवं परिभाषायें:

उपरोक्त विवेचन से एक बड़ी महत्वपूर्ण बात हमारे सामने आती है कि पर्यटन की अवधारणा बड़ी व्यापक है। इसी कारण इसमें अनेक शब्द निहित हैं जो पर्यटक शब्द के साथ मिलकर भ्रम की स्थिति उत्पन्न करते हैं। यह भी स्पष्ट हुआ कि यात्री, अन्वेषक एवं भ्रमणकर्ता शब्द पर्यटक शब्द के पर्यायवाची प्रतीत अवश्य होते हैं, किन्तु पर्यटक शब्द इन सबसे सर्वथा भिन्न है। पर्यटक शब्द तो पर्यटन की प्रक्रिया का आकर्षण बिन्दु है। व्यक्तिगत स्वतंत्रता के साथ आमोद–प्रमोद, मनोरंजन, ज्ञान संग्रह एवं कभी–कभी व्यवसायिक उद्देश्यों की पूर्ति हेतु एक अल्प एवं निश्चित अवधि के लिये यात्रा या भ्रमण करने वाला व्यक्ति ही पर्यटक की श्रेणी में रखा जा सकता है। पर्यटन के शब्दकोश में पर्यटक शब्द नवीन ही है तथा 19वीं शताब्दी में अस्तित्व में आया है। उस व्यक्ति को पर्यटक कहा जा सकता है जो आनन्द एवं मस्ती के लिये कोई यात्रा करता है, किसी स्थान पर अल्प समय के लिये (24 घन्टे से कम नहीं) ठहरता है, अपनी सामर्थ्य के अनुसार निजी धन व्यय करता है तथा उस स्थान पर न तो कोई कार्यभार ग्रहण करता है, न ही नौकरी प्राप्त करता है।

पर्यटक शब्द को और भी स्पष्ट रूप से समझने के लिये इसकी कुछ परिभाषाओं का उल्लेख आवश्यक है–

नेगी के अनुसार– "दृश्यावलोकन हेतु यात्रा करने वाला यात्री ही पर्यटक है।"

नॉरवल के मतानुसार– "प्रत्येक व्यक्ति, जो विदेश में स्थायी निवास करने के लिये नहीं आता अथवा वहाँ निरन्तर कार्य करने नहीं आता तथा

जो देश में अपने अस्थायी निवास के दौरान अन्य स्थान पर अर्जित मुद्रा को खर्च करता है, पर्यटक कहलाता है।"

वर्ल्ड टूरिज्म ऑर्गेनाइजेशन (W.T.O.), जिसे कि पूर्व में 'द इन्टरनेशनल यूनियन ऑव ऑफीसियल टूरिस्ट ऑर्गेनाइजेशन' ;प्न्व्ज्व्द्ध के नाम से जाना जाता था, ने पर्यटकों का दो श्रेणियों में वर्गीकरण किया है तथा उन्हें पृथक–पृथक परिभाषित किया है–

विदेशी पर्यटकः "विदेशी पर्यटक वह है जो अपने जन्मजात देश (Native country) से अन्यत्र किसी देश में 24 घंटे से अधिक एवं 06 माह से कम का समय व्यतीत करता है, होटलों में ठहरता है, तथा अपनी मुद्रा में धन खर्च करता है।" W.T.O. ने यह भी स्पष्ट किया है कि धन कमाने के उद्‌देश्य से कार्य करने के लिये तथा किसी विश्वविद्यालय में शिक्षा ग्रहण करने हेतु आने वाला विदेशी व्यक्ति, पर्यटक की श्रेणी में नहीं रखा जा सकता।

घरेलू पर्यटकः "घरेलू पर्यटक शब्द किसी भी व्यक्ति का द्योतक है, जो देश के अन्दर, जहाँ का वह निवासी है, अपने निवास स्थान से किसी अन्य स्थान पर कम से कम 24 घन्टे या एक रात रहता है और किसी लाभप्रद कार्य के उद्‌देश्य के अतिरिक्त किसी अन्य ध्येय से (निम्न उल्लेखित) भ्रमण करता है, घरेलू पर्यटक कहलाता है–

(i) अवकाश (मनोरंजन, छुट्‌टी, स्वास्थ्य, अध्ययन, धर्म, खेल)

(ii) व्यवसाय, परिवार, मिशन, सभाऐं।

यूनाइटेड नेशन्स कॉन्फ्रेंस ऑन इन्टरनेशनल ट्रेवल एण्ड टूरिज्म–1963 की संस्तुतियों के आधार पर सन् 1971 से पर्यटक की नयी परिभाषा अपनायी गयी है– "एक व्यक्ति जो विदेशी पार–पत्र ;चें.चवतजद्ध के साथ चौबीस घंटे से कम अवधि के लिये अप्रवासी एवं गैर–रोजगारी पर्यटन के उद्‌देश्य से यात्रा करता है, पर्यटक कहलाता है।" उपरोक्त परिभाषाओं के आधार पर पर्यटक के सम्बन्ध में कुछ महत्वपूर्ण बातें सामने आती हैं–

(i) पर्यटक दो प्रकार के होते हैं– विदेशी पर्यटक एवं घरेलू या स्वदेशी पर्यटक।

(ii) पर्यटक का मुख्य उद्देश्य आमोद–प्रमोद, मनोरंजन एवं व्यापार से सम्बन्धित होता है।

(iii) पर्यटन स्थल पर पर्यटक न तो स्थायी रूप से बसता है और न ही किसी प्रकार की नौकरी या लाभप्रद कार्य करता है।

(iv) किसी स्थान पर 24 घंटे से कम एवं 06 माह से अधिक तक नहीं रूकता।

पर्यटकों का वर्गीकरण

भ्रमण की भौगोलिक सीमाओं के आधार पर पर्यटकों को दो श्रेणियों में रखा जा सकता है–

(a) घरेलू या आन्तरिक पर्यटक सामान्यतः वे पर्यटक जो अपने जन्मदाता देश की सीमाओं में भ्रमण करते हैं, घरेलू या आन्तरिक पर्यटक कहलाते हैं। उदाहरण के लिये भारत के किसी राज्य में रहने वाला पर्यटक भारत के किसी अन्य राज्य में अथवा अपने शहर से किसी अन्य शहर में पर्यटन हेतु गमन करता है, तो वह पर्यटक घरेलू या आन्तरिक पर्यटक की श्रेणी में माना जायेगा। चूँकि घरेलू पर्यटक अपने ही देश की सीमाओं के अन्तर्गत पर्यटन करते है, अतः ऐसे पर्यटकों को विदेशी पर्यटकों को होने वाली कठिनाईयों यथा– मुद्रा का परिवर्तन, भाषा, पार–पत्र (Passport), वीसा, स्वास्थ्य प्रमाण–पत्र, समय परिवर्तन एवं संस्कृति परिवर्तन इत्यादि का सामना नहीं करना पड़ता है।

(b) विदेशी या अन्तर्राष्ट्रीय पर्यटकरू घरेलू या आन्तरिक पर्यटकों से भिन्न सभी पर्यटक विदेशी या अन्तर्राष्ट्रीय पर्यटकों की श्रेणी में आते हैं। आंकड़ों के आधार निम्न श्रेणी के पर्यटकों को भारत में विदेशी पर्यटकों की श्रेणी में सम्मिलित नहीं किया जाता–

(i) भारत के मूल निवासी।

(ii) पाकिस्तान तथा बांग्लादेश के निवासी।

(iii) नेपाल के निवासी वे पर्यटक जो भारत में भू–मार्ग से प्रवेश करें। तथा

(iv) वे समस्त विदेशी जो भारत में भूटान के भू–मार्ग से प्रवेश करें। देखा गया है कि विदेशी पर्यटकों को प्राकृतिक स्थलों एवं ऐतिहासिक इमारतों से विशेष लगाव होता है। इन इमारतों, राजमहलों एवं बर्फ से ढके पर्वत इमारतों को देखने के लिये विदेशों से अधिकाधिक पर्यटक इमारतों यहाँ आते हैं, किन्तु उन्हें इन स्थलों के सम्बन्ध में पूर्ण ज्ञान प्राप्त नहीं होता। उन्हें दिल्ली या मुम्बई जैसे नगरों में प्रवेश करने के पश्चात ही पता चलता है कि इस देश में प्राचीन स्मारकों के अतिरिक्त विश्व के श्रेष्ठ नैसर्गिक सौन्दर्य के स्थल भी विद्यमान हैं। विदेशी पर्यटक यहाँ के सौन्दर्य के साथ–साथ भारतीय संस्कृति एवं सामाजिक मूल्यों से भी अत्यधिक प्रभावित होते हैं। भारत में आने वाले विदेशी पर्यटकों को भी पर्यटन के उद्देश्यों के आधार पर चार श्रेणियों में विभाजित किया जा सकता है–

1. **प्रथम श्रेणी:** प्रथम श्रेणी के अन्तर्गत उन विदेशी पर्यटकों को रखा जा सकता है जो भारत में व्यापारिक एवं आर्थिक कार्यों के लिये आते हैं। इनका कार्य यहाँ आकर कुछ दिन होटलों में ठहरना एवं वहाॅ पर अपनी राष्ट्रीय–अन्तर्राष्ट्रीय व्यापार गोष्ठियों में सहभागिता करके स्वदेश वापस लौट जाना होता है। इनकी व्यापारिक संगोष्ठियां इतनी महत्वपूर्ण होती हैं कि इनकी एक दिन की व्यापारिक लेन–देन या आयात–निर्यात के सौदे में लाखों डॉलर की आय होती है। ये पर्यटक बड़े बजट के पर्यटक होते हैं।

2. **द्वितीय श्रेणी:** इस श्रेणी के पर्यटकों के अन्तर्गत ऐसे विदेशी सैलानियों को रखा जाता है जो अपने परिवार, मित्र–मण्डली, सहयोगियों, समकक्ष व्यक्तियों के साथ या अकेले ही अपने देश के बाहर यात्रा करते हैं। ये दीर्घ अवधि तक ठहरने वाले पर्यटक होते हैं जो अपनी साहसिक यात्रा के द्वारा अन्वेषण करने वाले होते हैं। साहसिक होने के कारण ऐसे पर्यटक नवीन स्थलों की ओर भ्रमण करने चले जाते हैं। चूंकि ये पर्यटक दीर्घ अवधि तक ठहरते हैं, अतः तीन–चार माह के अपने ठहराव के दौरान

इन्हें अपने सीमित बजट से काम चलाना होता है। ऐसे पर्यटक छोटे–छोटे रेस्तराँ एवं कम खर्चीले आवासों में ठहरकर अपना पर्यटन का उद्देश्य एवं शौक पूरा करते हैं।

3. **तृतीय श्रेणी:** इस श्रेणी के पर्यटक सामान्य बजट के पर्यटक होते हैं। ये लोग बुद्धिजीवी एवं दीर्घकाल तक शोध करने के उद्देश्य से विभिन्न देशों का भ्रमण करते हैं। इन पर्यटकों में पर्वतारोही, ट्रैकर्स, जंगल एवं बियावान के खोजी दल होते हैं, जो विभिन्न स्थलों की सैर पर निकलते हैं, कुछ दिन वहॉ ठहरते हैं तथा अपना उद्देश्य पूर्ण होने पर अपने देश को लौट जाते हैं। पर्वतारोहियों का एक बड़ा वर्ग अच्छे बजट का पर्यटक होता है जो विभिन्न स्थलों पर सैर–सपाटा करता है। कई पर्यटक वहाँ के जनजीवन पर एक अनुसन्धान प्रतिवेदन तैयार करते हैं। इस प्रकार का प्रतिवेदन तैयार करने के लिये उन्हें तरह–तरह के पर्यटन स्थलों, उनके व्यापक सौन्दर्य एवं पर्वतारोहण सम्बन्धी भविष्य की सम्भावनाओं पर विचार करना होता है।

4. **चतुर्थ श्रेणी:** इस श्रेणी के पर्यटकों का वर्ग कुछ अलग है। इस श्रेणी में मिश्रित वर्ग के पर्यटक आते हैं। इस श्रेणी में छात्र–छात्राऐं, शोधकर्ता, अन्वेशक तथा बुद्धिजीवी लेखकों एवं पत्रकारों का वर्ग होता है, जो कम बजट के आवासों में रहकर अपनी पर्यटन सम्बन्धी यात्रा जारी रखते हैं। इस श्रेणी के पर्यटक, पर्यटन एवं अपने अलग–अलग उद्देश्यों के साथ भ्रमण करते हैं। इन पर्यटकों में से कौन से पर्यटक पर्यटन के सही उद्देश्य के साथ भ्रमण पर निकलते हैं, यह पता लगाना अत्यन्त कठिन होता है। वैज्ञानिक साधनों के विकसित होने से, आपसी प्रतिद्धन्दिता बढ़ने से एवं विश्व में अपना वर्चस्व कायम रखने के लिये कई देश एक दूसरे की जासूसी में भी संलग्न हो जाते हैं। इनमें बहुत से पर्यटक, पर्यटक न होकर विदेशी जासूस होते हैं जो कई प्रकार की विध्वंसक गतिविधियों में संलिप्त होते हैं।

पर्यटन के प्रकार

पर्यटन की अवधारणा बड़ी व्यापक है। पर्यटन का सबसे अधिक सम्बन्ध उद्देश्यों से है। मनुष्य अपने विभिन्न उद्देश्यों की प्राप्ति के लिये पर्यटन हेतु निकलता है और उन उद्देश्यों को प्राप्त करता है। पर्यटन हेतु व्यक्ति के उद्देश्यों का हम पूर्व में भी उल्लेख कर चुके हैं, तथापि कुछ प्रमुख उद्देश्यों का पुनः उल्लेख करने में कैसा संकोच। ज्ञान के स्तर में वृद्धि, आराम, मनोरंजन, आमोद–प्रमोद, व्यवसायिक हित, स्वास्थ्य लाभ, प्रकृति के रोमांच से रूबरू होना इत्यादि ऐसे उद्देश्य हैं, जो मनुष्य को पर्यटन हेतु प्रोत्साहित करते हैं, या कह लीजिये, विवश करते हैं। पर्यटन एक प्रक्रिया है। एक प्रक्रिया होने के नाते इसमें अनेक अन्य बातें भी समाहित हैं। जैसे– पर्यटन की प्रबन्ध व्यवस्था, पर्यटन भ्रमण की अवधि, भ्रमण में सम्मिलित व्यक्तियों की संख्या की स्थिति, एक आर्थिक एवं अन्तर्राष्ट्रीय घटना होने के नाते मुद्रा व्यय की स्थिति, यात्रा हेतु अपनाये जाने वाले परिवहन साधनों की स्थिति, पर्यटन की मौसमी प्रकृति एवं पर्यटन हेतु मिलने वाली प्रेरणा का स्वभाव इत्यादि वे बातें हैं जो न केवल पर्यटन की प्रक्रिया को बहुआयामी बना देती हैं, अपितु पर्यटन को अनेक भागों में विभाजित करने में भी सहायता प्रदान करती हैं।

इन बातों के आलोक में ही पर्यटन के अनेक रूप हमारे सामने आते है अर्थात इन बातों के परिप्रेक्ष्य में पर्यटन को अनेक प्रकारों में विभाजित किया जा सकता है। यहॉ पर हम पर्यटन के उद्देश्यों एवं ऊपर उल्लेखित अनेक बातों के आधार पर पर्यटन के प्रमुख प्रकारों का विश्लेषण प्रस्तुत करेंगे–

समयावधि के आधर पर पर्यटन

पर्यटन की समयावधि निश्चित नहीं होती। यह 24 घंटे से लेकर कुछ दिन, कुछ सप्ताह अथवा कुछ माह (अधिकतम 06 माह–12 माह) तक हो सकती है। समय की अवधि के आधार पर पर्यटन को 3 भागों में विभक्त किया जा सकता है–

दीर्घकालीन पर्यटनः जब यात्रा का कार्यक्रम कई सप्ताह अथवा कई माह के लिये बनाया जाता है तो इस प्रकार के पर्यटन को दीर्घकालीन

पर्यटन कहा जाता है। दीर्घकालीन यात्रा कई राष्ट्रों में की जा सकती है। परन्तु यात्रा व ठहरने की अवधि किसी भी स्थान/राष्ट्र में कम से कम 24 घंटे होनी चाहिये। प्रायः स्वास्थ्य लाभ, आराम की प्राप्ति, व्यवसायिक उद्देश्य अथवा अन्वेषण हेतु दीर्घकालीन पर्यटन को अपनाया जाता है।

लघुकालीन पर्यटनः जब भ्रमण की अवधि 24 घंटे से लेकर अधिकतम 7–10 दिन तक की होती है, तो इस प्रकार के पर्यटन को लघुकालीन पर्यटन कहा जाता है। इस प्रकार के पर्यटन का उपयोग प्रायः उन पर्यटकों द्वारा अधिक किया जाता है, जिन्हें या तो दीर्घकालीन अवकाश की सुविध प्राप्त नहीं होती या पर्यटन का उद्देश्य सीमित अवधि वाला होता है। विश्व के अधिकतम पर्यटक लघुकालीन पर्यटन से ही सम्बद्ध हैं। धार्मिक, सांस्कृतिक एवं एतिहासिक पर्यटन, सम्मेलन एवं सभाऐं, मनोरंजन, आमोद–प्रमोद एवं छुट्टियों का सदुपयोग इत्यादि वे उद्देश्य हैं जिनकी प्राप्ति के लिये प्रायः लघुकालीन पर्यटन का उपयोग किया जाता है।

मनोरंजक साहसिक पर्यटनः इस में रात्रि ठहराव का प्रबन्ध नहीं होता है। न ही इसमें 24 घंटे के ठहराव की बाध्यता होती है। मनोरंजन हेतु यात्रा को विश्व पर्यटन संगठन की परिभाषा में पर्यटन माना गया है। ऐसी यात्राऐं उन स्थानों पर अधिक प्रचलित हैं, जहॉ अनुकूल विनिमय दरें होने के कारण क्रय (खरीददारी) की सुविधाऐं प्राप्त होती हैं। प्रायः घरेलू पर्यटकों द्वारा इस प्रकार का पर्यटन किया जाता है।

समूह में यात्रियों की संख्या के आधर पर पर्यटन

समूह में यात्रियों की संख्या के आधार पर पर्यटन को दो भागों में विभाजित किया गया है–

1. **व्यक्तिगत पर्यटनः** जब कोई व्यक्ति या व्यक्तियों का समूह स्वयं उद्देशित स्थान का चयन करके व कार्यक्रम का निर्धारण कर यात्रा करता है तथा स्वेच्छानुसार कभी भी यात्रा कार्यक्रम में परिवर्तन कर सकता है, तब इस प्रकार के पर्यटन को व्यक्तिगत पर्यटन कहा जाता है। व्यक्तिगत पर्यटन में पर्यटक व्यक्तिगत, परिवार के रूप में या समूह के रूप में प्रत्यक्ष रूप से आवास,

यातायात, खान–पान एवं अन्य सुविधाओं की व्यवस्था स्वयं या ट्रेवल एजेन्सी के माध्यम से करता है। इसी कारण व्यक्तिगत पर्यटन को स्वतंत्र पर्यटन भी कहा जाता है। क्योंकि ऐसे पर्यटन में पर्यटक पर किसी प्रकार की बाध्यता नहीं होती है। (सम्बन्धित देश/राज्य या स्थान के पर्यटन सम्बन्धी नियमों की बाध्यता अवश्य होती है।)

2. **सामूहिक पर्यटनः** जब पर्यटक (अकेला या समूह के रूप में) केवल एक यात्रा का एक मुश्त क्रय करता है तो ऐसे पर्यटन को सामूहिक या संगठित या सम्मिश्रित पर्यटन की संज्ञा दी जाती है। इस प्रकार के पर्यटन में ट्रेवल एजेन्सी एक पूर्व निश्चित कार्यक्रम के अन्तर्गत एक निहित समूह के सम्मुख एक विशेष उद्देशित स्थान या स्थानों के लिये पूर्व भुगतान के बदले यात्रा में सम्मिलित होने का बिक्री प्रस्ताव रखती है। इस प्रकार के पर्यटन में पर्यटकों को आवास एवं खान–पान सहित समस्त सुविधाऐं एवं सेवाऐं संगठनकर्ता द्वारा ही उपलब्ध करायी जाती है, जिस कारण पर्यटकों को किसी प्रकार की कठिनाई का सामना नहीं करना पड़ता है। इसीलिये सामूहिक पर्यटन को "एक मुश्त दौरा" भी कहा जाता है।

मौसमी प्रकृति के आधर पर पर्यटन

ऐसी बहुत सी घटनाऐं हैं, जो पर्यटकों के आगमन को किसी विशेष मौसम के दौरान अधिक प्रभावित करती हैं। प्राकृतिक दशाऐं, मौसमी शिकार, मछली पकड़ना एवं खेलकूद इत्यादि कुछ ही घटनाऐं हैं। इसके अतिरिक्त धार्मिक मेले एवं उत्सव, सांस्कृतिक उत्सव, कलात्मक एवं संगीतोत्सव तथा व्यापार मेले एवं प्रदर्शनियॉ इत्यादि भी एक विशेष मौसम में आगमन हेतु पर्यटकों को आकर्षित करती हैं। उदाहरण के लिये उत्तराखण्ड राज्य के विश्व प्रसिद्ध पर्यटक स्थल सरोवर नगरी नैनीताल में शरद ऋतु में लगने वाले शरदोत्सव को देखने प्रतिवर्ष असंख्य विदेशी/स्वदेशी पर्यटक आते हैं। मौसम की प्रकृति के आधार पर पर्यटन को तीन भागों में बांटा जा सकता है–

(i) **शीतकालीन पर्यटनः** माह दिसम्बर से मार्च तक अनेक यूरोपीय देशों में शीतकालीन पर्यटन चलता है।

(ii) **ग्रीष्मकालीन पर्यटनः** इस प्रकार का पर्यटन प्रायः अप्रैल माह से अगस्त माह तक चलता है। ग्रीष्मकालीन पर्यटन में मैदानी क्षेत्रों में रहने वाले लोग पर्वतीय या समुद्री स्थानों पर चले जाते हैं तथा वहाँ पर सुहाने एवं गुनगुने मौसम का आनन्द उठाते हैं। इस प्रकार के पर्यटन का मुख्य आकर्षण समुद्र स्नान होता है।

(iii) **परिस्थिति जन्य पर्यटनः** ये स्थानीय पर्यटन है जो परम्परागत उत्सवों को सम्पन्न करके पर्यटकों को आकर्षित करने के लिये होता है। ये उत्सव धार्मिक, सांस्कृतिक, खेलकूद सम्बन्धी, लोकवार्ता या लोकसाहित्य के रूप में होते हैं।

प्रबन्ध व्यवस्था के आधर पर पर्यटन

किसी भी आर्थिक प्रक्रिया को सफल बनाने हेतु उसके संचालन में प्रबन्ध की आवश्यकता होती है। पर्यटन एक आर्थिक प्रक्रिया भी है। अतः पर्यटन में भी प्रबन्ध की आवश्यकता पड़ती है। प्रबन्ध व्यवस्था के आधार पर पर्यटन को दो भागों में बॉटा जा सकता है–

1. **निजी प्रबन्ध्कीय पर्यटनः** इस व्यवस्था के आधार पर सम्पूर्ण यात्रा का समस्त प्रबन्ध पर्यटकों को स्वयं करना पड़ता है। यात्रा हेतु परिवहन व्यवस्था, पर्यटक स्थल पर ठहरने, खाने–पीने एवं भ्रमण की व्यवस्था तथा अन्य सुविधाओं की व्यवस्था स्वयं पर्यटकों को करनी पड़ती है। इस अर्थ में निजी प्रबन्धकीय पर्यटन, व्यक्तिगत पर्यटन के समकक्ष है।

2. **सामूहिक प्रबन्धकीय पर्यटनः** जब पर्यटन यात्रा का प्रबन्ध एक मुश्त या संयुक्त रूप से एक साथ किया जाता है तो ऐसे पर्यटन को सामूहिक प्रबन्धकीय पर्यटन कहा जाता है।

क्षेत्र एवं दूरी के आध्र पर पर्यटन

क्षेत्र एवं दूरी के आधार पर पर्यटन को दो भागों में विभाजित किया जा सकता है–

1. **घरेलू या स्वदेशी या आन्तरिक पर्यटनः** इस प्रकार के पर्यटन में लोग अपने निवास स्थान से बाहर तो जाते हैं, किन्तु अपने देश की सीमाओं के अन्दर ही रहते हैं। एक शहर से दूसरे शहर में, एक जनपद से दूसरे जनपद में या फिर एक राज्य से दूसरे राज्य में किया जाने वाला पर्यटन घरेलू या स्वदेशी या आन्तरिक पर्यटन कहलाता है। इस पर्यटन में भाषा, संस्कृति, मुद्रा तथा समय इत्यादि की समस्या का प्रायः सामना नहीं करना पड़ता। इस पर्यटन में भुगतान सन्तुलन जैसी समस्या का सामना भी नहीं करना पड़ता।
2. **विदेशी या अन्तर्राष्ट्रीय पर्यटनः** इस पर्यटन के अन्तर्गत पर्यटक अपने जन्मजात देश से दूसरे देश की यात्रा करते हैं। इस कारण पर्यटन विभिन्न मुद्राओं का प्रयोग विनिमय के माध्यम के रूप में करते हैं। प्रत्येक देश की मुद्राओं के अलग–अलग होने के कारण अन्तर्राष्ट्रीय या विदेशी पर्यटन का भुगतान सन्तुलन पर प्रभाव पड़ता है।

परिवहन साधनों के आधार पर पर्यटन

जब से विश्व में यातायात के साधनों का तेजी से विस्तार होना प्रारम्भ हुआ है, पर्यटन में परिवहन के साधनों का प्रयोग महत्वपूर्ण हो गया है। पर्यटक अपनी–अपनी आर्थिक स्थिति के आधार पर परिवहन साधनों का चयन करते हैं। परिवहन साधनों के चयन में पर्यटन स्थल की दूरी एवं उसकी भौगोलिक स्थिति का स्थान अधिक महत्वपूर्ण होता है। परिवहन साधनों के प्रयोग के आधार पर पर्यटन को निम्न भागों में विभाजित किया जा सकता है–

(i) पैदल पथिक पर्यटन।

(ii) सड़क पर्यटन।

(iii) मोटर/कार पर्यटन।

(iv) रेल पर्यटन।

(v) जल पर्यटन।

(vi) वायु पर्यटन।

(vii) सामूहिक पर्यटन (समस्त साधनों के साथ पर्यटन)।

भुगतान सन्तुलन के प्रभाव के आधर पर पर्यटन

भुगतान सन्तुलन के प्रभाव के आधार पर पर्यटन के दो रूप हमारे सामने आते हैं–

1. **आगवानी पर्यटनः** जब विदेशी अर्थात अन्तर्राष्ट्रीय पर्यटक देश में आते हैं तो पर्यटक अपने साथ अपने देश की मुद्रा भी लाते हैं। इससे देश में विदेशी मुद्रा का आगमन होता है, जिसका देश के भुगतान सन्तुलन पर अनुकूल प्रभाव पड़ता है।
2. **निष्क्रिय पर्यटनः** जब किसी देश के लोग अन्य देश में पर्यटन हेतु जाते हैं तो उन्हें अपने देश की मुद्रा साथ में ले जानी पड़ती है। इसका उस देश के भुगतान सन्तुलन पर प्रतिकूल प्रभाव पड़ता है। देखा जाये तो आगवानी पर्यटन एवं निष्क्रिय पर्यटन, अन्तर्राष्ट्रीय या विदेशी पर्यटन के दो समान्तर प्रभाव हैं। अन्तर्राष्ट्रीय पर्यटन के अन्तर्गत व्यक्ति या व्यक्तियों का समूह एक देश (अपने जन्मजात देश) से दूसरे देश में गमन करता है अथवा यात्रा करता है। इसका पर्यटक के जन्मजात देश के भुगतान सन्तुलन पर प्रतिकूल प्रभाव तथा पर्यटन हेतु चुने गये देश के भुगतान सन्तुलन पर अनुकूल प्रभाव पड़ता है।

प्रेरणा के आधर पर पर्यटन

मनुष्य को पर्यटन हेतु अनेक प्रकार से प्रेरणा मिलती है। इस आधार पर पर्यटन को 4 भागों में रखा जा सकता है–

1. **आनन्ददायक या आरामदायक पर्यटनः** अक्सर कुछ लोग अपनी या अपने परिवार की छुट्टियों के समय अपने दैनिक जीवन की उलझन से मुक्ति पाने के लिये किसी पर्यटक स्थल की यात्रा करते हैं। इस अवधि में पर्यटक परिवार अथवा मित्र मण्डली के साथ रहकर मानसिक शान्ति की प्राप्ति हेतु प्राकृतिक सुन्दरता का आनन्द उठाता है। इस प्रकार के पर्यटन में समुद्री तट, झीलों, झरनों एवं पर्वतीय श्रृंखलाओं का अवलोकन महत्वपूर्ण होता है।

2. **मनोरंजनात्मक पर्यटनः** इस प्रकार के पर्यटकों में मुख्य रूप से बौद्धिक प्रेरणाएें समाहित होती है। नवीन वस्तुओं को देखना, नवीन या अनदेखे समाज को देखना, इस समाज की धार्मिक–सामाजिक–सांस्कृतिक मान्यताओं से परिचित होना अधिक महत्वपूर्ण है। इस प्रकार के पर्यटन में पर्यटक प्रायः पर्वतीय स्थानों की ही यात्रा करते हैं।

3. **खेलकूद सम्बन्धी पर्यटनः** इस प्रकार के पर्यटन की प्रेरणा खेलकूद के अभ्यास की इच्छा द्वारा प्राप्त होती है। जल एवं शीतकालीन खेलकूद, शिकार, मछली पकड़ना इत्यादि इसके श्रेष्ठ उदाहरण हैं। बड़े–बड़े खेलकूद सम्बन्धी आयोजन जैसे– ओलम्पिक, फुटबॉल, हॉकी एवं मुक्केबाजी तथा वर्तमान में क्रिकेट प्रतियोगिताऐं इत्यादि केवल खिलाड़ियों को ही आकर्षित नहीं करते बल्कि जन सामान्य भी इन आयोजनों को प्रभावित करते हैं, जिनकी रूचि इन खेलों में होती है। कोई भी देश खेलकूद सम्बन्धी पर्यटन से अच्छे आर्थिक लाभ प्राप्त कर सकता है। एक बड़ा देश होने के नाते भारत वर्तमान में खेलकूद सम्बन्धी आयोजनों का एक महत्वपूर्ण केन्द्र बनकर उभरा है। हिमालयी क्षेत्रों में स्कीइंग एवं गोल्फ इत्यादि के खेल होते हैं।

4. **व्यापारिक या तकनीकी पर्यटनः** यद्यपि अनेक विद्वानों ने व्यापारिक उद्देश्यों की प्राप्ति के लिये की जाने वाली यात्राओं को पर्यटन के रूप में स्वीकार न करने की मनोवृत्ति अपनायी है तथा इन विद्वानों का मत है कि इस प्रकार की यात्राओं में स्वैच्छिक तत्व का अभाव होता है, व्यक्ति के पास अन्य प्रकार की यात्रा हेतु समय नहीं होता, आमोद–प्रमोद की प्राप्ति नहीं होती, मनोरंजन का अभाव होता है तथा मूल रूप से व्यक्तिगत स्वतंत्रता का अभाव होता है। परन्तु अनेक विद्वानों द्वारा व्यापारिक यात्राओं को पर्यटन के रूप में स्वीकार किया गया है। व्यापारिक यात्राओं के अन्तर्गत वे यात्राऐं भी आती है, जो मेले, प्रदर्शनियों अथवा तकनीकी उपलब्धियों की प्राप्ति हेतु की जाती हैं।

पर्यटन की विधियाँ

पर्यटन की विधियों से तात्पर्य पर्यटन के रूपों से है। जब कोई व्यक्ति या व्यक्तियों का समूह पर्यटन भ्रमण पर निकलता है तो उसके मस्तिष्क में पर्यटन के उद्देश्य पहले से ही निर्धारित रहते हैं तथा वह उन उद्देश्यों की पूर्ति में सहायक पर्यटन स्थलों का चयन पर्यटन हेतु करता है। उदाहरण के लिये यदि कोई पर्यटक भारत में एतिहासिक इमारतों का अवलोकन करने का इच्छुक है, तो सम्भवतः वह सर्वप्रथम ताजमहल देखने का कार्यक्रम बनायेगा। इस प्रकार वह पर्यटन स्थल के रूप में वरीयता क्रम में आगरा शहर का चयन करेगा। इसी प्रकार यदि कोई पर्यटक धार्मिक प्रवृत्ति का है तथा अपनी धार्मिक भावनाओं की संतुष्टि हेतु पर्यटन भ्रमण पर निकलना चाहता है तो वह बनारस, हरिद्वार या अन्य धार्मिक स्थलों का चयन पर्यटन हेतु करेगा। कहने का आशय यह है कि पर्यटन एक आकस्मिक घटना नहीं है।

पर्यटक घर से बाहर निकलने के पश्चात यह सुनिश्चित नहीं करता कि किस पर्यटन स्थल का भ्रमण उसे करना है या पर्यटन के माध्यम से उसे किस उद्देश्य की प्राप्ति करनी है। यह सब तो पूर्व निर्धारित होता है। भले ही इन बातों का निर्धारण भ्रमण पर निकलने से कुछ मिनट या घंटे पूर्व ही किया गया हो। पर्यटन के माध्यम से व्यक्ति जिन उद्देश्यों को पूरा करना चाहता है उनमें से प्रमुख हैं–

1. किसी अन्वेषण सम्बन्धी कार्यवाही में सहभागिता करना।
2. खेल–कूद सम्बन्धी गतिविधियों में सहभागिता करना या उनका अवलोकन करना।
3. उन संस्कृतियों के बारे में ज्ञान प्राप्त करना, जिनसे वह अभी तक परिचित नहीं हुआ है।
4. स्वास्थ्य लाभ हेतु उचित पर्यटक स्थल पर जाना।
5. शैक्षिक या व्यापारिक उद्देश्यों से सम्मेलनों या सभाओं का प्रतिनिधित्व करना।
6. अपनी धार्मिक भावनाओं की संतुष्टि हेतु धर्म स्थलों का भ्रमण।

7. एतिहासिक धरोहरों का अवलोकन करना। एवं
8. आमोद–प्रमोद एवं मनोरंजन की प्राप्ति हेतु आकर्षक पर्यटन स्थलों पर जाना, इत्यादि।

पर्यटन सम्बन्धी उपरोक्त उद्देश्यों एवं पर्यटन स्थलों के आधार पर पर्यटन के कुछ ढंग हमारे सामने आते हैं। इनका उल्लेख आवश्यक है–

साहसिक पर्यटन

साहसिक पर्यटन का तात्पर्य साहसिक खेलों में सहभागिता हेतु किये जाने वाले पर्यटन से है। साहसिक खेल हंसी–खुशी एवं रोमांच से भरपूर होते हैं। साहसिक खेलों का प्रत्यक्ष सम्बन्ध ईको–टूरिज्म से है। ईको–टूरिज्म हमारे लिये एक स्वस्थ परम्परा का निर्वहन करता है। इससे व्यक्ति का स्वस्थ मनोरंजन तो होता ही है, साथ ही इससे व्यक्ति का बाहरी पर्यटन सम्बन्धी ज्ञान भी बढ़ता है। ईको–टूरिज्म में प्रकृति संरक्षण, बाहरी साहसिक खेलकूद, पर्वतारोहण, पद यात्रा, बियावान अन्वेषण, एवं शिविर जीवन आदि मनोरंजक एवं साहसिक खेलकूद हैं जो मनोरंजन के साथ–साथ मानव व्यक्तित्व का विकास करते हैं एवं उसका मन रचनात्मक कार्यों में लगाते हैं। इसके अतिरिक्त हैंग ग्लाईडिंग, पैरा ग्लाईडिंग, स्कीइंग, स्केटिंग, स्नो लैंडस्केप स्टडी, स्नो कैंपिंग, वोटिंग, कैनोईग इत्यादि ऐसे साहसिक खेल हैं जो पर्यटकों में रोमांच भर देते हैं। विभिन्न देशों ने साहसिक खेलों के महत्व को समझा है तथा घरेलू एवं विदेशी पर्यटकों को इस क्षेत्र में आकर्षित करने के लिये साहसिक ख़ेलों का विकास किया जा रहा है। भारत में भी वर्तमान में साहसिक खेल अत्यन्त लोकप्रिय हो रहे है तथा असंख्य घरेलू एवं विदेशी पर्यटक, साहसिक पर्यटन में सहभागिता कर रहे हैं।

खेलकूद पर्यटन

खेलकूद पर्यटन का साहसिक पर्यटन (साहसिक खेलों) से कोई सम्बन्ध नहीं है। खेलकूद पर्यटन का सम्बन्ध, सामान्य खेलकूद सम्बन्धी गतिविधियों के संचालन से है। आज विश्व समुदाय का मूलभूत सिद्धान्त अन्तर्राष्ट्रीय सामंजस्य और शान्ति का प्रसार है। खेलकूदों का आयोजन इस सिद्धान्त को अमल में लाने का महत्वपूर्ण साधन बन चुका है। साथ ही

खेलकूदीय आयोजनों के माध्यम से प्रतिभाशाली खिलाड़ियों की तकनीक को विश्व के सामने लाने का अवसर भी प्राप्त होता है। आज अनेकों देश अपनी सामर्थ्य अनुसार अन्तर्राष्ट्रीय स्तर पर खेल प्रतियोगिताओं का आयोजन कर रहे हैं। इन खेलों में सहभागिता हेतु विदेशी खिलाड़ी तो देश में जाते ही हैं, सम्बन्धित देशों के हजारों लोग भी खेल देखने के उद्देश्य से उस देश में पहुँच जाते हैं। उस देश में पहुँचकर खिलाड़ी और हजारों दर्शक, देशवासियों के लिये पर्यटकों के रूप में परिवर्तित हो जाते हैं। इससे खेल प्रतियोगिताऐं आयोजित करने वाले देशों को प्रसिद्धि के साथ–साथ पैसा भी प्राप्त होता है।

सम्मेलन एवं सभा पर्यटन

यद्यपि सम्मेलन एवं सभा पर्यटन, पर्यटन के नये क्षेत्र के रूप में कुछ समय पूर्व ही उदय हुआ है, तथापि पर्यटन का यह रूप अल्प अवधि में ही अत्यन्त लोकप्रिय होता जा रहा है। अनेक देशों में बहुत से अन्तर्राष्ट्रीय सम्मेलन एवं सभाऐं आयोजित होती रहती हैं, जिनका संयोजन अन्तर्राष्ट्रीय संगठनों की वैधानिक समितियॉ करती हैं। इन सम्मेलनों एवं सभाओं में हजारों लोग सहभागिता करते हैं तथा इन सम्मेलनों एवं सभाओं के माध्यम से अद्यतन तकनीकों एवं ज्ञान का प्रसार किया जाता है, बुद्धिजीवियों के मध्य विचारों का आदान–प्रदान होता है। साथ ही नेता, व्यवसायी एवं पेशेवर सहभागी भी अपने विचारों का आदान–प्रदान करते है।

इन सम्मेलनों में सहभागिता हेतु भाषा, परम्परा या देश जैसी दूरियों का कोई अर्थ नहीं होता। 'All India Commerce Conference' ने निर्णय लिया है कि वह प्रतिवर्ष कुछ प्रतिष्ठित स्थानों पर सम्मेलन का आयोजन किया करेगी। इच्छुक विद्वान इन सम्मेलनों में सहभागिता कर सकते हैं। इस प्रकार इन सम्मेलनों एवं सभाओं में हजारों लोग (घरेलू एवं विदेशी) सहभागिता करते हैं एवं सम्मेलन एवं सभा पर्यटन को भी प्रोत्साहित करते हैं।

सांस्कृतिक पर्यटन

जब लोग ज्ञान प्राप्त करने के उद्देश्य से किसी देश की कला वीधिकाओं, एतिहासिक स्थानों और आध्यात्मिक केन्द्रों का भ्रमण करते

हैं, तब पर्यटन की यह विधि सांस्कृतिक पर्यटन कहलाती है। सांस्कृतिक पर्यटन के माध्यम से पर्यटकों को सम्बन्धित देश की संस्कृति के बारे में पता चलता है। संस्कृति ही वह माध्यम है, जिससे किसी देश या स्थान की महानता का पता चलता है। संस्कृति मानव सभ्यता जितनी ही पुरानी अवधारणा है। जिज्ञासु लोग पर्यटन हेतु प्रायः ऐसे स्थान का चयन करते हैं, जिसके निवासियों की संस्कृति उनसे (पर्यटकों से) भिन्न होती है। ऐसे स्थानों पर आकर पर्यटक एतिहासिक अवशेषों, कला वीधिकाओं एवं आध्यात्मिक केन्द्रों का भ्रमण एवं अवलोकन तो करता ही है, कलात्मक एवं संगीत उत्सवों में भी भाग लेता है। इससे उस स्थान की संस्कृति का ज्ञान पर्यटकों को प्राप्त होता है। भारत सांस्कृतिक पर्यटन का सबसे महत्वपूर्ण केन्द्र है तथा विश्व के सभी देशों के पर्यटक भारतीय संस्कृति की चर्चा से अभिभूत होकर इसका ज्ञान प्राप्त करने के उद्देश्य से भारत में आते हैं।

धार्मिक पर्यटन

जब से मानव सभ्यता का उदय हुआ है, तब से मनुष्य एक अदृश्य शक्ति की आराधना करता रहा है। यह अदृश्य शक्ति मनुष्य को सत्कर्म करने के लिये प्रेरित करती है तथा दुष्कर्म करने से रोकती है। इस अदृश्य एवं अलौकिक शक्ति को ईश्वर कहा जाता है। समाजशास्त्रीय विचारधारा में यही शक्ति धर्म है। मनुष्य का विश्वास है कि यह अलौकिक शक्ति सर्वव्यापी एवं सर्वशक्तिमान है। यह शक्ति मनुष्य के हर कर्म को देखती है। अच्छा कार्य करने पर जहॉ ये शक्ति मनुष्य को पुरस्कृत करती है, वहीं बुरे कार्य करने पर दण्डित भी करती है। इस अलौकिक शक्ति के प्रकोप से बचने के लिये मनुष्य इसकी आराधना करता है। चूँकि इस शक्ति को प्रत्येक धर्म एवं प्रत्येक संस्कृति में पृथक–पृथक रूप में देखा जाता है, इसलिये इस शक्ति के निवास स्थानों के रूप में विभिन्न धर्म स्थलों का उदय या कहा जाये तो निर्माण हुआ। धर्म या ईश्वर के प्रति श्रद्धा रखने वाले लोग अवसर मिलने पर इन धर्म स्थलों का भ्रमण करते हैं। धर्म स्थलों का पर्यटनात्मक भ्रमण ही धार्मिक पर्यटन है।

सांस्कृतिक पर्यटन की भांति भारत धार्मिक पर्यटन का महत्वपूर्ण केन्द्र है। चूंकि भारत में विभिन्न धर्मों के लोग निवास करते हैं, इसलिये भारत में प्रत्येक धर्म से सम्बन्धित स्थल विद्यमान हैं। यहॉ घरेलू पर्यटक तो इन

धर्म स्थलों का भ्रमण करते ही हैं, विदेशी पर्यटक भी इन धर्म स्थलों के भ्रमण का लोभ संवरण नहीं कर पाते। भारत धर्म स्थलों का देश है। यहॉ सम्भवतः कोई भी ऐसा गॉव या नगर नहीं होगा जहॉ मन्दिर, मस्जिद, गुरूद्वारा या चर्च स्थापित न हो। भारत में पर्यटन के अन्य सभी रूपों की तुलना में धार्मिक पर्यटन का अधिक विशिष्ट स्थान है। कहना अनुचित न होगा कि भारत में धार्मिक पर्यटन का एक बड़ा बाजार स्थापित हो चुका है।

स्वास्थ्य पर्यटन

वर्तमान में जैसे–जैसे तकनीक का विकास हो रहा है, विश्व में रोग एवं रोगियों की संख्या में भी वृद्धि होती जा रही है। ये रोग इतने गम्भीर प्रकृति के हैं कि चिकित्सक भी दवाईयों के माध्यम से इन रोगों के निवारण के प्रति स्वयं को असहाय प्रतीत करने लगे हैं। फिर भी अनेक देशों में स्वास्थ्य सम्बन्धी सर्वश्रेष्ठ सेवाऐं उपलब्ध हैं। लोग अपना उपचार कराने इन देशों में जाते हैं। वर्तमान में चिकित्सा की पद्धतियॉ प्रचलन में हैं– ऐलोपेथिक, होम्योपेथिक, आयुर्वेदिक, यूनानी एवं सिद्ध। विश्व के कुछ देशों में ऐलोपेथिक एवं होम्योपेथिक चिकित्सा की सर्वश्रेष्ठ सेवाऐं विद्यमान हैं, किन्तु प्रकृति आधारित चिकित्सा की तीन पद्धतियॉ– आयुर्वेदिक, यूनानी एवं सिद्ध, भारत में ही अधिक प्रभाव के साथ उपलब्ध हैं। सिद्ध शब्द का सम्बन्ध सिद्धि से है। सिद्धि अर्थात देवीय शक्ति। पूर्व जन्म के कर्मों के आधार पर ही व्यक्ति को जन्म से ही सिद्धि प्राप्त होती है। आयुर्वेद चिकित्सा की सबसे प्राचीन भारतीय पद्धति है। वायु, अग्नि, श्वास और जल, रोगों के मूल कारण हैं। आयुर्वेद में इसे त्रिदोष कहा जाता है। आयुर्वेदिक पद्धति के द्वारा भारत में विभिन्न रोगों का अचूक इलाज किया जाता है, वह भी बिना पार्श्व प्रभावों के। साथ ही भारत में योगा भी अत्यधिक प्रचलित है। योगा जीवन की वह पद्धति है, जो मनुष्य को दवाईयों के प्रयोग के बिना भी स्वस्थ रखती है। भारत में अनेक योग आश्रम हैं। विश्व भर में रोगी जब एलोपेथिक या होम्योपेथिक उपचार से अपने रोगों से मुक्ति नहीं प्राप्त कर पाते, तब आयुर्वेदिक, यूनानी या सिद्ध पद्धति से उपचार कराने ये रोगी भारत में आते हैं तथा कुछ माह तक भारत में ही ठहरते हैं। इससे भारत में स्वास्थ्य पर्यटन को प्रोत्साहन

मिलता है। केरल, कर्नाटक, आन्ध्रप्रदेश तथा अब हरिद्वार (उत्तराखण्ड) इस प्रकार के उपचार के मुख्य केन्द्र हैं।

मनोरंजनात्मक पर्यटन

जैसा कि देखने में आ रहा है, औद्योगीकृत होते जा रहे वर्तमान विश्व समाज में कार्यशील व्यक्तियों पर कार्य का दबाव बढ़ता जा रहा है। साथ ही यह भी देखने में आया है कि कार्य के घंटों में कमी करने से एवं कार्य सप्ताह को 5 दिवसीय किये जाने से अधिक कुशलता से कार्य करने का विश्वास बढ़ा है। इससे उत्पादन एवं लाभ की दर में वृद्धि हुई है। इसी तथ्य को ध्यान में रखते हुए अधिकांश उद्योगों एवं सरकारों द्वारा अपने कर्मचारियों को अधिक अवकाश की सुविधा प्रदान की जा रही है। विश्राम करने के बाद व्यक्ति अपने कार्य पर अधिक ध्यान केन्द्रित कर सकता है। विश्राम या अवकाश की इस अवधि का सम्बन्ध मनोरंजन से है। मनोरंजन का अर्थ है– आनन्द की प्राप्ति हेतु कुछ गतिविधियॉ करना। अर्थात ठिठोलीए स्वांग और आमोद–प्रमोद। एक अध्ययन से यह स्पष्ट हुआ है कि विश्व में 75 प्रतिशत से अधिक यात्राऐं मनोरंजन हेतु की जाती हैं।

समुद्री पर्यटन

समुद्री पर्यटन का इतिहास अत्यन्त प्राचीन है। प्राचीन काल में समुद्री यात्राऐं एक देश से दूसरे देश जाकर उनकी संस्कृति, भौगोलिक स्थिति एवं आर्थिक स्थिति का अध्ययन करने के लिये की जाती थीं। ये यात्राऐं अत्यन्त जोखिम से भरी हुई होती थीं। मध्य युग में समुद्री यात्राऐं अत्यन्त खोजपूर्ण हो गयी। ये यात्राऐं अधिकांशतः बड़े व्यापारिक वर्ग द्वारा अपने व्यापारिक एवं राजनैतिक लाभ के लिये की जाती थीं। अतः मध्य युग में समुद्री यात्राऐं विशुद्ध पर्यटन यात्राऐं न होकर समुद्री मार्ग से व्यापारिक उद्‌देश्य से अधिक अनुभव प्राप्त करने, दुर्गम मार्गों एवं विभिन्न देशों में अपने केन्द्र स्थापित करने और अपनी व्यापारिक मण्डियॉ स्थापित करने के उद्‌देश्य से की जाने वाली यात्राऐं बन गयीं।

क्या पर्यटन एक उद्योग है?

वास्तव में यह एक विचारणीय मुद्‌दा है कि पर्यटन को उद्योग की श्रेणी में रखा जा सकता है अथवा नहीं। वर्तमान समय में पर्यटन का क्षेत्र विभिन्न सेवाओं का सम्मिश्रण बन चुका है, साथ ही यह अनेक अवयवों

के संयुक्त प्रयास का भी परिणाम है। इसीलिये मनुष्य की आवश्यकताओं को देखते हुए तथा इन आवश्यकताओं की पूर्ति में पर्यटन क्षेत्र की व्यापक भूमिका को देखते हुए पर्यटन को उद्योग के रूप में सामने लाने का प्रयास किया जा रहा है।

पर्यटन एक उद्योग है

उद्योग व्यवस्था के उद्देश्य क्या हैं? यही कि वस्तुओं का उत्पादन करना, वस्तुओं के विक्रय हेतु बाजार की व्यवस्था करना, इस व्यवस्था के माध्यम से लोगों की आवश्यकताओं की पूर्ति करना अर्थात उत्पाद को लोगों तक पहुँचाना, निर्यात योग्य वस्तुओं का निर्माण करके देश में विदेशी मुद्रा लाना तथा रोजगार के अवसर प्राप्त करना। यद्यपि पर्यटक के दृष्टिकोण से पर्यटन के उद्देश्य उद्योगों के उद्देश्य से भिन्न है। किन्तु पर्यटन की अवधारणा में पर्यटक की स्थिति ठीक वैसी ही है, जैसी कि उद्योग व्यवस्था में उपभोक्ता की स्थिति। उद्योग व्यवस्था में उपभोक्ता ग्राहक है तो पर्यटन की प्रक्रिया में पर्यटक। पर्यटन उत्पादों के उपयोग के लिये बाजार की व्यवस्था करना (पर्यटन की प्रक्रिया में पर्यटन स्थल एक बाजार के रूप में होता है), इस बाजार के माध्यम से पर्यटन उत्पादों को लोगों (पर्यटकों) तक पहुँचाना, किसी वस्तु का निर्यात किये बिना विदेशी मुद्रा अर्जित करना (अन्तर्राष्ट्रीय पर्यटकों के आगमन से) तथा असंख्य लोगों को रोजगार प्रदान करना। पर्यटन प्रत्यक्ष एवं अप्रत्यक्ष रूप से असंख्य लोगों को रोजगार प्रदान करता है। उदाहरणार्थ– किसी भी पर्यटन स्थल पर पर्यटन के माध्यम से आवास स्थलों एवं रेस्टोरेंट के स्वामियों, वाहन मालिकों एवं वाहन चालकों, पर्यटक गाइडों, कुलियों एवं विभिन्न प्रकार के व्यापारियों को तो रोजगार प्राप्त होता ही है, बेरोजगार लोग भी अपनी योग्यता एवं सामर्थ्य के अनुसार पूँजीगत एवं गैर पूँजीगत व्यवसाय प्रारम्भ कर सकते हैं।

पर्यटन उद्योग के घटक

इसमें कोई सन्देह नहीं रह गया है कि पर्यटन एक उद्योग है। किन्तु पर्यटन एक बहुआयामी उद्योग है। अर्थात पर्यटन स्थल से जुड़े अनेक घटक मिलकर पर्यटन को उद्योग का स्वरूप प्रदान करते हैं। ये घटक उपक्रमों के रूप में होते हैं।

मूलभूत उपक्रम

मूलभूत उपक्रम प्राथमिक अर्थात प्रत्यक्ष होते हैं। पर्यटक इन उपक्रमों पर पूरी तरह से आश्रित होते हैं। इन उपक्रमों को श्रेणीबद्ध किया जा सकता है–

(i) परिवहन सेवाऐं (हवाई, समुद्री एवं सड़क परिवहन)।

(ii) पर्यटकों हेतु आवास स्थल (होटल, मोटल, विश्राम गृह, कैम्प, धर्मशाला, सराय, अतिथि गृह इत्यादि)।

(iii) रेस्टोरेन्ट (भोजन, जलपान, चाय–कॉफी एवं कॉकटेल की सुविधाऐं)।

(iv) मनोरंजन के साधन (सिनेमा हॉल, नाट्यशालाऐं, पार्क एवं सुसज्जित स्थान इत्यादि)।

(v) कला, हस्तकला, स्मृति चिन्ह, ट्रेवल किट एवं खेल पत्रिकाओं इत्यादि से जुड़े व्यवसाय।

(vi) पर्यटन विकास से जुड़ी संस्थाऐं। एवं

(vii) पर्यटन हेतु वित्त पोषित करने वाली सरकारी एवं गैर सरकारी कम्पनियॉ।

2

पर्यटन भूगोल की अवधारणा

सृष्टि में मानव उत्पत्ति के साथ ही घुमक्कड़ प्रवृत्ति का भी जन्म हुआ। प्रारम्भ में मानव सभ्यता के विकास के साथ–साथ मनुष्य ने अपनी जिज्ञासु प्रवृत्ति के कारण नये–नये स्थानों की खोज की। उस समय नये स्थानों की खोज का मुख्य कारण मनुष्य की केवल जिज्ञासु प्रवृत्ति ही नहीं अपितु उसकी आवश्यकता भी थी। मानव सभ्यता के विकास के साथ–साथ मनुष्य की प्रभुत्व स्थापित करने की सहज प्रवृत्ति तथा अपने अधिकार क्षेत्र को और अधिक विस्तृत करने की प्रवृत्ति ने नये–नये स्थानों की खोज में उस समय के उपलब्ध सीमित साधनों को भी बाधक नहीं बनने दिया। मनुष्य ने उस समय प्रकृति के अद्भुत रहस्यों, दुर्गम स्थलों तथा अद्भुत रमणीय स्थानों की खोज करते समय नदी, नाले, समुद्र, पहाड़ तथा दुर्गम घाटियों की परवाह न करते हुये अपने अभियान को जारी रखा।

वर्तमान समय में देखा जाये तो मानव सभ्यता इतनी विकसित हो गयी है कि उसने पृथ्वी के साथ–साथ ब्रह्माण्ड के कहीं रहस्यों को भी सुलझा लिया है किन्तु विकास की इस कड़ी में मनुष्य की स्वभाविक प्रवृत्तियाँ इस तेज गति से भागते मानव जीवन में दब कर रह गयी हैं। आज मनुष्य अपने व्यक्तिगत एवं सामाजिक कार्यों में इतना व्यस्त रहता है कि उसे अपने स्वयं के लिये भी समय निकालना कठिन जान पड़ता है किन्तु जब भी मनुष्य को अपने व्यस्त जीवन में से कुछ पल आनन्द से बिताने का अवसर प्राप्त होता है तो उसकी सहज प्रवृत्ति उभर कर सामने आ जाती है तथा वह पर्यटन की ओर उन्मुख हो जाता है।

पर्यटन के प्रति मानव की इस आवश्यकता और रुझान को देखते हुये ही पर्यटन को पर्यटन उद्योग के रूप में विकसित किये जाने की आवश्यकता हुयी। पर्यटन उद्योग से तात्पर्य किसी भी पर्यटन स्थान पर आये पर्यटकों को सुविधा प्रदान कर उनसे आय प्राप्त करना है। यहाँ आय प्राप्त करने से आशय सरकार द्वारा मुख्यतः लाभ कमाना नहीं होता क्योंकि यह तो एक गौण कार्य है, किन्तु

पर्यटकों से धन लेने का मुख्य कारण उस पर्यटन स्थल की साज–सज्जा एवं व्यवस्था को बनाये रखने के लिये धन की व्यवस्था करना होता है। पर्यटन उद्योग के अन्तर्गत इस बात का भी विशेष ध्यान रखा जाता है कि जो सांस्कृतिक एवं ऐतिहासिक धरोहरें हैं उन्हें किसी तरह की क्षति पहुंचे बिना देशी एवं विदेशी पर्यटकों को देश की संस्कृति एवं ऐतिहासिक पृष्ठभूमि की पूर्ण जानकारी प्राप्त हो सके। पर्यटन उद्योग की उपरोक्त विवेचना तो सिक्के का एक पहलू थी। सिक्के का दूसरा पहलू यह है कि पर्यटन उद्योग का दर्जा मिलते ही यहाँ उद्योग शब्द की सार्थकता स्पष्ट हो जाती है। किसी भी पर्यटन स्थल पर सरकार द्वारा पर्यटकों से जो भी धन कर अथवा शुल्क के रूप में वसूला जाता है वह तो वहाँ के रखरखाव को देखते हुए नाम मात्र का ही होता है किन्तु उस पर्यटन स्थल की वजह से वहाँ के आस–पास के लोगों तथा स्थानीय निवासियों को रोजगार भी प्राप्त होता है। इससे राष्ट्र की आर्थिक स्थिति मजबूत होती है तथा राष्ट्रीय प्रति व्यक्ति आय में भी वृद्धि होती है।

यद्यपि पर्यटन एक समन्वित और मिश्रित उद्योग है तथापि पर्यटन को उद्योग का दर्जा देने के लिये इसके अन्तर्गत इन उद्देश्यों का विश्लेषण किया जाना भी आवश्यक है जो कि एक उद्योग के लिये आवश्यक होते हैं ये निम्नलिखित हैं

1. उद्योग का उद्देश्य धनार्जन होता है। पर्यटन इस कसौटी पर पूर्ण रूप से खरा उतरता है। यह उद्योग धनोपार्जन की दृष्टि से एक्साइज के बाद दूसरे नम्बर की आय का स्रोत है जो कि सरकार को प्राप्त होता है।

2. उद्योग का उद्देश्य राष्ट्रीय विकास होता है। इस दृष्टि से देखा जाये तो पर्यटन उद्योग राष्ट्र के आर्थिक, सामाजिक और सांस्कृतिक

विकास को गति प्रदान कर इसे अन्तर्राष्ट्रीय परिदृश्य पर स्थापित करता है।

3. उद्योग धन के समान वितरण का महत्वपूर्ण कारक होता है। पर्यटन उद्योग भी धन के वितरण का महत्वपूर्ण कारक है क्योंकि इसके अन्तर्गत धन पर्यटन के इच्छुक व्यक्तियों के हाथों से निकलकर समाज के विभिन्न व्यवसायों में लगे व्यक्तियों के हाथों में पहुँचता है।
4. बेरोजगारी को कम करना भी उद्योग के महत्वपूर्ण उद्देश्यों में से एक है। पर्यटन उद्योग इस उद्देश्य की पूर्ति में अपनी महत्वपूर्ण भूमिका का निर्वाह करता है।
5. उद्योग देश के गौरव को बढ़ाने में भी सहायक होते हैं और पर्यटन उद्योग तो एक ऐसा उद्योग है जिसे यदि सही रूप से विकसित किया जाये तो यह देश की पहचान बन जाता है।

उपरोक्त के अतिरिक्त भी उद्योग के ऐसे अनेकों उद्देश्य होते हैं जिनको पर्यटन व्यवसाय पूरा करता है जैसे कि प्रति व्यक्ति आय बढ़ाना, राष्ट्रीय आय में वृद्धि करना, संसाधनों का पूर्ण उपयोग करना इत्यादि।

उपरोक्त दृष्टि से देखा जाये तो उद्योग की अधिकाँश शर्तें पर्यटन व्यवसाय पूरी करता है। जब तक यह पूर्ण विकसित नहीं था तब तक इसे उद्योग का दर्जा प्रदान नहीं किया गया। सन् 1949 में यह यातायात मंत्रालय के अधीन था, किन्तु सन् 1950–51 में पं. जवाहरलाल नेहरू ने इसे पृथक विभाग का रूप दिया। तत्पश्चात् सन् 1967 में एक अलग पर्यटन और उड्डयन मंत्रालय की स्थापना हुयी तथा अन्त में सन् 1984 में अलग पर्यटन मंत्रालय बनाकर इसे उद्योग का दर्जा दिया गया।

इसे उद्योग का दर्जा देने का मुख्य कारण यह रहा कि सरकारी और व्यक्तिगत तंत्र दोनों की भागीदारी से इसे बढ़ावा मिले तथा साथ ही इसके विकास के लिये सरकारी बजट में धन का अलग से प्रावधान किया जा सके। 1983 में केन्द्रीय सरकार ने इसके विकास के लिए 5.00 करोड़ रुपया निर्धारित किया था जबकि इसकी विकास गति देखकर 1984 में 23.00 करोड़ रुपये का प्रावधान किया गया। इसका परिणाम यह हुआ

कि केन्द्रीय सरकार के साथ राज्य सरकारों ने भी इसे उद्योग की मान्यता देकर इसके लिए अलग विभाग की स्थापना कर खोज, सुझाव, नीति निर्धारण, रुपये की व्यवस्था, ऋणों में ब्याज की छूट तथा ब्याज दर में कमी करने आदि की सुविधाएँ, प्रदान की। केन्द्रीय और राज्य सरकारों में इसके लिए अलग–अलग कर्मचारियों की नियुक्तियाँ हुई। राज्य का विषय होने के कारण इस पर समवर्ती सूची में आने से केन्द्रीय नियंत्रण भी इस पर बना रहता है तथा इसके विकास के लिए अलग–अलग प्रशिक्षण की व्यवस्था की जाती है।

जब 1988 में वित्त मंत्रालय ने लोकसभा में इसको उद्योग का दर्जा देने की घोषणा की तो वहाँ इसके घोषणा प्रारूप में कहा गया था :

"I also propose to take certain measures for encouragement of tourism which is a major foreign eÛchange earner for the country and tourism industry also provides employment in substantial members- It proposes that the benefits of section 80 HHC hehterto available for the merchandise exports will also be extended to hotels and tour operators- This scheme will be operated totally on the same times as prevailing schemes for eÛporters with one modification inorder to ensure tax benefit is substantially reinvested in tourism related activities like hotels] travel agencies] tour operators and tourist equipments etc. Fifty percent of the income attributable to the foreign exchange earnings of hotels etc will be allowed as a deduction straightway- For the remaining 50% the benefit of tax exemption will be available to extent income is taken to all reserve for the investment in tourim industry. It is also proposed that the benefit of section 80 cc in respect of investment in new equity will also be available for new capital issues of hotel industry and other specified tourism related activities will be announced sepeartely.

It is also proposed to increase the rate of interest subsidy for one, two on three star hotels to three percent from the present rate of one percent.

Necessary legislation to gtive effect to various new measures announced by me will be introduced shortly."

सरकार की इस घोषणा ने इसे न केवल उद्योग का दर्जा दिया अपितु इसके विकास की नई दिशा भी खोल दी। वर्तमान समय में पर्यटन के क्षेत्र में अप्रत्याशित विकास होने के कारण कई ऐसे क्षेत्रों का भी विकास होने लगा है जो कि अभी तक अपनी कोई पहचान किसी भी क्षेत्र में नहीं बना पाये थे। पर्यटन उद्योग के विषय में भ्मतउंद ज्ञींद ने कहा भी है कि "ऐसा लगता है कि शताब्दी के अन्त तक यदि पर्यटन विश्व का महानतम् उद्योग नहीं बन पायेगा तो भी महान उद्योगों में एक महत्वपूर्ण स्थान अवश्य ग्रहण करेगा।

उपरोक्त तथ्य तो केवल पर्यटन उद्योग के आर्थिक पहलुओं को स्पष्ट करते हैं किन्तु पर्यटन उद्योग का एक अन्य महत्वपूर्ण उद्देश्य होता है अपनी संस्कृति. सभ्यता एवं गौरवमयी इतिहास से देशी एवं विदेशी पर्यटकों को अवगत कराना।

वैसे तो पर्यटन के लिये मनुष्य कहीं भी जा सकता है लेकिन पर्यटन उद्योग के अन्तर्गत कुछ विशेष स्थल ही ऐसे होते हैं जो कि पर्यटन उद्योग के उद्देश्यों को पूर्ण करते हैं, जैसे कि धार्मिक स्थल, ऐतिहासिक स्थल, राजधानियाँ, परम्परायें, लोग और सभ्यता, संग्रहालय, स्मारक, पुरास्थल, औद्योगिक केन्द्र, पर्वतीय स्थल, प्राकृतिक स्थल, वन और वन्य पशु इत्यादि। इनमें से सामान्यतः तीन प्रकार के स्थल (धार्मिक स्थल, प्राकृतिक स्थल तथा ऐतिहासिक स्थल) ही ऐसे होते हैं जिन पर पर्यटन उद्योग मुख्य रूप से निर्भर होता है तथा पर्यटन मंत्रालय उनकी ओर विशेष ध्यान रखता है। पर

धार्मिक स्थल को पर्यटन उद्योग में परिवर्तित करने के लिये पर्यटन मंत्रालय को अनेक बातों का ध्यान रखना पड़ता है, जैसे कि धार्मिक स्थलों की पवित्रता भंग न हो, किसी धर्म विशेष के लोगों की भावनाओं को ठेस न पहुँचे तथा धार्मिक भावना से ओत–प्रोत व्यक्ति वहाँ पहुँचे तो पर्यटक के रूप में भी उस स्थान का आनन्द प्राप्त कर सकें।

प्राकृतिक स्थलों को पर्यटन उद्योग के अन्तर्गत लाने के लिये भी काफी प्रयासों की आवश्यकता होती है। यहाँ इस बात का विशेष ध्यान रखा जाता है कि उस स्थल की नैसर्गिक, प्राकृतिक सौन्दर्यता नष्ट न हो तथा पर्यटकों को अधिक से अधिक सुविधायें प्राप्त हो सकें। प्राकृतिक

स्थल पहाड़ी स्थान भी हो सकते हैं तथा मैदानी क्षेत्र भी, जैसे कि कशमीर, फूलों की घाटी एवं समुद्र तट के किनारे। प्राकृतिक स्थलों को पर्यटन स्थल के रूप में विकसित करने के लिये उस स्थान पर पर्यटकों की विभिन्न प्राकृतिक एवं आकस्मिक आपदाओं से सुरक्षा सुनिश्चित होनी चाहिए।

ऐतिहासिक स्थलों को पर्यटन स्थल बनाने में विशेष सुरक्षा की आवश्यकता होती है क्योंकि ऐतिहासिक स्थलों पर राष्ट्र की ऐसी धरोहरें होती हैं जिनके साथ खिलवाड़ करना एक अपूर्णीय क्षति हो सकती है। पर्यटन उद्योग के अन्तर्गत ऐसे स्थानों को लाने के लिये पर्यटकों के साथ–साथ ऐतिहासिक स्थलों की सुरक्षा की भी नितान्त आवश्यक होती है।

पर्यटन उद्योग की उपरोक्त अवधारणा एवं क्षेत्र से यह तो स्पष्ट हो जाता है कि यह एक विस्तृत उद्योग है जिसे विकसित करने के लिये सरकार, संगठित क्षेत्र तथा असंगठित क्षेत्र सभी प्रयासरत् हैं। इस उद्योग में विकास की अभी अपार सम्भावनायें हैं क्योंकि अभी बहुत से स्थान ऐसे हैं जो कि अपने आप में पर्यटन की दृष्टि से महत्वपूर्ण हैं किन्तु साधनों के अभाव में उन्हें विकसित नहीं किया जा सका है तथा आम पर्यटक की पहुँच उन स्थलों पर अभी तक सहज नहीं हो पायी है।

पर्यटन उद्योग के उद्देश्यों को प्राप्त करने में यदि कोई राष्ट्र सफल हो पाता है तो निश्चित रूप से उसकी आर्थिक अर्थव्यवस्था को एक मजबूत आधार स्तम्भ का सहारा मिल जाता है।

राष्ट्रीय आर्थिक विकास में पर्यटन उद्योग का महत्व

किसी राष्ट्र के राष्ट्रीय आर्थिक विकास में पर्यटन उद्योग का विशेष महत्व होता है।देश के लाखों लोग प्रत्यक्ष अथवा अप्रत्यक्ष रूप से इस उद्योग के माध्यम से रोजगार प्राप्त करते हैं। देश को अर्जित विदेशी पूंजी का एक बड़ा भाग पर्यटन द्वारा ही प्राप्त होता है। जो भी राष्ट्र अपने आप में पर्यटन योग्य क्षमता रखता है उसके आर्थिक विकास में पर्यटन उद्योग की एक सशक्त भूमिका होती है। इसका सबसे अच्छा उदाहरण यूरोप के बीचोंबीच बसा बहुत छोटा सा देश स्विट्जरलैंड है जो कि सभी बड़े देशों से जुड़ा है। यहाँ की तस्वीर सी दिखने वाली पहाड़ियाँ,

हरे–भरे बाग–बगीचे, खूबसूरत झीलें और आकाश को छूते पर्वतीय शिखरों की सुंदरता पर्यटकों तथा फिल्म व्यवसाय से जुड़े व्यक्तियों को बार–बार अपनी ओर आकर्षित करती है। इस देश के राष्ट्रीय आर्थिक विकास का मुख्य आधार ही पर्यटन उद्योग है। किसी देश के राष्ट्रीय आर्थिक विकास में पर्यटन उद्योग के महत्व को निम्न बिन्दुओं द्वारा और अधिक से स्पष्ट किया जा सकता है ।

1. **रोजगार में वृद्धि**–जो देश पर्यटऩ की दृष्टि से विकसित होता है वहाँ के निवासियों को रोजगार के साधन स्वयं ही उपलब्ध होने लगते हैं। होटल व्यवसाय, ट्रान्सपोर्ट, गाईड, हस्तशिल्प उद्योग से जुड़ी अनेक ऐसी व्यावसायिक क्रियायें हैं जिन पर न केवल पर्यटन उद्योग निर्भर करता है अपितु यें लाखों व्यक्तियों को रोजगार भी उपलब्ध कराती हैं। उदाहरण के लिये आगरा को देखा जा सकता है। इस शहर की सम्पूर्ण अर्थव्यवस्था तथा अधिकांश व्यक्तियों की आर्थिक निर्भरता यहाँ पर स्थित़ ऐतिहासिक पर्यटन स्थलों पर टिकी हुयी है। यहाँ दूर–दराज के क्षेत्रों से भी व्यक्ति आकर रोजगार प्राप्त करते हैं।

2. **राष्ट्रीय आय में वृद्धि**– किसी देश का आर्थिक विकास प्रत्यक्ष रूप से उसकी आय से जुड़ा होता है। विकसित देशों में राष्ट्रीय आय के मुख्य साधनों में एक साधन पर्यटन उद्योग भी होता है। जैसे–जैसे देशी एवं विदेशी पर्यटकों का रुझान पर्यटन की ओर बढता है वैसे–वैसे राष्ट्रीय आय में भी वृद्धि होती जाती है।

3. **विदेशी मुद्रा की मात्र में वृद्धि**–किसी भी देश की राष्ट्रीय आर्थिक विकास का प्रमुख आधार उसके पास उपलब्ध विदेशी मुद्रा की मात्रा भी होती है। जिस देश में विदेशी मुद्रा की जितनी अधिक मात्रा होती है वह अन्तर्राष्ट्रीय बाजार में उतनी ही प्रबलता से अपनी उपस्थिति दर्ज कराने में सक्षम होता है। पर्यटन उद्योग विदेशी पूँजी एकत्रित करने का एक ऐसा माध्यम है जिसमें कि पर्यटक अपना धन तो पूरे मन से व्यय करता है किन्तु भौतिक उत्पाद के रूप में वह नाम–मात्र का ही सामान ले जा पाता है। यदि किसी देश से विदेशी पर्यटक सन्तुष्ट होकर जा रहे हैं तो ना

केवल विदेशी मुद्रा के आगमन में वृद्धि होगी अपितु ऐसे पर्यटक अपने देश में लौटकर पर्यटक देश के लिये विज्ञापन श्रृंखला का भी काम करेंगे।

4. **यातायात के साधनों में वृद्धि**–किसी देश का आर्थिक विकास वहाँ के यातायात के साधनों पर किस प्रकार निर्भर होता है, यह तथ्य किसी से छिपा नहीं है। जो भी राष्ट्र अपने आप को पर्यटन उद्योग के रूप में विकसित करना चाहता है, उसे अपने यहाँ के यातायात के साधनों को विकसित करना उसकी प्राथमिकता होगी। यातयात के साधनों में न केवल बस, ट्रेन, वायुयान अथवा पानी के जहाज हैं अपितु सड़के, एयरपोर्ट, बंदरगाह तथा पर्यटन स्थल के आस–पास के लोकल (स्थानीय) यातयात की व्यवस्था भी सम्मिलित होती है।

5. **उत्पादन में वृद्धि**–जैसे–जैसे किसी देश के उत्पादन में वृद्धि होगी वैसे–वैसे उसके आर्थिक विकास में भी वृद्धि होगी। एक पर्यटन विकसित देश में बहुत से उत्पाद ऐसे होते हैं कि जिनका उत्पादन उस क्षेत्र की विशिष्टता के रूप में उभर कर सामने आता हैय जैसे कि पहाड़ी पर्यटन स्थलों पर लकड़ी से बने विभिन्न उत्पाद अथवा धार्मिक स्थलों पर मालायें, पीतल के बर्तन, तस्वीरें इत्यादि तथा ऐतिहासिक स्थलों पर विभिन्न प्रकार की कलाकृति कुछ ऐसे उत्पाद होते हैं जिनके निर्माण का मुख्य आधार ही पर्यटन उद्योग होता है। उपरोक्त के अतिरिक्त विदेशी पर्यटकों के आने से दैनिक उपभोग की वस्तुओं के उत्पादन में वृद्धि तथा सेवा प्रदत्त संस्थानों की संख्या में भी वृद्धि होती है जो कि राष्ट्रीय आर्थिक विकास का मुख्य कारण बनती है।

6. **प्रति व्यक्ति आय में वृद्धि**–यदि किसी देश की आर्थिक विकास की वृद्धि दर की समीक्षा करनी है तो उस देश की प्रति व्यक्ति आय में वृद्धि की दर का गहनतापूर्वक अध्ययन करना चाहिये। पर्यटन उद्योग वास्तव में एक ऐसा उद्योग है कि जिसके माध्यम से राष्ट्रीय आय का एक बड़ा भाग सीधे ही आम आदमी के हाथों में पहुँचता है क्योंकि कोई भी सरकार किसी क्षेत्र विशेष को

पर्यटन स्थल के रूप में विकसित तो कर सकती है किन्तु उस क्षेत्र को पर्यटन स्थल के रूप में गतिशीलता वहाँ के स्थानीय निवासी ही देते हैं। अतः पर्यटन उद्योग सही अर्थों में प्रति व्यक्ति आय में वृद्धि का एक सुदृढ़ माध्यम हैं।

उपरोक्त विवेचना से इतना तो स्पष्ट है कि राष्ट्रों के आर्थिक विकास की अधिकतम दर प्राप्त करने के ताले की एक कुंजी पर्यटन उद्योग है। सम्पूर्ण विश्व में पर्यटन उद्योग के आर्थिक विकास को देखते हुए इसमें धन विनियोजित करने की परम्परा सी बन गयी है। राष्ट्रीय आर्थिक विकास में पर्यटन उद्योग के महत्व का अनुमान इसी तथ्य से लगाया जा सकता है कि किसी भी पर्यटन स्थल पर इस उद्योग में प्रत्यक्ष अथवा परोक्ष रूप से उसके लगभग 80% व्यक्ति जुड़े रहते हैं। इसमें उद्योग एवं श्रम के नये–नये आयाम बनते जाते हैं जिससे अधिक से अधिक लोगों को रोजगार प्राप्त होता है। इसी कारण इसे श्रम नियोजित उद्योग भी कहा जाता है। जी. रिचार्ड ने कहा भी है कि "Industries outside tourism are affected in its product due to tourists"

भारतीय पर्यटन उद्योग एवं रोजगार सृजन

भारत एक विशाल क्षेत्रफल वाला राष्ट्र है तथा प्रकृति ने अपनी अनुपम छटा का आशीर्वाद यहाँ चारों ओर फैला रखा है। न केवल यहाँ के निवासी अपितु दूसरे देशों के निवासी भी भारत के प्राकृतिक एवं मानव निर्मित स्थलों को देखने के लिये दूर–दूर से आते हैं। कहीं स्थानों के विभिन्न महत्व को देखते हुए चाहे वह धार्मिक महत्व के हों अथवा प्राकृतिक महत्व के पर्यटन स्थल घोषित किया जा चुका है तथा यें पर्यटन स्थल वहाँ के स्थानीय निवासियों की आय का प्रमुख साधन बन चुके हैं। भारत के पर्यटन व्यवसाय को देखते हुए पर्यटन व्यवसाय शब्द को और अधिक विस्तृत करते हुए पर्यटन उद्योग का दर्जा देना अधिक उचित होगा।

भारतीय पर्यटन उद्योग

भारतीय पर्यटन उद्योग की अवधारणा को यदि सामान्य शब्दों में व्यक्त किया जाये तो कहा जा सकता है कि यह एक ऐसा उद्योग है जिसमें

पर्यटन के माध्यम से आय उत्पन्न हो रही है। लेकिन यदि भारतीय पर्यटन उद्योग को विस्तृत रुप में विश्लेषित किया जाये तो पता चलता है कि यह देश का ऐसा उद्योग है जिस पर देश के लाखों परिवारों की आजीविका निर्भर है। एक मात्र यह ही उद्योग ऐसा है जो कि अन्य राष्ट्रों के लोगों को हमारी सभ्यता, संस्कृति, प्राकृतिक सौन्दर्य, अखण्डता तथा अनेकता में एकता के दर्शन कराता है। भारतीय पर्यटन उद्योग राष्ट्रीय आय के स्रोतों का एक प्रमुख साधन है तथा विदेशी मुद्रा को एकत्रित करने में सहायक है। राष्ट्रीय अर्थव्यवस्था की लोचपूर्ण व्यवस्था को नियन्त्रित करने में पर्यटन उद्योग का विशेष महत्व है। देश के कई प्रदेश केवल अपनी पर्यटन योग्य क्षमता के कारण ही प्रसिद्ध है तथा राष्ट्र की उन्नति में अपन महत्वपूर्ण योगदान प्रदान कर रहे हैं।

भारतीय पर्यटन उद्योग को पूर्ण रूप से विश्लेषित करने के लिये इसका गहराई से अध्ययन आवश्यक है। भारत एक ऐसा देश है जिसमें स्थान–स्थान पर विभिन्नतायें पायी जाती हैं एक ओर यहाँ पहाड़ों का सौन्दर्य बसता है तो दूसरी ओर नदियाँ और समुद्र तट पर्यटकों को अपनी ओर आकर्षित करते हैं। एक ओर धार्मिक आयोजनों की वजह से लोगों का आकर्षण है तो दूसरी ओर हमारे महान इतिहास को याद दिलाते अवशेष हैं जो बरबस ही पर्यटकों को अपनी ओर खींचते हैं। आज भी यदि गोवा और केरल के समुद्र तट पर पर्यटक अपनी थकान उतारते हैं तो हरिद्वार एवं वाराणसी में भी संध्या आरती के समय विशाल जन समूह एकत्रित होता है जिसमें अधिकांश संख्या देशी एंव विदेशी पर्यटकों की होती है। हमारे उत्तर–प्रदेश एवं उत्तराखण्ड में मिले रामायणकालीण तथा महाभारत कालीन अवशेष हमें तो सिर्फ गौरवान्वित ही करते हैं किन्तु विदेशी पर्यटकों को वे अचम्भित भी करते हैं। राजाओं, महाराजाओं तथा मुगलकालीन शासकों के द्वारा बनायी गयी इमारतें आज भी हमारे गौरवशाली इतिहास की मूक एवं साक्षात् गवाह हैं। मिश्र के पिरामिडों को यदि वास्तुकला का बेजोड़ नमूना समझा जाता है तो भारत के उत्तर–प्रदेश में स्थित आगरा के ताजमहल को सौन्दर्य का प्रतीक एवं उस समय के वास्तुशास्त्र एवं वास्तुकला के अद्‌भुत नमूने के रूप देशी एवं विदेशी पर्यटकों द्वारा सराहा गया है।

भारतीय पर्यटन उद्योग मुख्यतः तीन प्रकार के पर्यटन स्थलों पर निर्भर है धार्मिक, प्राकृतिक एवं ऐतिहासिक। इनके अतिरिक्त कुछ स्थान ऐसे भी हैं जो मानव द्वारा अपने प्रयासों से पर्यटन स्थल के रूप में परिवर्तित कर दिये गये हैं। भारतीय पर्यटन उद्योग के गहन विश्लेषण के लिये उपरोक्त विभिन्न प्रकार के पर्यटन स्थलों का अध्ययन आवश्यक है जो कि निम्नलिखित है

1. **धार्मिक पर्यटन स्थल**– धार्मिक पर्यटन स्थल वह स्थान होते हैं जो कि किसी धार्मिक मान्यता के कारण प्रसिद्ध होते हैं जैसे–हरिद्वार, मथुरा, बनारस, इलाहाबाद, बद्रीनाथ, केदारनाथ, वैष्णोदेवी, अजमेर शरीफ की दरगाह, अमृतसर का स्वर्णमन्दिर, सरधना का चर्च इत्यादि। इन स्थानों पर व्यक्ति इनकी धार्मिक मान्यताओं के कारण जाता है तथा पुण्य लाभ कमाने के साथ–साथ आस–पास के क्षेत्रों के पर्यटन का भी आनन्द लेता है। अधिकाँश धार्मिक पर्यटन स्थलों पर लगभग पूरे वर्ष भीड़ लगी रहती है तथा वहाँ का वातावरण धार्मिकता एवं पवित्रता से परिपूर्ण होता है। इन स्थानों पर रहने वाले अधिकाँश लोगो की आजीविका का साधन यहीं धार्मिक स्थान होते हैं तथा इन स्थानों पर पर्यटक, धार्मिक वस्तुओं जिनमें माला, मूर्ति, पुस्तकें, बर्तन, पत्थर इत्यादि सम्मिलित होते हैं की खरीदारी अधिक करते हैं। धार्मिक स्थान होने के कारण यहाँ होटल, कॉटेज, लॉज, आरामघर, धर्मशालायें, गाईड, पंडे, मौलवी, टूर एजेण्ट्स बहुतायत में पाये जाते हैं जिनकी आय का मुख्य आधार यहाँ पर पहुँचने वाले पर्यटक होते हैं।

2 **प्राकृतिक पर्यटन स्थल**– प्राकृतिक पर्यटन स्थल वह स्थान होते हैं जहाँ पर प्रकृति ने अपनी छटा चारों ओर उन्मुक्त रूप से बिखेर रखी हो। प्राकृतिक पर्यटन स्थल के अन्तर्गत पहाड़ी क्षेत्र तथा मैदानी क्षेत्र दोनों ही आते हैं मैदानी क्षेत्र में समुद्र तथा झीलों के खूबसूरत किनारों को मुख्यतः पर्यटन के लिये पर्यटकों द्वारा पसन्द किया जाता है। भारतीय पर्यटन उद्योग की दृष्टि से यदि अध्ययन किया जाये तो प्राकृतिक पर्यटन स्थलों को मुख्यतः दो

भागों में विभक्त किया जा सकता हैय प्रथम, पहाड़ी क्षेत्र तथा द्वितीय, मैदानी क्षेत्र।

(i) **पहाड़ी क्षेत्र**– भारत में अनेकों पहाड़ी क्षेत्र जैसे मसूरी, शिमला, नैनीताल, पंचमढी, ऊटी इत्यादि ऐसे क्षेत्र हैं जो पर्यटकों को बरबस ही अपनी ओर आकर्षित करते हैं तथा भारत के पर्यटन उद्योग को आर्थिक रूप से सुदृढ़ बनाने में अपनी महत्वपूर्ण भूमिका का निर्वाह करते हैं। पहाड़ी क्षेत्रों में रहने वाले स्थानीय लोगों की आय का मुख्य स्रोत वहाँ पर आने वाले पर्यटक होते हैं।

(ii) मैदानी क्षेत्र भारत में पर्यटन स्थलों की अपेक्षा मैदानी क्षेत्र में प्रकृति प्रदत्त पर्यटन स्थल कम पाये जाते हैं किन्तु इसके उपरान्त भी पर्यटन उद्योग में मैदानी प्राकृतिक पयर्टन स्थलों का एक विशेष स्थान है। मैदानी क्षेत्र में अधिकाँशतः विभिन्न समुद्र के किनारे ही पर्यटन स्थल के रूप में प्रसिद्ध हैं ।केरल का समुद्र तट हो अथवा गोवा का समुद्री किनारा यहाँ की अनुपम छटा देखने के लिये पर्यटक दूर–दूर से यहाँ आते हैं। प्राकृतिक मैदानी पर्यटन स्थल वहाँ के रहने वाले स्थानीय निवासियों को काफी हद तक रोजगार प्रदान करते हैं।

(3) **ऐतिहासिक पर्यटन स्थल**– ऐतिहासिक पर्यटन स्थल वह होते हैं जो कि अपनी ऐतिहासिक धरोहर के माध्यम से पर्यटकों के बीच अपना स्थान बनाते हैं। ऐतिहासिक पर्यटन स्थलों में इतिहास से जुड़े अवशेष होते हैं जो कि पर्यटकों को कुछ समय के लिये इतिहास में ले जाकर अपने गौरवमयी एवं वैभवशाली काल की याद ताजा कराते हैं।

भारतीय ऐतिहासिक पर्यटन स्थलों में आगरा, पटना, दिल्ली, उदयपुर, लखनऊ, चित्तौड़ आदि अनेकों ऐसे स्थान हैं जो कि अपने आप में अनकों महत्वपूर्ण ऐतिहासिक स्मरणों एवं स्मारकों को समेटे होते हैं। ऐतिहासिक पर्यटन स्थल पर रहने वाले स्थानीय निवासी प्रत्यक्ष एवं अप्रत्यक्ष रूप से इनसे रोजगार प्राप्त करते हैं। पर्यटन उद्योग को आर्थिक रूप से सुदृढ़ करने में इनका महत्वपूर्ण स्थान है।

भारतीय पर्यटन उद्योग में रोजगार सर्जन

भारतीय पर्यटन उद्योग में भिन्न–भिन्न प्रकार के रोजगार सर्जन के माध्यम हैं जैसे कि होटल उद्योग, भोजन उपक्रम, परिवहन, हस्तशिल्प, सामान्य तथा विशिष्ट दुकानें विशेष कला प्रशिक्षण, एजेन्सी, प्रचार और प्रकाशन, पर्यटन गाईड इत्यादि। उपरोक्त प्रकार के माध्यमों की सहायता से निम्न प्रकार से रोजगार सृजन होता है

1. **(होटल एवं मोटल) आवासीय उद्योग**– आवासीय उद्योग के अन्तर्गत धर्मशाला, सराय, होटल, मोटल, लॉज, यात्री निवास, जनता निवास, समुद्रतटीय आवासगृह, अभयारण्य निवास, पब्लिक होम, टूरिस्ट ग्राम इत्यादि अनेक प्रकार की आवासीय व्यवस्थायें सम्मिलित हैं। यह उद्योग रोजगार सृजन का बहुत बड़ा माध्यम है।

2. **भोजनालय**– भोजन प्रत्येक प्राणी की मूलभूत आवश्यकता है अतः घर से बाहर निकले पर्यटकों को सुस्वाद भोजन उपलब्ध कराकर उनसे आय प्राप्त करना भी रोजगार सृजन की श्रेणी के अन्तर्गत आता है।

3. **परिवहन**– पर्यटन के विकास के साथ–साथ पर्यटकों की सुविधा के लिये परिवहन व्यवस्था का विकास भी आवश्यक हो गया है। बिना परिवहन साधनों के पर्यटन की कल्पना निरर्थक है। पर्यटन उद्योग में परिवहन आय का एक महत्वपूर्ण स्रोत है।

4. **हस्तशिल्प द्वारा रोजगार सृजन** – पर्यटन के आर्थिक पक्ष से जुड़ा हुआ है हस्तशिल्प एवं कुटीर उद्योग। पर्यटक स्थानीय शिल्पों, वस्त्रों और अन्य हस्तशिल्प सामग्रियों को क्रय करते हैं जिससे कि उन सामानों को बनाने वाले व्यक्तियों को रोजगार प्राप्त होता है।

5. **सामान्य तथा विशिष्ट दुकानें**– किसी भी पर्यटन स्थल के बाहर सामान्य वस्तुओं के विक्रय की दुकानें होती हैं। इन पर हुयी बिक्री से सरकार एवं विक्रेता दोनों लाभान्वित होते हैं। वहीं कुछ विशिष्ट दुकानें भी होती हैं जो पर्यटन स्थल पर प्रयोग होने वाली

विशेष सामग्री को ही विक्रय करते हैं तथा रोजगार प्राप्त करते हैं।

6. **विशेष कला प्रशिक्षण**– कुछ पर्यटन स्थलों की विशिष्ट कलाएं बरबस ही पर्यटकों को अपनी ओर आकर्षित करती हैं जैसे कि स्कीइंग, बंकी जम्पींग, ट्रैकिंग इत्यादि। किन्तु यह कलायें पर्यटक तब तक नहीं कर सकते जब तक कि इनका प्रशिक्षण न लिया जायेय अतः इनके लिये उन स्थानों पर विशेष प्रशिक्षण केन्द्र खोलकर पर्यटकों को वांछित प्रशिक्षण दिया जाता है। यह आय का एक अच्छा साधन है।

7. **ऐजेन्सी**– पर्यटकों की सुविधा के लिये सरकार की ओर से विभिन्न एजन्सियाँ संचालित की जाती हैं जो कि एजेन्टों के माध्यम से पर्यटकों को आवश्यक जानकारी उपलब्ध कराते हैं तथा उनके टूर (विशेष पैकेज) निर्धारित करते हैं। उपरोक्त कार्य के लिये पर्यटकों से शुल्क भी लिया जाता है।

8. **प्रचार और प्रकाशन**– पर्यटन के प्रचार के लिये देश एवं विदेशों में अपने कार्यालय स्थापित किये जाते हैं जिन पर प्रशिक्षित कर्मचारियों को नियुक्त किया जाता है जो कि अपने प्रचार माध्यम से पर्यटकों को पर्यटन स्थल की ओर आकर्षित करते हैं। इस प्रक्रिया में प्रत्यक्ष एवं परोक्ष रूप से अनेक व्यक्तियों को रोजगार प्राप्त होता है।

9. **पर्यटन गाइड**–' प्रायः पर्यटन स्थलों में सरकार द्वारा नियुक्त अथवा किसी संस्था द्वारा रजिस्ट्रर्ड गाइड होते हैं जो कि पर्यटकों को पर्यटन स्थल का भ्रमण कराकर आय प्राप्त करते हैं। अधिकांश स्थानीय व्यक्ति स्वरोजगार योजना के अन्तर्गत यह कार्य स्वतः करते हैं तथा अपनी आजीविका का निर्वाह करते हैं।

भारतीय पर्यटन उद्योग से सम्बन्धित उपरोक्त विवेचना से इतना तो स्पष्ट हो गया है कि भारत में पर्यटन उद्योग एक समृद्ध उद्योग के रूप में स्थापित है क्योंकि यहाँ प्रकृति ने अपने विविध रूपों को बिखरने में कोई कसर नहीं छोड़ी है। यहाँ विभिन्न प्रकार के धर्मो में सम्भाव होने कारण

धार्मिक स्थलों की भी कमी नहीं है तथा यहाँ की ऐतिहासिक पृष्ठभूमि की ख्याति तो दूर–दूर तक फैली हुयी है।

भारतीय पर्यटन उद्योग से लाखों लोग अपनी आजीविका तो चला ही रहे हैं तथा भविष्य में यदि इस उद्योग को योजनाबद्ध तरीके से आगे बढ़ाया जाये तो इसमें रोजगार सृजन की प्रबल सम्भावनायें निहित हैं। देखने में आया है कि भारतीय पर्यटन उद्योग के माध्यम से लोगों को रोजगार तो अवश्य प्राप्त है किन्तु भारतीय पर्यटन उद्योग से जुड़े अधिकतर व्यवसायी एवं कर्मचारी अप्रशिक्षित हैं। यदि इस उद्योग को आर्थिक विकास की मुख्य धारा से जोड़ दिया जाये तो भारतीय पर्यटन उद्योग में रोजगार सृजन की प्रबल सम्भावनायें निहित हैं।

भारतीय पर्यटन उद्योग की वर्तमान स्थिति

विश्व में भारत एक प्राकृतिक वरदान है जिसके कण–कण में आकर्षण और नवीनता है। प्रकृति और इतिहास दोनों ने ही भारत को विश्व का अति आकर्षपूर्ण पर्यटक देश बनाया है। यहाँ वन भी हैं और उपवन भीय नदियाँ हैं और विशाल मरूस्थल भीय एक ओर सागर की गहराईयाँ हैं तो दूसरी ओर पर्वत की ऊँचाईयाँ भी। इस प्रकार ये बहुविधीय प्राकृतिक सम्पदा जहाँ आकर्षण के केन्द्र हैं, वहीं यहाँ मानव निर्मित कला केन्द्र, धरती में छिपे पुरा–अवशेष, वन्य पशुओं का विहार, साहित्य स्थल, ऐतिहासिक स्थल, धार्मिक स्थल तथा औद्योगिक केन्द्र इत्यादि पर्यटकों को अपनी ओर आकर्षित करते हैं। यही कारण है कि भारत भूमि, अतीत से ही विदेशियों के लिये आकर्षण एवं पर्यटन का केन्द्र रही है।

भारतीय पर्यटन उद्योग की वर्तमान स्थिति का यदि आकलन किया जाये तो सन् 1980 के पश्चात् यहाँ पर्यटन के क्षेत्र में अभूतपूर्व विकास हुआ है। इसके मुख्य कारणों में यहाँ स्थित समुद्री सुहावना तटीय भाग, सांस्कृतिक विरासत, हस्त शिल्प सामग्री, धार्मिक स्थल, योग, आयुर्वेद, सदाबहार वन, प्राकृतिक स्वास्थ्यप्रद वातावरण तथा शीतल ग्लेशियर इत्यादि तो हैं ही, साथ ही भारतीय सरकार द्वारा इस उद्योग को बढ़ावा देने के लिये उठाये जाने वाले कदमों ने भी पर्यटन उद्योग को प्रमुख उद्योगों की श्रेणी में लाकर खड़ा कर दिया है।

भारतीय सरकार द्वारा सन् 1982 में पर्यटन की एक राष्ट्रीय नीति की घोषणा की गई तथा जुलाई सन् 1984 में पर्यटन को पर्यटन उद्योग का दर्जा दे दिया गया। सन् 1989 में पर्यटन उद्योग को आर्थिक सहयोग देने के लिए Tourist Finance Corporation की स्थापना हुई, 1992 में एक छंजपवदंस ।बजपवद च्संद तैयार किया गया, 1996 में इसे छंजपवदंस "जतंजमहल वित च्तवउवजपवद व ि्ज्वनतपेउ का रूप दिया गया। इसमें केन्द्रीय और राज्य सरकारों की सहभागिता को अलग–अलग निर्देशित किया गया ताकि इसका समुचित विकास हो सके। इसी परिप्रेक्ष्य में नवीं योजना आयोग (IX Planning Commission) ने 793.75 करोड़ रुपयों के व्यय की योजना पर्यटन उद्योग के लिये तैयार की। 1999–2000 में 1.22 करोड़ रुपये इसके लिये निर्गत किया गया। इसमें राजकीय और व्यक्तिगत सहयोग की दृष्टि से सांस्कृतिक धरोहरों के संरक्षण हेतु सांस्कृतिक मंत्रालय के अधीन छंजपवदंस ब्नसजनतंस थ्नदक की स्थापना 1996 में की गई। इसमें दिये जाने वाले दान को राष्ट्रीय आय अधिनियम द्वारा आयकर मुक्त कर इसमें दान की राशि बढ़ाने का प्रयास किया गया। च्पसहतपउंहम ज्वनतपेज ठवंतक की स्थापना की गई कि वह सलाह दे कि धार्मिक स्थलों में कैसे पर्यटकों की संख्या बढ़ाई जाये। बहुत से प्राकृतिक क्षेत्रों को पर्यटकों के दृष्टिगत विकसित करने का केन्द्रीय सरकार नें बीड़ा उठाया। इसमें केरल, मिजोरम, सिक्किम, अरूणाचल प्रदेश, हिमाचल प्रदेश, तमिलनाडु को जोड़ा गया। फिर 1998–99 में इसका अलग मंत्रालय बना कर इसके विकास को नई दिशा दी गई। इसके विकास के लिए अलग से धन, आबंटित किया। केन्द्रीय बजट में पर्यटन के लिए सकल व्यय का 10ः अलग से व्यवस्था किया जाता रहा है। स्थान–स्थान पर पर्यटन कार्यालय खोले गए। सरकार ने यात्रियों को ठहरने के लिए कई प्रकार के आवासों की व्यवस्था की यथा–रात्रि निवास, यात्री निवास, युवा हॉस्टिल, पर्यटक ग्राम आदि। कई सितारा होटल वाले संस्थाओं को 3% के ब्याज पर कर देने की घोषणा की गई। इसके लिए ICICI, IDBI, SIDBI के साथ ज्थ्ब्, प्थ्ब्ह द्वारा कर्ज दिये जाने का प्रावधान किया गया। जो होटल ग्रामांचलों में हैं, उनकी आय पर निर्धारित कर में 50% की छूट दी गई। रुपयों के परिवर्तन करने के

लिए सुविधाजनक व्यवस्था होटलों में की गई ताकि विदेशी यात्रियों को कष्ट न हो।

अब ट्रैवेल एजेण्ट, टूर ऑपरेटर, टूरिस्ट ट्रांसपोर्ट ऑपरेटर्स को आर्थिक सहयोग देने की विधि भी सरल की गई है। इससे आज भारत में 389 से अधिक टूर ऑपरेटर्स, 298 से अधिक ट्रैवेल एजेण्ट तथा 240 से अधिक ट्रांसपोर्ट्स ऑपरेटर्स इस धंधे से लगे हैं। यहाँ एक 'खुला आकाश सिद्धान्त' (Open sky policy) का पालन इसके विकास की दिशा में किया गया है जिसमें कोई भी विदेशी या स्वदेशी व्यक्ति अपनी व्यक्तिगत इच्छा से इसके विकास में योगदान दे सकता है। इसमें जो लोग लगे हैं उनको प्रोत्साहित करने के लिए 1996 से प्रत्येक वर्ष पर्यटन विभाग की ओर 'राष्ट्रीय पर्यटन उपहार' (National Tourism Awards) तथा 'दक्षता उपहार' (Award of Excellence) प्रत्येक वर्ष दिया जाता है। भारतीय पर्यटन मंत्रालय ने बहुत से पर्यटन और यात्रा के प्रशिक्षण केन्द्रों को मान्यता प्रदान की। 1983 में ग्वालियर में एक पंजीकृत संस्था भारतीय पर्यटन और यात्रा प्रबंधन संस्थान स्थापित है। इसको और बढ़ावा देने के लिए कि भारतीय सांस्कृतिक सम्पदा संरक्षित रहे ऐसे स्थानों को चुना गया है कि जहाँ आज भी भारतीय सांस्कृतिक परम्पराएँ जीवित हैं तथा उसकी सुरक्षा और बढ़ाने की दिशा में काम हो रहा है।

आज घरेलू पर्यटकों की संख्या में भी वृद्धि हुई है। सन् 1951 में भारत में आने वाले विदेशी पर्यटकों की संख्या 17 हजार थी जो 1998 में 2.36 मिलियन, 1999 में 2.48 मीलियन, 2000 में 2.64 मीलियन और 2001 में 2.7 मीलियन तक बढ़ गयी। इसके कारण विदेशी मुद्रा के आयात में भी वृद्धि हुई। जहाँ यह 1999 में यह 13041.81 करोड़ रुपये थी वहीं 2001 में 14408.63 करोड़ रुपये हो गई। इस समय संयुक्त किंग्डम (U.K.) के वासी भारत में सर्वाधिक आते रहे हैं। इनकी संख्या 2000 में 354217 थी। अन्य देशों के आगन्तुक पर्यटकों की संख्या भारत में इससे कम रही। इनमें भी 4.9% यात्री भारत भ्रमण हेतु आए जबकि दूसरे कारणों से 3.1% ही आए थे। यहाँ की सांस्कृतिक सम्पदा को संरक्षित रखने हेतु South Asia Travel and Tourism Exchange (STATE) 721 Indian National Tourist for Art & Culture (INTAC) ने पर्यटन को बढ़ावा देने हेतु उपहार देने की योजना बनायी थी जो इस समय चल रही है।

उपरोक्त आंकड़ों के अतिरिक्त यदि व्यवहारिक रूप में देखा जाये तो भारतीय पर्यटन उद्योग की वर्तमान स्थिति का आकलन इन्हीं उदाहरणों से स्पष्ट हो जाता है कि हिमालय क्षेत्र, जहाँ कभी सन्नाटा पसरा रहा था वर्तमान में वहाँ पर्यटकों के दृष्टिगत बडे–बड़े भवनों के निर्माण, सुविधाओं की व्यवस्था, सुरक्षा के प्रबन्ध आदि होने के कारण वह क्षेत्र जीवन्त हो उठा है। इसी प्रकार कश्मीर की घाटी भी जहाँ सर्दियों से बर्फ गिरने के कारण कभी वहाँ के निवासी अपना आवास छोड़कर नीचे आ जाते थे, आज वहाँ देशी एवं विदेशी पर्यटक स्कीइंग के लिये जाते हैं जिस कारण वहाँ के स्थानीय निवासियों के साथ–साथ पर्यटन उद्योग से जुड़े अन्य व्यक्तियों को भी आर्थिक लाभ प्राप्त होता है। जल–क्रीड़ा को पसन्द करने वाले पर्यटकों का ध्यान रखते हुये आज सरकार ने कई स्थानों जैसे लखनऊ, चिलका झील, नागार्जुनी सागर, विजयवाड़ा, पाण्डीचेरी, लक्षद्वीप इत्यादि में जल क्रीड़ा केन्द्र खोल दिये हैं जो पर्यटन उद्योग की आय का मुख्य स्रोत बन गये हैं। पर्वतारोहण, हाथी पर बैठकर खुले जंगल की सैर करना अथवा विभिन्न क्षेत्रों की लोक कलाओं और लोक संस्कृति की जानकारी लेना हो तो वर्तमान समय में पर्यटन उद्योग के विकास के कारण सब सम्भव है।

उपरोक्त के अतिरिक्त छोटे–2 पर्यटन केन्द्रों पर केन्द्र अथवा राज्य सरकारों ने टूरिस्ट कार्यालय खोल रखे हैं। प्रत्येक राज्य के केन्द्रों में बड़े शहरों तथा विकसित स्थलों पर भी ये कार्यालय स्थापित किये गये हैं। इन कार्यालयों में यात्रा सम्बन्धी पुस्तकें, विवरण विश्रामगृह (कुछ ही कार्यालयों में) इत्यादि उपलब्ध होने के साथ–2 यहाँ के कर्मचारी भी पर्यटकों को सहयोग प्रदान करते हैं।

भारतीय पर्यटन उद्योग वैसे तो विकास की गति पकड़ चुका है किन्तु चूंकि यह एक सेवा उद्योग भी है इसलिये केन्द्र सरकार एवं राज्य सरकार दोनों को ही इसके समुचित विकास की ओर ध्यान देना चाहिये, तभी विश्व पर्यटन परिदृश्य में भारत का व्यक्तित्व उभर कर सामने आ सकेगा।

शोध–अध्ययन का महत्व पर्यटन उद्योग भारत के तीव्र गति से विकसित होते उद्योगों में से एक है तथा राष्ट्र के लिये विदेशी मुद्रा अर्जित करने का एक प्रमुख माध्यम भी है। सूचना एवं प्रकाशन मंत्रालय द्वारा

प्रकाशित भारत, 2007 के अनुसार, भारत में पर्यटन उद्योग की वार्षिक वृद्धि दर 13 प्रतिशत से अधिक है जो कि सम्पूर्ण विश्व के पर्यटन उद्योग के उज्जवल भविष्य की ओर इंगित करती है। सन् 2005 तक विश्व पर्यटन उद्योग में भारत की भागीदारी 0.49 प्रतिशत थी जिसके माध्यम से उस वर्ष भारत द्वारा 25,172 करोड़ रुपये की विदेशी मुद्रा का अर्जन किया गया। इससे स्पष्ट होता है कि पर्यटन उद्योग का भारत की राष्ट्रीय आय में भी एक महत्वपूर्ण योगदान है।

पर्यटन उद्योग की तीव्र वृद्धि दर तथा इसके विस्तार की असीम संभावनाओं को देखते हुये यह आवश्यक प्रतीत होता है कि भारत सरकार द्वारा पर्यटन उद्योग के निर्बाध विकास के लिये यथासंभव प्रयास किये जायें। वर्तमान समय में भारतीय पर्यटन उद्योग की प्रमुख समस्यायें पर्यटन क्षेत्र के सुनियोजित विकास के लिये सुसंगठित ढाँचे का अभाव, अविकसित पर्यटन क्षेत्र तथा पर्यटन क्षेत्र में कुशल मानव संसाधन की कमी आदि है। इनगें से सर्वाधिक महत्वपूर्ण समस्या कुशल मानव संसाधन के अभाव की है, क्योंकि पर्यटन उद्योग मूल रूप से मानव संसाधन पर आश्रित उद्योग है।

सामान्यतः पर्यटक अपनी उबाऊ दैनिक जीवनचर्या में कुछ समय के लिये परिवर्तन करने हेतु पर्यटन पर जाते हैं, जहाँ पर वे शारीरिक एवं मानसिक कष्टों से मुक्त आरामदायक क्षणों के आकांक्षी होते हैं तथा इसके लिये धन व्यय करने को तत्पर रहते हैं। पर्यटकों की इस मनोकामना को पूर्ण करने के लिये पर्यटन केन्द्रों पर बड़ी संख्या में मानव संसाधन की आवश्यकता होती है जो कि पर्यटकों के मनोनुकूल वातावरण का निर्माण करते हैं तथा उनकी सुविधा के लिये यथासंभव सेवाकार्य करने के लिये तत्पर रहते हैं। इसके अतिरिक्त कुशल मानव संसाधन के द्वारा पर्यटन क्षेत्र में उपलब्ध अन्य संसाधनों का समग्र रूप से समुचित विदोहन कर पाना भी संभव है।

इस प्रकार पर्यटन उद्योग न केवल राष्ट्रीय आय में वृद्धि का माध्यम है वरन् इसके द्वारा बड़ी मात्रा में रोजगार सृजन किया जाना भी संभव है। उत्तर प्रदेश के ऐतिहासिक महत्व तथा यहाँ के विभिन्न शहरों के प्राकृतिक सौन्दर्य को देखते हुए यहाँ पर पर्यटन उद्योग के विकास की असीम

संभावनायें दिखायी देती हैं तथा इस क्षेत्र में रोजगार सृजन के भी पर्याप्त अवसर प्रतीत होते हैं। इसके लिये केवल कुशल नियोजन तथा दृढ़ इच्छा शक्ति की आवश्यकता है। यद्यपि उत्तर प्रदेश सरकार द्वारा इस दिशा में पर्याप्त प्रयास किये भी गये हैं परन्तु अभी भी उत्तर प्रदेश पर्यटन उद्योग की रोजगार उत्पादक क्षमता के पूर्ण विदोहन के लिये बहुत कुछ किया जाना सम्भव है। यही कारण है कि शोधार्थिनी द्वारा शोध कार्य के लिये, "उत्तर प्रदेश पर्यटन उद्योग में रोजगार की संभावनाओं का समीक्षात्मक अध्ययनश विषय का चयन किया गया है। शोधार्थिनी को पूर्ण विश्वास है कि प्रस्तावित शोध कार्य से प्राप्त निष्कर्ष उत्तर प्रदेश पर्यटन उद्योग के नीति निर्धारकों का ध्यान अपनी ओर आकर्षित करने में सफल होंगे।

शोध अध्ययन के उद्देश्य शोध अध्ययन के निम्नलिखित प्रमुख उद्देश्य निम्नलिखित हैं

- पर्यटन उद्योग की अवधारणा का अध्ययन करना।
- भारत के राष्ट्रीय आर्थिक विकास में पर्यटन उद्योग के महत्व का अध्ययन करना।
- पर्यटन उद्योग के संगठनात्मक विस्तार एवं विकास की संभावनाओं का अध्ययन करना।
- पर्यटन उद्योग की वर्तमान एवं सम्भावित रोजगार की स्थिति का अध्ययन करना।
- पर्यटन उद्योग को प्रभावित करने वाले तत्वों का अध्ययन करना।
- सरकार द्वारा पर्यटन उद्योग से सम्बन्धित मानव संसाधन की कार्य दशाओं एवं समस्याओं का अध्ययन करना।

3

पर्यटन भूगोल के अवयव

पर्यटन का भौगोलिक प्रारम्भ धीरे–धीरे हुआ। प्राचीन काल से ही लोग एक स्थान से दूसरे स्थान को गमनागमन करते थे। अनेक प्रजातियों जैसे गंगोलायड प्रजाति, नीग्रोइड्स इत्यादि ने अन्तर महाद्वीपीय स्थानान्तरण किया, किन्तु ये पलायन केवल जीवन के स्तर पर आधारित था और यह मानव बसाव की स्थायी प्रक्रिया थी अतएव इसका कोई पर्यटन महत्व नहीं माना जा सकता। जब खोज का युग आया तो पुर्तगाल और चीन जैसे देशों के यात्रियों ने आर्थिक कारणों, धार्मिक कारणों एवं दूसरी संस्कृतियों को जानने और समझने की जिज्ञासा के साथ अनेक अज्ञात स्थानों की खोज करने की शुरुआत की। इस समय परिवहन का साधन केवल समुद्री मार्ग एवं पैदल यात्रा थे। यहीं से पर्यटन को एक अलग रूप एवं महत्त्व मिलना प्रारम्भ हुआ। भूगोल ने पर्यटन को विकास का रास्ता दिखाया और इसी रास्ते पर चलकर पर्यटन ने भूगोल के लिए आवश्यक तथ्य एकत्रित किए। आमेरिगो वेस्पूची, फर्दिनान्द मैगलन, क्रिस्टोफर कोलम्बस, वास्को दा गामा और फ्रांसिस ड्रेक जैसे हिम्मती यात्रियों ने भूगोल का आधार लेकर समुद्री रास्तों से अनजान स्थानों की खोज प्रारम्भ की और यही से भूगोल ने पर्यटन को एक प्राथमिक रूप प्रदान किया। अनेक संस्कृतियों, धर्मों और मान्यताओं का विकास पर्यटन भूगोल के द्वारा ही संभव हुआ। विश्व के विकास और निर्माण में पर्यटन भूगोल का अत्यधिक महत्त्व है। पर्यटक के आवागमन के कारण ही भारत में कलात्मक, (जैसे–भारतीय

हस्तशिल्प कला, भारतीय नृत्य कला, भारतीय लोक गीत, भारत में मेले एवं त्योहार, आर्ट गैलेरी एवं संग्राहलय इत्यादि) का उद्‌भव हुआ।

हस्तशिल्प कला उद्योग

हस्तशिल्प हाथ के कौशल से तैयार किए गए रचनात्मक उत्पाद हैं जिनके लिए किसी आधुनिक मशीनरी और उपकरणों की मदद नहीं ली जाती। आजकल हस्त–निर्मित उत्पादों को फैशन और विलासिता की वस्तु माना जाता है।

भारत की भव्य सांस्कृतिक विरासत और सदियों से क्रमिक रूप से विकास कर रही इस परम्परा की झलक देश भर में निर्मित हस्तशिल्प की भरपूर वस्तुओं में दिखाई पड़ती है। हस्तशिल्प इन वस्तुओं को तैयार करने वाले परम्परावादी कारीगरों की सांस्कृतिक पहचान का दर्पण हैं। युगों से भारत के हस्तशिल्प जैसे कि कश्मीरी ऊनी कालीन, जरी की कढ़ाई किए गए वस्त्र, पक्की मिट्टी (टेराकोटा) और सेरामिक के उत्पाद, रेशम के वस्त्र आदि, ने अपनी विलक्षणता को कायम रखा है। प्राचीन समय में इन हस्तशिल्पों को 'सिल्क रूट' रास्ते यूरोप, अफ्रीका, पश्चिम एशिया और दूरवर्ती पूर्व के दूरस्थ देशों को निर्यात किया जाता था। कालातीत भारतीय हस्तशिल्पों की यह समूची सम्पत्ति हर युग में बनी रही है। इन शिल्पों में भारतीय संस्कृति का जादुई आकर्षण है जो इसकी अनन्यता, सौन्दर्य, गौरव और विशिष्टता का विश्वास दिलाता है।

भारतीय हस्तशिल्प को मोटे तौर पर तीन श्रेणियों में विभाजित किया जा सकता है। लोक शिल्प, आध्यात्मिक शिल्प और वाणिज्यिक शिल्प। लोकप्रिय शिल्प जिनमें बाजार की मांग के अनुरूप संशोधन किया जाता है, वाणिज्यिक शिल्प बन जाता है। भारत के विविध पारम्परिक वर्गों के धर्मों से जुड़े रीति–रिवाजों के अनुरूप करोड़ों हस्तशिल्प तैयार किए गए हैं। कुछ हस्तशिल्प तो मूल रूप से धार्मिक प्रयोजनों के लिए ही बनाए जाते हैं लेकिन फिर भी वे अपनी सुन्दरता के कारण लोगों द्वारा बहुत पसन्द किए जाते हैं।

भारतीय शिल्प

शिल्प कला कौशल और रचनात्मक कौशल से युक्त एक विशेष

कलाकृति है। मोटे तौर पर इसे एक पेशे, व्यापार या खोज के रूप में निरूपित किया जा सकता है जो व्यवसायों का एक समूह है। शिल्प सामग्री के कलाकार के अनुशासित हेरफेर के माध्यम से मूल वस्तुओं के निर्माण को संदर्भित करता है। इस प्रकार दृढ़ता, देखभाल, परिश्रम औरं सरलता की एक पूरी बहुत कुछ है जो एक शिल्प को अधिक सुशोभित और शानदार बनाता है।

वहाँ मुख्य विशेषता है कि पूरी तरह से पहचान शिल्प होगा। सबसे पहले, यह हाथ से काफी बनाया जाना चाहिए। कोई भी कुशल कारीगर किसी भी शिल्प टुकड़े को बनाने और उसे ठोस आकार देने में लंबे समय तक खर्च करता है। शिल्प अपनी पिछली विरासत और संस्कृति से संबंधित है। प्रत्येक शिल्प विधा बहुमुखी घटनाओं और घटनाओं की परंपराओं और परंपराओं का प्रतीक है जो उनके साथ निकटता से जुड़े थे, ठीक पिछले दशकों से संबंधित शिल्प मध्यम–विशिष्ट है और यह सभी समय के लिए एक सामग्री और प्रौद्योगिकियों का उपयोग करने के लिए पहचाना जाता है। उदाहरण के लिए हस्त श्रम और हाथों के कार्यों का उपयोग करके तैयार किए गए शिल्पों को हस्तशिल्प के रूप में जाना जाता है। शिल्प वस्तु बनाने के लिए लकड़ी, मिट्टी, कांच, वस्त्र और धातु जैसी विभिन्न चीजों का उपयोग किया जाता है। दूसरे शिल्प को उपयोग द्वारा परिभाषित किया गया है। कैसे और कहाँ इसका उपयोग किया जाना है जो एक शिल्प को विशिष्ट बनाता हैय कुछ शिल्प सजावटी वस्तुओं के रूप में उपयोग किए जाते हैं। इस क्षेत्र में चीनी मिट्टी की चीजें, फर्नीचर, साज–सामान, इंटीरियर डिजाइन और वास्तुकला शामिल हैं। उनका उपयोग पारंपरिक सजावटी कार्यों के रूप में किया जाता है, जो आमतौर पर सिरेमिक, लकड़ी, कांच, धातु या कपड़ा से बना होता है। सजावटी कला, या साज–सज्जा, (उदाहरण के लिए, वॉलपेपर), या जंगम (उदाहरण के लिए, लैंप) तय की जा सकती है। अकेले या छोटे समूहों में काम करने वाले स्वतंत्र कलाकारों द्वारा अभ्यास किए जाने वाले शिल्प अक्सर स्टूडियो शिल्प के रूप में संदर्भित होते हैं। स्टूडियो शिल्प में स्टूडियो पॉटरी, मेटल वर्क, बुनाई, वुडनटर्निंग और अन्य प्रकार के वुडवर्क, ग्लास ब्लोइंग और ग्लास आर्ट शामिल हैं।

शिल्प का इतिहास

शिल्प के इतिहास का पालन करने के लिए एक लंबी परंपरा है। यह लगभग पांच हजार साल पहले का है। भारत में शिल्प परंपरा धार्मिक मान्यताओं, आमजन की स्थानीय आवश्यकताओं पर केंद्रित है। इसके अलावा, विदेशी और घरेलू व्यापार पर पैनी नजर रखने वाले संरक्षकों और रॉयल्टी की विशेष जरूरतें भारतीय उपमहाद्वीप के शिल्पों की सामाजिकता बन गई। इन शिल्प परंपराओं ने समय और कई विदेशी घुसपैठों का विरोध किया है। आज तक यह भारतीय संस्कृति की आत्मसात करने वाली प्रकृति के कारण जारी है, नए विचारों को स्वीकार करने और उसका उपयोग करने के लिए कारीगरों की अत्यधिक मिलनसार प्रकृति भी इसके लिए जिम्मेदार है।

गौर करने वाली बात यह है कि भारतीय शिल्प के संदर्भ सिंधु घाटी सभ्यता (3000 ई.पू.–1700 ई.पू.) के अवशेषों में पाए गए थे। सिंधु घाटी सभ्यता की समृद्ध शिल्प परंपरा थी। मिट्टी के बर्तनों, अखाड़ों, गहनों, थ्रेडिंग, विभिन्न मूर्तियों जैसे धातु, पत्थर और टेराकोटा आदि के क्षेत्र में भी एक तकनीकी चमक देखने को मिली है। कारीगरों ने स्थानीय लोगों की बुनियादी जरूरतों की आपूर्ति की है और मुख्य रूप से यात्राओं के लिए प्राचीन अरब देशों को अतिरिक्त वस्तुओं का निर्यात किया गया है। ।

सिंधु घाटी सभ्यता की समृद्ध विरासत वैदिक युग में पूरी तरह से शामिल थी, जिसकी शुरुआत 1500 ई.पू. वैदिक साहित्य में ऐसे संदर्भों की कोई कमी नहीं है जहां मिट्टी के बर्तन बनाने, बुनाई, लकड़ी की नक्काशी आदि में शामिल कारीगरों के उदाहरणों का विधिवत उल्लेख किया गया है। विशेष रूप से ऋग्वेद में मिट्टी, लकड़ी और धातु से बने विभिन्न प्रकार के बर्तनों का उल्लेख है। इसमें बहुत से बुनकरों और तत्कालीन काल की बुनाई के बारे में भी उल्लेख है।

शिल्पों का कलात्मक उत्पादन भी, मौर्य साम्राज्य के दौरान, भारतीय इतिहास में एक मील का पत्थर था, जो तीसरी शताब्दी ईसा पूर्व से शुरू हुआ था। ऐसा माना जाता है कि अशोक के समय में, भारत में 84,000 स्तूपों का निर्माण किया गया था। "सांची का स्तूप" इसका एक हिस्सा है और अपने खूबसूरत पत्थर की नक्काशी और राहत कार्य के लिए दुनिया

भर में ख्याति प्राप्त कर चुका है। फैशनेबल गहने पहनना प्रचलन में था। भरहुत, मथुरा, अमरावती, वैशाली, सांची क्षेत्रों में कई मूर्तियां मिलीं, जो सुंदर आभूषणों में चित्रित महिला आकृतियों को दर्शाती हैं। सम्राट अशोक के समय में बनाए गए वैशाली और दिल्ली के लोहे के खंभे, धातुकर्म कार्यों का एक तमाशा हैं।

विदेशी आक्रमणकारियों ने सांस्कृतिक और पारंपरिक गौरव की अपनी परंपरा को छोड़ते हुए, भारत के शिल्प के इतिहास को याद किया। पहली शताब्दी ईसा पूर्व और पहली शताब्दी के दौरान समय अवधि थी। इन घुसपैठों का प्रभाव तक्षशिला, बेग्राम, बामियान, स्वात घाटी आदि से बौद्ध मूर्तियों में देखा जा सकता है। यूनानी प्रभाव का एक उच्च स्तर विशेष रूप से मूर्ति में पाया जाता है। बुद्ध के, घुंघराले बाल रखने और ड्रैपर पहनने के लिए। कुषाण राजा कनिष्क की मूर्तियों में भी यही प्रवृत्ति बनी हुई है। भारतीय शिल्प कौशल पर मध्य एशियाई संस्कृति के प्रभाव को दर्शाते हुए, इसी अवधि में उत्पन्न हुए। अन्य उत्कृष्ट शिल्प टुकड़ों में, आभूषण, वस्त्र निर्माण, चमड़े के उत्पाद, धातु का काम आदि इन प्रभावों को विरासत में मिला और उन्हें भारतीय परिदृश्य के अनुरूप अवशोषित भी किया।

गुप्त (320–647 ई) की आयु को न केवल भारतीय इतिहास में शास्त्रीय काल माना जाता है और वह भी भारतीय शिल्प के इतिहास में। एलोरा के रॉक कट मंदिर और अजंता भित्ति चित्र इसके आदर्श उदाहरण हैं। ये दीवार चित्र हमें उस समय की जीवनशैली का एक यथार्थवादी दृष्टिकोण देते हैं। एक और दिलचस्प विशेषता यह है कि यह गुप्ता राजाओं के संरक्षण में विकसित हुआ, जो गहने बनाने, लकड़ी की नक्काशी, मूर्तिकला, पत्थर पर नक्काशी और बुनाई में उत्कृष्ट था।

शिल्प के विकास के संदर्भ में भारतीय इतिहास का मध्यकालीन काल महत्वपूर्ण है। इसने भारत के पूरे उत्तरी क्षेत्रों के बाजार पर कब्जा करने के बाद दक्षिणी क्षेत्र में अपनी आभा का विस्तार किया। दिल्ली सल्तनत काल के तहत शिल्पकारों ने मिट्टी के बर्तन, बुनाई, लकड़ी की नक्काशी, धातु के काम, गहने आदि के क्षेत्र में समृद्ध किया। और कांस्य मूर्तिकला, रेशम बुनाई, गहने, मंदिर की नक्काशी के क्षेत्र में विजयनगर साम्राज्य

अभी भी अजेय है। मध्य भारत के पत्थर पर नक्काशी का बेहतरीन उदाहरण चंदेलों द्वारा निर्मित खजुराहो मंदिरों के रूप में देखा जा सकता है। समृद्ध और अलंकृत लकड़ी और पत्थर की नक्काशी उड़ीसा के पुरी में जगन्नाथ के मध्यकालीन मंदिर में पाई जा सकती है।

शिल्प के इतिहास में मुगल युग स्वर्णिम काल था। मुगल अपने साथ एक समृद्ध विरासत लाए थे, जिसे उन्होंने फारसी क्षेत्रों से अपनाया था। उन्होंने नई तकनीकें प्रदान कीं जैसे कि जड़ना काम, ग्लास उत्कीर्णन, कालीन बुनाई, ब्रोकेस, एनामेलिंग आदि। मुगल लघु चित्रों ने राजस्थानी, कांगड़ा, पहाड़ी आदि कई भारतीय विद्यालयों की परंपराओं के प्रभाव को भी प्रभावित किया। मुगल कीमती पत्थर के सजावटी काम और धातु शिल्प के प्रीमियम उदाहरणों में से एक है। उन्होंने कई शिल्प परंपराओं की मेजबानी के लिए नींव रखी और प्रसिद्ध मुगल लघु चित्रकला भी। पेट्रा ड्यूरा या जड़ना का काम एक अनूठा उदाहरण है, जो पूरी तरह से गहने के साथ सुशोभित है।

वर्तमान परिदृश्य में, भारत में शिल्प का विकास और विकास कम महत्वपूर्ण नहीं है। प्रत्येक भारतीय राज्य की अपनी अनूठी संस्कृति, अपने स्वयं के डिजाइन, रंग, उपयोग में सामग्री और व्यक्तिगत आकार और पैटर्न हैं, जो उस क्षेत्र के हस्तशिल्प में प्रदर्शित होते हैं। उदाहरण के लिए, कश्मीर को पश्मीना ऊन के शॉल के साथ–साथ कालीन, चांदी के बर्तन, हाथी दांत के काम आदि के लिए जाना जाता है। असम और पश्चिम बंगाल जैसे ईस्टर राज्य अपने उत्तम ृशोलापिथृ औरृ शिला पट्टीृ कार्यों के लिए प्रसिद्ध हैं। अन्य क्षेत्रों में शिल्प के टुकड़े, अर्थात् कर्नाटक में अपनी शीशम की नक्काशी, चंदन शिल्प आदि के लिए प्रशंसित हैं। राजस्थान में उत्कीर्ण और मीनाकारी पीतल के बर्तन, वाराणसी से रेशम सामग्री और कांचीपुरम, रंगीन कढ़ाई, दर्पण का काम, रजाई और गुजरात से कपड़े की पेंटिंग आदि। न केवल भारत में और विदेशों में भी कुछ विशेष शिल्प लोकप्रिय हैं। पत्थर के शिल्प वस्तु में हैं और कुछ क्षेत्र क्रिस्टल और अर्ध कीमती पत्थरों के लिए लोकप्रिय हैं।

शिल्प भारतीय संस्कृति और परंपरा का एक अनिवार्य हिस्सा है, भारतीय उपमहाद्वीप के विभिन्न रीगल राजाओं और विदेशी आक्रमण ।कारियों की समृद्ध विरासत को अच्छी तरह से दर्शाते हैं।

बनारसी साड़ी

वाराणसी में निर्मित बनारसी साड़ी भारत की भब्यतम साड़ियों में से है तथा इनके सोने एवं चॉदी की ब्राकेडध्जरी, उत्त्कृष्ट सिल्क एवं शानदार कढ़ाई के लिए जाना जाता है। ए साड़ियॉ अपेक्षाकृत भारी होती है, क्योंकि इन्हें बुने हुए महीन सिल्क से बनाकर इनकी सजावट गहन चित्रकारी एवं नक्काशी द्वारा की जाती है। इनकी विशिष्ट विशेषता है–मुगल प्रेरित चित्रकारी जैसे–गहन गुथाई द्वारा फूल पत्तियों का रूपांकन, कलशा एवं बेल, सीधी पत्तियों का तार जिसे बाहरी झल्लर कहा जाता हैं, इन साड़ियों का विशेषता बार्डर का आखिरी छोर भी है। अन्य विशेषताएँ है–सोने का काम, घनी बुनाई, छोटी आकृतियॉ, मेटालिक दृश्यात्मक प्रभाव, पल्लू, जाल (नेट की तरह) एवं मीनाकारी का काम।

कालीन उद्योग

प्रकाश का नगर वाराणसी एवं इसके आस–पास के क्षेत्र/कस्बे उपयोग एवं सजावट के लिए कालीन–निर्माण, हस्तशिल्प तथा सूत आधारित विभिन्न वस्तुओं की बुनाई एवं डिजाइनिंग के लिए प्रसिद्ध है। उत्तर प्रदेश में वाराणसी–भदोही–मिर्जापुर क्षेत्र शहरों एवं कस्बों का ऐसा अनूठा संयोजन है जो पूरे देश में बहुतायत कालीन एवं वस्त्रों का उत्पादन करता है। वाराणसी क्षेत्र में उत्पादित कालीन अपनी गुणवत्ता एवं कलाकृति की उत्त्कृष्टता के लिए प्रसिद्ध है। यहॉ पर बुनी गई प्रत्येक कालीन का विशिष्टध्अलग आकर्षण है तथा इनकी शैली अतुलनीय है, जो स्पष्टतः वाराणसी एवं आसपास के क्षेत्रों की कालीन बुनाई की उत्त्कृष्टतम कला को प्रदर्शित करता है। इन क्षेत्रों के वे लोग, जिनके द्वारा बुनाई एवं हस्तशिल्प को अपने व्यवसाय के रूप में चुना गया है, ऐसे लोग हैं जो कई पीढ़ियों से इस कार्य को करते आ रहे हैं। उनके लिए यह वंश आधारित पारिवारिक पेशा है। कालीन सम्बन्धित इस क्षेत्र ने पारंपरिक भारतीय ऊनी कालीनों एवं दरी में विशिष्टता हासिल कर रखी है। भदोही की कालीन विश्व के किसी भी हिस्से में कालीन बुनाई की उत्त्कृष्टता की बराबरी करती है एवं अपनी सुन्दरता तथा उत्त्कृष्टता के लिए अलग पहचान रखने के साथ–साथ खरीदे जाने योग्य है। कालीन की बनावट एवं गुणवत्ता वाराणसी क्षेत्र के पारंपरिक बुनकरों की प्रतिभा

को भी प्रमाणित करती है। भदोही आधारित संगठनों की भारत के बाहर कुल कालीन के निर्यात की 75प्रतिशत की हिस्सेदारी है। भदोही–मिर्जापुर में कालीन की बुनाई मुगल सम्राट अकबर के शासनकाल के दौरान सोलहवीं शताब्दी से हो रही है। यह मान्यता है कि शताब्दियों पूर्व इस उद्योग की स्थापनाउस समय हुई थी जब कालीन के कुछ विशेषज्ञ ईरानी बुनकर अपने भारत–भ्रमण के दौरान माधोसिंह ग्राम में, (खमरिया भदोही के निकट) रूके तथा बाद में यहीं पर हथकरघों की स्थापनी की।

धात्विक कला

मानव के इतिहास को विभिन्न क्रम में विभाजित किया गया है– पुरा पाषाण काल, पाषाण काल, नवपाषाण काल, कांस्य युग या लोह युग। कांस्य युग तक आते आते मानव ने धातु की खोज कर ली थी। धातु की खोज और इसका सदुपयोग मानव की सबसे बड़ी उपलब्धि थी। मानव द्वारा धातु की खोज कब और कैसे की गयी इसका स्पष्ट इतिहास तो किसी के पास नहीं है। संभवतः मानव ने ध्यान दिया हो धातु आग के संपर्क में आते ही लचीली हो जाती है तथा इसके संपर्क से हटते ही पूनः ठोस रूप धारण कर लेती है। जिससे इसे आकृति देना आसान हो सकता है तथा यह पत्थर की भांति टूटती भी नहीं है। इसके इसी गुण के कारण मानव ने इसे औजार, हथियार, बर्तन और आभूषण बनाने में उपयोग किया। सर्वप्रथम मानव द्वारा उपयोग की गयी धातु तांबा थी। इसके बाद लोहा, फिर स्टिल तथा अन्य धातुएं (सोना, चांदी, सीसा इत्यादि) उपयोग में लायी गयी। मिश्र की गुफा से एक तांबे की पिन मिली है जिसकी समयावधि लगभग 10हजार साल पुरानी है, यह अब तक की सबसे प्राचीन ज्ञात धातु की वस्तु है जिसे ब्रिटेन के संग्रहालय में रखा गया है।

भारत में धातु का उपयोग लौह युग से प्रारंभ हो गया था साथ ही स्टील बनाने की कला भी भारत में विकसित कर ली गयी थी। यजुर्वेद में अन्य धातु सोना, चांदी, सीसा और टिन का भी उल्लेख देखने को मिलता है। भारत से मिली तीसरी शताब्दी ईसा पूर्व की एक नृतिका की कांस्य की मूर्ति इस बात का साक्ष्य है कि भारत में धातु को कलाकृति का रूप देना भी प्राचीन काल में ही प्रारंभ कर दिया गया था। भारत का इतिहास गौरवमयी रहा है, जिसके साथ ही यहां के शासकों द्वारा धातुओं

का बहुत से क्षेत्रों में उपयोग किया गया। विभिन्न शासकों के शासन काल के दौरान धातुओं पर अलग अलग शिल्प कौशल विकसित किया गया। गुप्त काल का लौह स्तंभ, सुल्तानगंज की तांबे की बुद्ध की खड़ी प्रतीमा इंजीनियरिंग कौशल और उच्च कलात्मका का एक श्रेष्ठ उदाहरण है। गुप्तकाल में मानव आकृति की रचना करते समय सुडौल शरीर तैयार किये गये थे।

आठवीं शताब्दी में पाल शासन काल में बंगाल की मूर्तिकला में गुप्त काल की मूर्तिकला शैली का मिश्रित प्रभाव देखा गया। इनके द्वारा तैयार की गयी मुर्तियों में ध्यान मुद्रा पर विशेष ध्यान दिया गया जिसमें चेहरे की आकृति प्रमुख थी, मानवीय चेरहे के एक एक भाग को बड़ी ही कुशलता से मूर्तियों में उकेरा गया।

दक्षिण में चालुक्यों और राष्ट्रकूटों ने धातु की आकृतियों और अन्य वस्तुओं के निर्माण की उच्च तकनीकी का विकास किया। पल्लवों द्वारा बनायी गयी मूर्तियों पर बने मोटे होंठ, चौड़ी नाक और दोहरी ठुड्डी ने इन्हें अलग पहचान दिलायी। यादव और होयसल राजवंश के शासन के दौरान पुष्प और अत्यधिक सजावटी शैली विकसित हुयी। चोल काल निस्संदेह धातु की शास्त्रीय कला में एक और महत्वपूर्ण अवधि है। इन्होंने राजाओं और रानियों, शैव और वैष्णव संतों की कई शानदार प्रतिमाएं बनाईं। चालुक्य और चोल शैली विकसित और परिपक्व हुई, जो बाद में एक साथ मिलकर विजयनगर नामक शैली के रूप में उभरी। मुगल काल के दौरान धातु के शिल्प का नया रूप विकसित हुआ।

भारतीय मूर्तिकला अपनी समकालीन मूर्तिकला जैसे मिस्र और यूनानी से भिन्न और अद्भूत थी। आध्यात्मिक और लौकिक दुनिया के साथ भौतिक रूप को मिश्रित करके प्रकृति के स्वरूप को दर्शाने की कला भारतीय शिल्पकारों की एक प्रमुख विशेषता है। इनके द्वारा तैयार की गयी मूर्तियों में प्रमुख पात्र के अमूर्त गुणों को बड़ी कुशलता से दर्शाया गया है। बुद्ध की प्रतिमा दिव्य ज्ञान का प्रतीक है, जो स्थायी खुशी को दर्शाती है। तो वहीं नटराज की प्रतिमा शक्ति प्रदर्शन का एक अच्छा उदाहरण है। मुर्तिकला में ही नहीं वरन् धात्विक बर्तनों, आभूषणों और अन्य सजावटी सामाग्रीयों में भी भारतीय शिल्पकारों ने अपनी कला का

अद्भूत प्रदर्शन किया। लखनऊ में सादे और सजावटी चांदी के पात्र, सोने और चांदी के मिश्रित बर्तन, चाय के सेट, प्लेट, तश्तरी, नमकदान, चीनीदान, दूध के बर्तन आदि इसके प्रत्यक्ष उदाहरण हैं। लखनऊ के संग्राहलय में पूर्व–ऐतिहासिक औजार, मिट्टी के बर्तन और ईंटें, मूर्तियां, धातु की मुर्तियां, मुहरें, मालाएं, पत्थर के शिलालेख और तांबे की प्लेट, सोने, चांदी और तांबे के सिक्के, मेडल और कागज की मुद्रा आदि को संग्रहित किया गया है।

कांस्य कला

काँसा बनाना मनुष्य ने कैसे सीखा, यह कहना कठिन है। कदाचित ताँबा गलाने के समय उसके साथ मिली हुई खोट के गल जाने के कारण यह अकस्मात बन गया होगा क्योंकि काँसे की वस्तुएँ तो सुमेर, मिस्र, ईरान, भारत, चीन के प्रागैतिहासिक युग के सभी स्थानों से प्राप्त हुई हैं परंतु इन सभी स्थानों के उस प्राचीन युग के काँसे की मूल विविध धातुओं के परिमाण में अंतर है। जैसे भारत के एक प्रकार के काँसे में ताँबा 93.05 भाग, जस्ता 2.14, निकेल 480 भाग तथा आरसेनिक मिला है एवं दूसरी भाँति के काँसे में टिन सुमेर, ईरान इत्यादि के स्थानों की भाँति प्राप्त हुआ है। इस मिली हुई धातु से कारीगर को वस्तुओं को ढालने में बड़ी सरलता हुई तथा इस मिश्रित धातु की बनी कुल्हाड़ी खालिस ताँबे की बनी कुल्हाड़ी से कहीं अधिक धारदार तथा कड़ी बनी। ऐसा अनुमान होता है कि इस धातु के कारीगरों का अपना एक जत्था प्रागैतिहासिक युग में बन गया जो एक स्थान से दूसरे स्थान पर जाकर अपने धंधे का प्रचार करता था। पाषाण की बनी हुई कुल्हाड़ियाँ इन काँसे की कुल्हड़ियों के समक्ष फीकी पड़ गयीं। इन्होंने इसी धातु से प्रागैतिहासिक पशु आकृतियाँ भी बनाई। इन्हीं कारीगारों ने कुल्हाड़ी बनाते बनाते चमकते हुए आभूषण भी बनाने प्रारंभ किए जिनके सबसे उत्कृष्ट युग के नमूने हमें जूड़े के काँटो के रूप में हड़प्पा, मोहनजोदेड़ो, खुरेब, हिसार, सूसा, छागर, लुरिस्तान, ऊर इत्यादि स्थानों से प्राप्त हुए हैं। इसी प्रकार काँसे के बने कड़े हड़प्पा, मोहनजोदड़ों, चान्हूदेड़ो, हिसार, सूसा, सियाल्क, चीन, कीश, ऊर तथा मिस्र से मिले हैं। अँगूठियाँ भी इस धातु की बहुत सुंदर बनी हुई मिली हैं। लूरिस्तान की बनी एक अँगूठी के ऊपर तो बड़े ही सुंदर पशु अंकित हैं।

काँसे को जब कारीगर गलाकर ढालने लगे तो इन्होंने विविध आकृतियाँ भी बनानी प्रारंभ कीं। जूड़े के काँटों के मस्तक पर बने प्रागैतिहासिक युग के पशुओं की आकृतियों दर्शनीय हैं। हड़प्पा से प्राप्त एक काँटे पर एक बारहसिंघा और उसपर आक्रमण करता हुआ एक कुत्ता दिखाया गया है, खुरेब से प्राप्त एक काँटे के मस्तक पर ऊँट, हिसार से प्राप्त काँटे पर हंस, छागर बाजार से प्राप्त काँटे पर बंदर इत्यादि। काँसे की इसके पश्चात बड़ी–बड़ी मूर्तियाँ भी बनने लगीं। इनमें सबसे मुख्य तो इस काल के सुमेर के अन्निपाद के गौ देवी के मंदिर के चबूतरे पर बने दो साँड़ तथा एक सिंह के मुख की चील है जो अपने पंजों में सिंह के दो–बच्चों को पकड़े हुए है। साँड़ों के शरीरों पर तिपतिया की उभाड़दार आकृतियाँ बनी हैं। मोहनजोदेड़ो से प्राप्त काँसे की एक ठोस स्त्रीमूर्ति भी दर्शनीय है। इस काल में प्रायरू मूर्तियाँ ढालकर बनाई जाती थीं।

प्रागैतिहासिक युग में काँसे के कारीगरों ने छोटी गाड़ियाँ भी बनाई जो खिलौनों की भाँति व्यवहार में आती थीं। इस प्रकार की एक बड़ी सुंदर गाड़ी, जिसपर उसका चलानेवाला भी बैठा है, हमें हड़प्पा से प्राप्त हुई है।

काँसे पर उभाड़दार काम की हुई वस्तुएँ सबसे बढ़िया लूरिस्तान से प्राप्त हुई हैं जिसमें एक तरकश पर बना काम तो देखते ही बनता है।

काँसे के बरतन भी इस काल में बने। ऐसे बरतन ईरान, सुमेर, मिस्र तथा भारत के मोहनजोदड़ो, हड़प्पा तथा लोर्थल से प्राप्त हुए हैं। ये भी प्रायः ढालकर या पत्तर को पीटकर बनाये जाते थे। पीछे चलकर इन पर उभाड़दार काम भी दिखाई देने लगता है जो कदाचित मिट्टी पर काम बनाकर उसपर पत्तर रखकर पीटकर बनता था।

पीछे इन मिश्रित धातु की विविध वस्तुएँ बनीं। भारत में भी तक्षशिला से कटोरी के आकार के मसीह पात्र प्राप्त हुए हैं। जिनपर ढक्कन लगा हुआ है तथा जिसमें कलम से स्याही लेने के हेतु छेद बना है। ऐसी धातु की बनी घंटियाँ भी यहाँ से प्राप्त हुई हैं। बहुत सी छोटी–छोटी चीजों में यहाँ धर्मचक्र के आकार की बनी पुरोहित के डंडे की मूठ, मुर्गे की मूर्ति तथा मनुष्य की मूर्तियाँ इत्यादि बहुत सी मिली हैं। यहाँ पर स्त्री की ठोस मूर्ति, जो कमल पर खड़ी है, बड़ी ही सुंदर है। यह कला ईरान की कला से बहुत प्रभावित ज्ञात होती है क्योंकि ईरान में काँसे से बने बारहसिंघे

प्रायरू हखमनी काल के मिल चुके हैं तथा काँसे के बरतन भी उसी काल के प्राप्त हुए हैं।

काँसे का बना ई.पू. द्वितीय शताब्दी का एक चीता, जिसके पैर में पहिए लगे हैं, उज्जैन के पास नागदा से भी प्राप्त हुआ है। सिद्धार्थ की काँसे की बनी मूर्ति दक्षिण के नागार्जुन कोंडा से खुदाई में प्राप्त हुई हैं। यह प्रायरू ईसा की प्रथम शताब्दी की है।

इंग्लिस्तान में सिक्के भी काँसे के बने जिसमें प्रायः 95 प्रतिशत ताँबा, 4 प्रतिशत टिन तथा 1 प्रतिशत जस्ता है। प्राचीन फीनीशिया के लोगों ने भी काँसे पर बड़ा सुंदर काम किया। प्राचीन चीन में काँसे पर बड़ी सुंदर खुदाई का काम बना। यहाँ प्रायरू अजगर के आकार की खुदाई के काम को मुख्यता दी गई। यहाँ के काँसे के दर्पण, घंटे तथा मूर्तियाँ उल्लेखनीय है। ईरान में कारीगरों ने काँसे पर खुदाई करके बड़े सुंदर बेल बूटे बनाए।

पीछे काँसे के बर्तनों पर ईरानियों ने चाँदी से पच्चीकारी करना भी प्रारंभ कर दिया। इस प्रकार के जो सुंदर बरतन प्रायः ईसा की 13वीं और 14वीं शताब्दी के प्राप्त हुए हैं, वे दर्शनीय हैं। इनमें ईरान के स्त्री–पुरुषों को बगीचों में क्रीड़ा करते हुए दिखाया गया है। काँसे की जालीदार कटाव के काम की लालटेनें भी अरब में प्रायः ईसा की आठवीं शताब्दी की बनी हुई मिली हैं।

धातुओं के प्राप्त हो जाने पर भी आज काँसे का उपयोग मनुष्य के जीवन में कम नहीं हुआ है। इसके बनाने की विधि में कुछ अंतर करके वैज्ञानिकों ने विविध प्रकार के काँसे प्रस्तुत कर दिए हैं। आज मूर्ति बनाने के हेतु जो काँसा बनता है उसमें 85 प्रतिशत ताँबा, 11 प्रतिशत जस्ता तथा ४ प्रतिशत टिन रहता है। एक दूसरे प्रकार का काँसा, जो विद्युत के तार बनाने के काम में आता है, उसमें 87 प्रतिशत ताँबा, 9 प्रतिशत टिन तथा 5 प्रतिशत फासफोरस रहता है। यह साधारण काँसे से कड़ा होता है।

आज आभूषण बनाने के हेतु एक प्रकार के काँसे का व्यवहार किया जाता है जिसका रंग सुनहरा होता है। इस धातु को ऐल्युमिनियम तथा ताँबा विविध भाग में मिलाकर बनाया गया है। इसपर खुदाई का काम बड़ा

सुंदर बनता है। जर्मनी में इस प्रकार का काँसा बहुत व्यवहार में आता है और वहाँ के बने इस काँसे के आभूषण आजकल यूरोप और अमरीका में बहुत पहिने जा रहे हैं।

इस प्रकार काँसा मनुष्य के उपयोग में सभ्यता के प्रारंभ से लेकर आज तक आता रहा है। भले ही इसका रंग बदल गया हो या इसकी दूसरी उपयोगिता हो गई हो, परंतु यह मनुष्य का निरंतर साथी रहा है और आगे भी कदाचित बना रहेगा।

कला और वास्तुकला

इस युग की वास्तुकला को भारतीय–सारासेनिक अथवा पठान अनुचित है, जैसा कि फर्गुसन तथा कुछ दूसरे विद्वानों ने किया है और आत्मा एवं शरीर में पूर्णतरू भारतीय ही मानी जा सकती है, जैसा कि हम लोगों को विश्वास करने को कहता है। वास्तव में यह भारतीय एवं शैलियों का मिश्रण थी, जैसा तत्कालीन संस्कृति के कुछ अन्य क्षेत्रों में हुआ सर जॉन मार्शल ने लिखा है कि भारतीय इस्लामी कला केवल इस्लामी कला का स्थानीय प्रकार नहीं है और न यह केवल हिन्दू कला का परिवर्तित रूप ही है। ३..मौटे तौर पर भारतीय इस्लामी वास्तुकला, अपनी प्रकृति दोनों स्रोतों से ग्रहण करती है, यद्यपि दोनों अंश सर्वदा समान नहीं होते।

इसमें सन्देह नहीं कि भारत में कुछ ब्राह्मण, बौद्ध तथा जैन शैलियाँ थीं, जब कि सातवीं सदी के मध्य से इस देश में इस्लामी प्रभाव धीरे–धीरे प्रविष्ट हो रहे थे। साथ–साथ हमें इस बात पर ध्यान देना चाहिए की जिसे हम साधारणतः इस्लामी कला कहते हैंवह एक समान जातीय तथा अकेले ढंग की नहीं थी बल्कि अरबों, पारसियों तथा तुर्कों– जैसे इस्लाम के अनुयायी पश्चिमी मध्य एशिया, उत्तरी अफ्रीका तथा दक्षिण–पश्चिमी यूरोप के विभिन्न भागों की कला अपने साथ लेते आए। इनके इस युग में पुराणी भारतीय कला की विभिन्न शैलियों के साथ, धर्म और व्यक्तिगत रूचि की आवश्यकताओं के अनुसार, मिलने के कारण वास्तुकला की नयी भारतीय शैलियों का विकास हुआ, जो जौनपुर, बंगाल, बीजापुर, गुजरात इत्यादि प्रत्येक प्रान्त में भिन्न थीं। दिल्ली की वास्तुकला में, वहाँ के मुस्लिमों की अत्याधिक संख्या के कारण, इस्लामी प्रभाव अधिक थे। दूसरी ओर, जौनपुर तथा दक्कन में स्थानीय शैलियाँ अधिक उन्नत थीं,

जब कि बंगाल में विजेताओं ने न केवल ईंटों से भवन–निर्माण की प्रथा को अपनाया, बल्कि अपने भवनों को रुखानी से काटे हुए तथा साँचे में ढाले हुए अलंकरणों से सुशोभित किया, जो (अलंकरण) हिन्दू नमूनों की साफ–साफ नकल थे। इसी प्रकार पश्चिम भारत में भी उन्होंने सुन्दर गुजराती शैली को करीब–करीब पूरे–का–पूरा अपना लिया, जिस शैली में मध्यकालीन भारत के कुछ सुन्दरतम भवन बने हैं। कश्मीर में उन्हेने विलक्षण काष्ठ वास्तु–कला के साथ भी वही किया जो, (काष्ठ वास्तुकला) हिमालय के उस भाग में बहुत समय से प्रचलित रही होगी।

वास्तुकला की विदेशी तथा स्वदेशी शैलियों का यह मिश्रण कतिपय कारणों से संभव हुआ। मुसलमानों को आवश्यकतावश भारतीय शिल्पकारों तथा मूर्तिकारों को नियुक्त करना पड़ गया, जो स्वभावतरू अपने कार्य में, अपने देश में फैली कला–परम्पराओं से मार्ग–निर्देशन प्राप्त करते थे। साथ–साथ, मुस्लिम आक्रमणों के प्रारम्भिक काल में मस्जिदें हिन्दू तथा जैन मन्दिरों की सामग्री से बनीं तथा कभी–कभी मन्दिरों को ही विजेताओं की आवश्यकताओं के अनुसार कुछ अंश में परिवर्तित कर दिया गया। फिर भारतीय एवं इस्लामी शैलियों के बीच कुछ विलक्षण विभिन्नताओं के बावजूद, उनमें दो बैटन में समानता थी, जिससे इनकी मिलावट में सहायता मिली। बहुत से हिन्दू मंदिरों एवं मुस्लिम मस्जिदों की एक खास विशेषता यह थी की उनमें खुला हुआ अंगम होता था, जो कमरों अथवा स्तम्भों से घिरा रहता था। जो मन्दिर इस ढंग पर बने होते थे, स्वाभाविक रूप में मस्जिदों में परिवर्तित किये जा सकते थे तथा विजेता सर्वप्रथम इन्हें ही इस उद्देश्य से व्यवहार में लाते थे। फिर एक मौलिक विशेषता, जिसने दोनों शैलियों के बीच एक सामान्य कडी का काम किया, यह थी कि इस्लामी एवं हिन्दू दोनों कलाओं में दृढ़ रूप में सजावट की जाती थी। अलंकार एक के लिए उतना ही प्राणप्रद था, जितना दूसरे के लिए। दोनों अपने अस्तित्व तक के लिए इस पर निर्भर थीं।

दिल्ली शैली के सर्वश्रेष्ठ नमूने कुतुब वर्ग की मस्जिदें हैं। इनमें सबसे विख्यात कुतुबमीनार है। इसकी विशेषताएँ हैं– सीधी खड़ी मीनारें, सुन्दर अक्षरों में लिखे अभिलेख तथा बरामदों के नीचे लटकते हुए चूनामय पदार्थ के टुकड़े। अलाउद्दीन के राज्यकाल के दोनों प्रमुख स्मारक निजामुद्दीन

औलिया की दरगाह पर जबाएतखाना मस्जिद तथा कुतुबमीनार पर अलाई दरवाजा– हिन्दू वास्तुकारों के विचारों पर मुस्लिम विचारों की बढ़ी हुई प्रधानता प्रदर्शित करते हैं। तुगलक–काल की वास्तुकला वह वैभव, समृद्धि तथा विभिन्नता खो चुकी थी जो दास एवं खल्जी शासनों की वास्तुकला की विशेषताएँ थीं। यह नीरस, साधारण, सख्त और नियमानुसारी बन गयीं। यह तुगलकों के धार्मिक विचारों एवं उसके शासन काल में वित्त की अपेक्षा कृत दुर्व्यवस्था के कारण हुआ। सैय्यदों एवं लोदियों के समय में खल्जी–युग की प्राणवंत शैली को पुनर्जीवित करने के प्रयास किये गये। पर ये सीमित अंशों में ही सफल हुए तथा यह शैली तुगलकयुग के मृत्युकारी परिणाम को नहीं हटा सकी।

1400 से लेकर 1478 ई. के बीच इब्राहिम महमूद एवं हुसैन शकों के राजत्वकालों में जौनपुर में वास्तुकला की एक नयी शैली विकसित हुई, जिस पर हिन्दू कला का असंदिग्ध प्रभाव दिखाई पड़ता है। इसकी विशाल ढलुआँ दीवार, वर्गाकार स्तम्भ, छोटे बरामदे और छायादार रास्ते हिन्दू कारीगरों द्वारा निर्मित हैं तथा स्पष्टतरू हिन्दू विशेषताएँ हैं। जौनपुर की मस्जिदों पर सामान्य ढंग की मीनारें नहीं हैं। वास्तव में जौनपुर के बहुत से नये भवन एक नये उद्देश्य के लिए पुराने मंदिरों की सामग्री से बनाये गये थे। अटालादेवी मस्जिद, जिसकी नींव 1377 ई. में दी गयी पर जो 1408 ई. में तैयार हुई, जौनपुर शैली का एक ज्वलंत नमूना है।

बंगाल में भी वास्तुकला की एक मिश्रित शैली विकसित हुई। इसकी विशेषताएँ थीं– मुख्यतरू ईंटों का व्यवहारय पत्थर का गौण उपयोगय छोटे खम्भों पर नुकीली मेहराबों का प्रयोग तथा बाँस के भवनों से अनुकरण की टेढ़ी रेखाओं वाली कगनियों (कार्निसों) की परम्परागत हिन्दू शैली और कमल की तरह सुन्दर रूप में काढ़ी हुई हिन्दू प्रतीकात्मक सजावटदार आकृतियों का मुसलमानों द्वारा उपयोग। पांडुआ की चार सौ गुंबजांवाली आदीना मस्जिद, जिसे सिकन्दर ने 1368 ई. में बनवाया था, अपनी विशालता एवं सुन्दरता के लिए प्रसिद्ध है। इस प्रान्त की अन्य विख्यात मस्जिदें हैं– छोटा सोना मस्जिद, जिसे 1493 से 1511 ई. के बीच हुसैन शाह के शासन–काल में वली मुहम्मद ने बनायाय बड़ा सोना मस्जिद, जिसे नसरत शाह ने गौड़ में 1526 ई. में पूरा करवाया तथा कदम रसूल, जिसे उसी सुल्तान ने 1530 ई. में बनवाया।

गुजरात प्रान्त में भी वास्तुकला की एक सुन्दर शैली का विकास हुआ। मुसलमानों के आगमन के पहले से ही वहाँ एक श्रेष्ठ स्वदेशी शैली थी तथा विजेताओं के भवनों पर उस शैली के प्रभाव के निश्चित चिन्ह हैं, यद्यपि यदाकदा मेहराबों का प्रयोग प्रतीकात्मक उद्देश्य के लिए हुआ करता था। इस प्रकार हम 1411 से 1441 ई. के अन्दर पुराने मंदिरों तथा भवनों के विध्वंस से अहमद शाह के द्वारा बनायी गयी अहमदाबाद की नयी राजधानी में निर्मित भवनों में लकड़ी पर सुन्दर खुदाई का तथा पत्थर की कोल जालियों और अलंकारों का प्रयोग पाते हैं। जामा मस्जिद में, जिसका निर्माण 1411 ई. में आ था, दो सौ साठ खम्भे हैं, जो पत्थर के पंद्रह गुम्बजों का भार थामे हैं। ये गुंबज देशी शैली में समतल रूप से बाहर निकले हुए (पत्थर इत्यादि रदों से बने हैं। डाक्टर बर्गेस ने, जिसने आर्क्योंलॉजिकल सर्वे ऑफ वेस्टर्न की अपनी पाँच जिल्दों में प्राचीन एवं मध्यकालीन वास्तुकला के एवं विशेषताओं का पूरा वर्णन किया है, उचित ही लिखा है कि यह कला की सारी सुन्दरता तथा परिपूर्णता की उस ऐश्वर्य के साथ मिलावट थी, जिसकी उनकी अपनी कृतियों में ही कमी थी।

अनेक भवनों, में, जिनका अहमदशाही शासकों के गद्दी पर बैठने के समय से गुजरात में निर्माण हुआ, पुरानी भारतीय कला की परम्परा ही प्रधान रही, यद्यपि इस्लाम के अनुगामियों की आवश्कताओं के अनुसार इसमें कुछ अंशों में परिवर्तन भी लाये गये।

मालवा राज्य की पुरानी राजधानी धार में बिलकुल पुराने भवनों के अवशेषों से दो मस्जिदें बनायी गयीं। इन मस्जिदों के गुम्बज एवं स्तम्भ हिन्दू ढंग के थे। पर मांडू के, जहाँ राजधानी शीघ्र बदलकर ले जायी गयी, भवनों पर दिल्ली के भवनों की तरह मुस्लिम कला परम्पराओं की प्रधानता थी। देशी पद्धतियों का अपनाया जाना अथवा अनुकरण करना दबा दिया गया जान पड़ता है तथा भवन नुकीली मेहराब शैली में दृढ़तापूर्वक चिपटे रहे। गौरवशील वास्तुकला की सुन्दरता वाले अनेक भवनों में जो नर्मदा के किनारे एक विशाल पठार पर स्थित मांड के किलाबन्द शहर में बने थे, निम्नलिखित उल्लेख के योग्य हैं– जामा मस्जिद, जिसकी योजना और प्रारंभ हुशंग के द्वारा तथा समाप्ति मुहमूद खल्जी के द्वारा हुईय हिण्डोला

महलय जहाज महलय हुशंग की कब्रय तथा बाज बहादुर एवं रूपमती के राजमहल। इनमें से बहुत–से भवनों में संगमरमर एवं बलुआ पत्थर का व्यवहार किया गया था।

कश्मीर के मुस्लिम सुल्तानों ने पत्थर एवं काष्ठ की वास्तुकला की पुरानी परंपरा को जारी रखा, लेकिन इस पर भवन रचना–सम्बन्धी आकृतियों तथा सजावट सम्बन्धी अभिप्रायों को, जो इस्लाम के साथ खास तौर से संबद्ध थे, आरोपित कर दिया। इस तरह यहाँ भी हम लोग कला–सम्बन्धी हिन्दू तथा मुस्लिम विचारों का सम्मिश्रण पाते हैं।

दक्षित भारत में बहुमनियों की, जो कला, विद्याओं एवं विज्ञानों के सरंक्षक थे, वास्तुकला भारतीय, तुर्की, मिस्री तथा पारसी–जैसे अनेक तत्त्वों का सम्मिश्रण थी। इनमें से पारसी तद्भव कुछ भवनों में जैसे–गुलबर्गा की जामा मस्जिद, दौलताबाद की चाँद मीनार (1435 ई.) तथा बीदर के महमूद गावान के कॉलूज (1472 ई.) में आसानी से पहचाना जा सकता था। बहमनियों के बहुत–से भवन पुराने मन्दिरों के स्थानों पर तथा उनकी सामग्री से बने थे। इस प्रकार पुरानी हिन्दू कला के प्रभाव को रोका नहीं जा सका। तुर्की एवं मिस्री तत्व पश्चिम एशियाई तथा अफ्रिकी साहसिकों के द्वारा प्रविष्ट हुए जिन्हें बहमनी राज्य में नौकरी मिली थी। पारसी तत्व उन पारसियों के द्वारा लाया गया, जो उस राज्य में पंद्रहवीं सदी के उत्तरार्द्ध में बड़ी संख्या में आये। पर दक्कन की देशी कला पंद्रहवीं सदी के अन्त से बढ़ी हुई शक्ति के साथ अपने को पुनः स्थापित करने लगी। चूंकि वे स्मारक, जो अगली सदी में बीजापुर के आदिलशाहियों द्वारा बनवाये गये, भारतीय कलाकारों तथा कारीगरों द्वारा तैयार हुए इसलिए जैसा सर जॉन मार्शल लिखते हैं, यह अनिवार्य था कि भारतीय प्रतिभा विदेशी प्रभाव से ऊपर उठकर इन रचनाओं पर अपनी छाप और भी गहरी लगाए।

इस तरह हम पाते हैं कि राजनैतिक सम्बन्धों में कटुता के बावजूद तुर्क–अफगान–युग में हिन्दू एवं इस्लामी सभ्यताओं के समाघात से समाज, संस्कृति एवं कला के क्षेत्रों में मेलजोल एवं आपस की समझदारी उत्पन्न हो रही थी। यह मेलजोल महान् मुगल अकबर के समय में अपूर्व हद तक विकसित हुआ तथा उसके उत्तराधिकारियों और उत्तरगामी मुगलों के समय में भी पूर्णतरू नष्ट नहीं हुआ।

जनसमुदाय के उत्थान के अपने आदर्श के साथ भारत के सन्त उपदेशों शब्दों के प्रचार, सूफी सन्तों एवं विद्वानों के सहिष्णुतापूर्ण विचार तथा भारत के प्रान्तीय साहित्य का विकास आधुनिकता के चिन्ह माने जा सकते हैं, जो दो सभ्यताओं के मिलने के परिणाम थे, जब कि मध्यकालीन सल्तनत का शीघ्रता से पतन हो रहा था। बाबर के आक्रमण के ठीक पहले भारतीय इतिहास की एक दूसरी महत्त्वपूर्ण विशेषता थी विजयनगर, उड़ीसा तथा मेवाड़ जैसे देशी राज्यों का उदय अथवा अभिवृद्धि। यह विदेशी प्रभुता के विरुद्ध प्रतिवाद के रूप में था। हम लोगों को इस पर भी ध्यान देना चाहिए कि मध्यकालीन मुस्लिम साम्राज्य के विध्वंस पर उठने वाले स्वतंत्र मुस्लिम राज्यों के सभी शासक विदेशी नहीं माने जा सकते। गुजरात, अहमदनगर तथा बरार के शासक देशी उद्‌गत के थे। बहुत–से राज्य, भले ही वे हिन्दू रहे हों या मुस्लिम, जिनका उत्कर्ष इस समय हुआ था, आत्म–निर्णय के लिए स्थानीय आन्दोलनों के रूप में थे। पर एक दूसरे तुर्की आक्रमण से, जिसका नेता बाबर था, उनके अवसर नष्ट हो गये। इस प्रकार बाबर के आक्रमण ने भारत के इतिहास को एक नया मोड़ दिया।

खिलौनें और गुडिया

पुरातात्विक साक्ष्यों के आधार पर कहा जा सकता है कि गुड़िया प्राचीनतम ज्ञात खिलौने का प्रतिनिधित्व करती है, जिसका प्रमाण है मिस्र के कब्रों से 2000 बीसीइ (BCE). के गुड़ियों का पाया जाना. मिस्र में और साथ ही यूनान और रोम में, बच्चों की कब्रों से उनका पाया जाना आम है। अधिकतर गुड़ियां लकड़ी की बनी पाई गई हैं, यद्यपि अमीर परिवारों के बच्चों की कब्रों में पकी मिट्टी की गुड़ियां रखी जाती थीं। हिलने वाले अंगों तथा बदले जा सकने वाले कपड़ों वाली गुड़ियां २०० बीसीइ (BCE) से मिलती हैं।

रोमन गुड़िया निर्माताओं को मिश्रियों और यूनानियों द्वारा विकसित प्रौद्योगिकी का इस्तेमाल जारी रखा, लेकिन उनकी संस्कृति का कलात्मक संवेदनशीलता के साथ कतार में है, वे लगातार गुड़िया और अधिक सुरुचिपूर्ण और सुंदर बनाने की कोशिश कर रहे थे। रोम के प्राती से पायी गई गुड़िया हाथी दांत की बनी है और वह अट्ठारह वर्ष की उम्र में मृत

अपने मालिक के बगल में लेटी पायी गई थी। गुड़िया के बगल में हाथी दांत से ही बना हुआ एक छोटा बक्सा था, जिसमें छोटी–छोटी कंघियां और चांदी का एक दर्पण पाया गया। गुड़िए की उंगलियों में अंगूठियां थीं और उसने एक छोटी सी चाबी पकड़ रखी थी, जिससे बक्साइड खोला गया। आज के बच्चों की तरह रोमन सभ्यता के बच्चे भी अपनी गुड़ियों को कपड़े पहनाते और बदलते थे और उनके केश एवं उंगलियों को उस जमाने के आधुनिक फैशन के अनुसार अलंकृत करते थे।

कालांतर में यूरोप गुड़िया निर्माण का केन्द्र बन गया। वाल गार्डेना के लकड़ी की नग्न पेग गुड़िया बहुत ही लोकप्रिय थी। अमेरिका में गुड़िया निर्माण, गृह–युद्ध के बाद 1860 के दशक मे उद्योग के रूप में विकसित हुआ।ख्2, द्वितीय विश्वक युद्ध के बाद प्लास्टिक के विकास से नए प्रकार की गुड़ियों के निर्माण का चलन आरंभ हुआ और उनकी कीमतें कम हुईं।

आज इंटरनेट ने काल्पनिक गुड़ियों का चलन शुरू किया है, जिन्हें स्टारडाल जैसे वेबसाईटों पर, जिसके 1.7 करोड़ सदस्य हैं, डिजायन किया जा सकता है, सजाया–संवारा जा सकता है और उनके साथ खेला जा सकता है।

सदियों से गुड़ियों का निर्माण हर संभव पदार्थों द्वार किया जाता रहा है। जैसे– बिस्का, सेल्युलॉईड, चीनी मिट्टी, कपड़ा, भुट्टे का खोल, कागज, प्लास्टिक पॉलीमर क्ले, पोर्सलिन, राल, रबर, विनाइल, मोम, लकड़ी, हड्डी, हाथी दांत, पेपियेंमाशे, चमड़ा इत्यादि।

तंजौर बॉबलहेड डॉल

कांच के चित्रों के अलावा, तंजावुर की एक अन्य शानदार शिल्प कला बॉबलहेड डॉल मानी जाती है। ये खिलौने अत्यंत लोकप्रिय हैं, जो अब विश्व स्तर पर भारत का एक सांस्कृतिक प्रतीक बन गए हैं। यह शहर की पुरानी परंपराओं में से एक हैं। डॉल पर विशुद्ध रूप से की गई दस्तकारी, पेपर माचे, मोम, प्लास्टर ऑफ पेरिस, मिट्टी और रंग जैसी सामग्रियां इनके रंग रूप को निखारती हैं। इन्हें अक्सर टेराकोटा के साथ बनाया जाता है, और जो उत्पाद अंत में बनकर आता है, वह एक बढ़िया और चमकीले रंग का खिलौना होता है, जो घर के साजो सामान के तौर पर पर्यटकों

के बीच बेहद लोकप्रिय है। ये गुड़िया आमतौर पर 15 से 30 सेंटीमीटर लंबी होती है और उनका पूरा वजन सबसे नीचे एक बिंदु पर केंद्रित होता है। खिलौने के आधार का उपयोग गुरुत्वाकर्षण के केंद्र के रूप में किया जाता है, ताकि गुड़िया को आसानी से ऑक्सीलेट (वेबपससंजम) करने में मदद मिल सके। इन गुड़ियों का तमिल नाम तंजावुर थलायत्ति बोम्मई है, जो 19वीं शताब्दी में भोंसले वंश के अंतिम शासक राजा सरबोजी के तहत उत्पन्न हुआ था। नवरात्रि के दौरान ये डॉल तमिलनाडु के घरों में सजावट का हिस्सा बनती हैं। बॉबलहेड डॉल का एक और वर्जन है, जिसे राउंडपॉट या रॉकिंग डॉल के नाम से जाना जाता है। भारत सरकार ने इस खिलौने को तंजावुर के सम्मान के रूप में भौगोलिक संकेतक का दर्जा दिया है।

ताड़ के पत्तों से बनी वस्तुएं

तंजावुर के पास नागोर शहर से उत्पन्न, इस शिल्प कला में दैनिक जीवन की वस्तुओं को बनाने के लिए ताड़ के पेड़ों के कई हिस्सों का उपयोग किया जाता है, जो न केवल सुंदर होती हैं, बल्कि पर्यावरण के अनुकूल भी हैं। ताड़ के पत्तों और तंतुओं को विभिन्न पैटर्न के लट में बनाया जाता है, और फिर इसका उपयोग टोकरी, बक्से, ट्रे, कोस्टर, कपड़े धोने की टोकरी, सूटकेस, मैट, हाथ के पंखे, फूलदान, ग्लास होल्डर आदि बनाए जाते हैं। कभी–कभी ताड़ के तनों का प्रयोग कर मैट भी बनाए जाते हैं। इसके लिए ताड़ के पत्तों को धूप में सुखाया जाता है और उनकी रिब्स को हटा दिया जाता है। वे सभी उत्पाद जिनमें 37 से 56 ब्लेड का उपयोग किया गया है, उनको सहारा देने के लिए ब्लेड को तांबे के तार के साथ फिट किया जाता है। उत्पाद बनाने के बाद, इन्हें और अधिक आकर्षक बनाने के लिए इन पर रूपांकनों की चित्रकारी की जाती है। इनके चमकीले रंग और स्थानीय पैटर्न पर्यटकों के बीच बेहद लोकप्रिय हैं।

तंजौर की चित्रकला

तंजौर पेंटिंग घरों में लगाकर आप अपने घरों को सुशोभित कर सकते हैं और विशेष अवसरों पर किसी को उपहार के रूप में भी दे सकते हैं। ये तमिलनाडु के तंजावुर की एक स्वदेशी कला है। तंजौर की चित्रकला

में, राहत कार्य और धार्मिक रचनाओं और रूपांकनों की झलक देखने को मिलती है। अर्ध–कीमती पत्थर, मोती और कांच के टुकड़े इनकी सुंदरता में और चार चांद लगाते हैं। ये दक्षिण भारतीय चित्रों के सबसे लोकप्रिय रूपों में से एक है, जो अपनी समृद्धि और चमकीले और आकर्षक रंगों के लिए जानी जाती है।

ऐसा माना जाता है कि यह कला 16वीं शताब्दी में चोल शासनकाल के दौरान उत्पन्न हुई थी। इन चित्रों के संरक्षक के रूप में मराठा शासक, तंजौर और त्रिची के नायक और राजस समुदाय और मदुरै के नायडू ने अपनी भूमिका निभाई थी। इन पेंटिंग की थीम हिंदू देवी–देवताओं और संतों के इर्द–गिर्द घूमती है। कुछ चित्रों में पक्षियों, जानवरों और फूलों के पैटर्न भी हैं। इन चित्रकलाओं को ठोस लकड़ी के तख्तों पर बनाया गया है, और मुख्य आकृतियों को केंद्र में चित्रित की गया है। इन चित्रों को पलगाई पदम भी कहा जाता है।

वस्त्र कला

कला संस्कृति फैशन

वस्त्र कला कला और हस्तशिल्प हैं जो पौधे, जानवर या सिंथेटिक फाइबर का इस्तेमाल व्यावहारिक या सजावटी वस्तुओं के निर्माण के लिए करते हैं।

सभ्यता की शुरुआत के बाद से वस्त्र मनुष्य के जीवन का एक मूलभूत हिस्सा रहा है, और उन्हें बनाने के तरीकों और सामग्रियों में अत्यधिक विस्तार हुआ है, जबकि वस्त्रों के कार्य समान ही रहे हैं। कपड़ा कला का इतिहास भी अंतर्राष्ट्रीय व्यापार का इतिहास है। ज्लतपंद बैंगनी डाई प्राचीन में एक महत्वपूर्ण व्यापार अच्छा था आभ्यंतरिक । सिल्क रोड में चीनी रेशम लाया गया था इंडिया , अफ्रीका, और यूरोप । आयातित लक्जरी वस्त्रों के लिए स्वाद ने मध्य युग और पुनर्जागरण के दौरान व्यय कानूनों का नेतृत्व किया। औद्योगिक क्रांति वस्त्र प्रौद्योगिकी की एक क्रांति थीरू कपास जीन, कताई जेनी, और पावर मेकॉर्मेड उत्पादन और लुडती विद्रोह को जन्म दिया।

अवधारणाओं

शब्द का टेक्स्ट लैटिन टेक्सेर से होता है जिसका अर्थ है "बुनाई", "ब्रेट करना" या "बनाने के लिए" सरलतम कपड़ा कला फेलिंग है, जिसमें पशु तंतुओं को गर्मी और नमी का उपयोग करके एक साथ उलझाया जाता है। ज्यादातर वस्त्र कलां यार्न को बनाने के लिए घुमा या कताई और तंतुओं के साथ शुरू होती है (थ्रेड को बुलाया जाता है जब यह बहुत अच्छा होता है और रस्सी जब यह बहुत भारी होता है)। यार्न फिर लचीला कपड़े या कपड़ा बनाने के लिए knotted, looped, लट, या बुना जाता है, और कपड़े का उपयोग करने के लिए इस्तेमाल किया जा सकता है और नरम सामान। ये सभी आइटम दृ लगा, धागा, कपड़े, और तैयार वस्तुओं, सामूहिक रूप से वस्त्रों के रूप में संदर्भित किए जाते हैं।

वस्त्र कला में उन तकनीकों को भी शामिल किया गया है जो वस्त्रों को रंगाने और छपाई करने के लिए वस्त्रों को सजाते या सजाने के लिए उपयोग किए जाते हैंय कढ़ाई और अन्य प्रकार की सुईय गोली बुनाईय और फीता बनाने सिलाई, बुनाई, बतवबीमज, और सिलाई, साथ ही साथ काम करनेवाले उपकरण (करघे और सिलाई सुइयों), तकनीकों (quilting and pleating) और वस्तुओं (कालीन, kilims, कालीन और कवरलेट) सभी गिरावट के रूप में निर्माण के तरीकों वस्त्र कला की श्रेणी के तहत

कार्य

प्रारंभिक समय से, वस्त्रों का उपयोग मानव शरीर को कवर करने और तत्वों से बचाने के लिए किया गया हैय अन्य लोगों को सामाजिक संकेत भेजने के लिएय संपत्ति को संग्रह, सुरक्षित और संरक्षित करने के लिएय और रहने वाले स्थान और सतहों को नरम करना, पृथक करना और सजाने के लिए प्राचीन कपड़ा कला और कार्यों का दृढ़ता और सजावटी प्रभाव के लिए उनका विस्तार, रॉबर्ट पेक द एल्डर (उपरोक्त) द्वारा हेनरी फ्रेडरिक, वेल्स के वेल्स ऑफ जेल्स के एक जकाबेन युग चित्र में देखा जा सकता है। प्रिंस की टेपटेन टोपी सबसे ज्यादा कपड़ा तकनीकों का उपयोग करके महसूस किया जाता है। उनके कपड़े बुना हुए कपड़े से बने होते हैं, जो बड़े पैमाने पर रेशम में कशीदाकारी होते हैं, और उनके मोजे बुना हुआ होते हैं। वह ऊन की एक ओरिएंटल

गलीचा पर स्थित है जो मंजिल को नरम और हल्का करता है, और भारी पर्दे दोनों कमरे को सजाने और खिड़की से ठंडे ड्राफ्ट ब्लॉक करते हैं। मेजपोश और पर्दे पर सोने का काम कढ़ाई, घर के मालिक की स्थिति का वर्णन करते हैं, उसी तरह कि फेलित फर टोपी, रेसटेलाला फीता के साथ सरासर लिनन शर्ट, और राजकुमार के कपड़ों पर भव्य कढ़ाई, उनकी सामाजिक स्थिति का प्रचार करते हैं।

कला के रूप में कपड़ा

पारम्परिक रूप से शब्द कला का उपयोग किसी भी कौशल या महारत को करने के लिए किया जाता था, एक अवधारणा जो उन्नीसवीं सदी के रोमांटिक काल के दौरान बदलती थी, जब कला को "धर्म और विज्ञान के साथ वर्गीकृत करने के लिए मानव मन की विशेष संकाय" के रूप में देखा जाता था। शिल्प और ललित कला के बीच इस भेद को कपड़ा कलाओं के लिए भी लागू किया जाता है, जहां फाइबर कला शब्द या वस्त्र कला का प्रयोग अब वस्त्र–आधारित सजावटी वस्तुओं का वर्णन करने के लिए किया जाता है जो व्यावहारिक उपयोग के लिए अभिप्रेत नहीं हैं।

वस्त्र कला में प्लांट यूथ का इतिहास

प्राकृतिक तंतुओं को 7000 ईसा पूर्व के बाद से मानव समाज का एक महत्वपूर्ण पहलू रहा है, और यह संदेह है कि वे पहली बार भारत में 400 ईसा पूर्व के बाद से सजावटी कपड़ों में इस्तेमाल किए गए थे जहां कपास सबसे पहले उगाया गया था। पिछले 4000–5000 सालों से प्राकृतिक तंतुओं का इस्तेमाल कपड़ा बनाने के लिए किया गया है, और पौधे और पशु फाइबर ही एकमात्र तरीका है कि कपड़े और कपड़ों को 1885 तक बनाया जा सकता है जब पहली सिंथेटिक फाइबर बनाया गया था। कपास और सन दो सबसे आम प्राकृतिक फाइबर हैं जो आज भी उपयोग किए जाते हैं, लेकिन पौधे के ज्यादातर हिस्सों से ऐतिहासिक रूप से प्राकृतिक फाइबर बने होते हैं, जिनमें छाल, स्टेम, पत्ती, फल, बीज के बाल और रस होता है।

सन

सन का सबसे पुराना फाइबर माना जाता है कि वस्त्र बनाने के लिए इस्तेमाल किया गया था, क्योंकि यह 6500 ईसा पूर्व के रूप में ममियों के कब्रों में पाया गया था। सन से तंतुओं को पौधे के तने में तंतुओं से लिया जाता है, साथ में लंबी किस्में बनाते हैं, और फिर लंबे समय तक सनी के टुकड़ों में बुने जाते हैं जो पट्टियों से कपड़ों और टेपेस्ट्री से कुछ भी इस्तेमाल करते थे। प्रत्येक फाइबर की लंबाई उस पत्ती की ऊंचाई पर निर्भर करती है जो यह सेवा कर रही है, पौधे पर प्रत्येक पत्ते की सेवा में बंडल में 10 तंतुओं के साथ। प्रत्येक फिलामेंट एक ही मोटाई है, यह एक स्थिरता प्रदान करता है जो यार्न कताई के लिए आदर्श है। यार्न का सबसे अच्छा इस्तेमाल किया जा रहा बोर्डों या रिंगिंग रीलों पर किया जाता था ताकि बड़े टुकड़े वाले कपड़े तैयार किए जा सकें जो कि विस्तृत टेपेस्ट्री और कढ़ाई बनाने के लिए रंगे और बुने जा सकते हैं। लिनन का उपयोग किस प्रकार किया गया था, इसका एक उदाहरण एक पट्टी की तस्वीर है जिसमें एक मम्मी 305 और 30 ईसा पूर्व के बीच लिपटे थी। कुछ पट्टियों को चित्रलिपि के साथ चित्रित किया गया था यदि दफन किया गया व्यक्ति समुदाय के लिए महत्वपूर्ण था।

कपास

कपास का उपयोग पहले 5000 ई.पू. में किया गया था इंडिया और मध्य पूर्व, और यूरोप में फैल जाने के बाद वे फैल गए इंडिया 327 ईसा पूर्व में 18 वीं शताब्दी में कपास का निर्माण और उत्पादन तेजी से फैला, और यह तेजी से सबसे महत्वपूर्ण कपड़ा फाइबर में से एक बन गया क्योंकि इसकी शान्ति, स्थायित्व और अवशोषण। कपास फाइबर बीज के फूल होते हैं जो पौधे के फूलों के बाद बढ़ने वाले कैप्सूल में होते हैं। फाइबर अपने विकास चक्र को पूरा करते हैं और लगभग 30 बीजों को छोड़ने के लिए फटा रहे हैं, जिनमें से प्रत्येक के पास 200 से 7000 बीज के बाल हैं जो 22 से 50 मिलीमीटर लंबे होते हैं बीज के बारे में 90: बाल बाल सेलूलोज हैं, अन्य 10: मोम, पेक्टेट, प्रोटीन, और अन्य खनिजों के साथ। एक बार संसाधित हो जाने पर, कपास को विभिन्न मोटाई के यार्न में घूमना जा सकता है जिसे मखमल, चौंबर, कॉरडरॉय, जर्सी, फलालैन

और वेलर जैसे कई अलग–अलग उत्पादों में बुने या बुनाए जाते हैं जिन्हें कपड़ों के टेपस्ट्रीज, कालीनों और पर्दे में इस्तेमाल किया जा सकता है, जैसा कि भारत में बुना हुआ कपास टेपेस्ट्री की छवि में दिखाया गया है

प्राचीन कपड़ा में संयंत्र फाइबर पहचान

हल्की माइक्रोस्कोपी, सामान्य ट्रांसमिशन इलेक्ट्रॉन माइक्रोस्कोपी, और सबसे हाल ही में स्कैनिंग इलेक्ट्रॉन माइक्रोस्कोपी (एसईएम) का इस्तेमाल प्राचीन टेक्सटाइल का अध्ययन करने के लिए किया जाता है यह निर्धारित करने के लिए कि उन्हें किस प्रकार प्राकृतिक फाइबर बनाने के लिए इस्तेमाल किया गया था। वस्त्र मिल जाने के बाद, तंतुओं को एक प्रकाश सूक्ष्मदर्शी का उपयोग करके छेड़ा जाता है और एक एसईएम का प्रयोग कपड़ा में विशेषताओं को देखने के लिए किया जाता है जो दर्शाता है कि यह किस पौधे से बना है। सन में, उदाहरण के लिए, वैज्ञानिक अनुदैर्ध्य संरचनाओं के लिए खोज करते हैं जो कि संयंत्र के स्टेम और क्रॉस स्ट्राइप और नोड्स की कोशिकाओं को दिखाती हैं जो कि सन फाइबर के लिए विशिष्ट हैं। कपास की पहचान उस मोड़ से की जाती है जो बीज के बाल में होती है, जब तंतुओं को बुना जाने के लिए सूख जाता है। इस ज्ञान से हमें यह जानने में मदद मिलती है कि वस्त्रों की खेती पहले और कब की गई थी, जो कि पहली बार हुई थी, जो पहले के ज्ञान की पुष्टि करता था, जिसे युग का अध्ययन करने से प्राप्त किया गया था जिसमें डिजाइन के परिप्रेक्ष्य से अलग–अलग कपड़ा कला गठबंधन किए गए थे।

वस्त्र कला में पौधें का भविष्य

हालांकि, कपड़ा कला में पौधों का प्रयोग आज भी आम है, सुजैन ली की कला अधिष्ठापन "जैवकाउचर" जैसे कि नए नवाचार विकसित किए जा रहे हैं। ली, एक पौधे आधारित पेपर शीट बनाने के लिए किण्वन का उपयोग करता है, जो कि कपड़े की तरह ही कट जाती है पतली प्लास्टिक की तरह की सामग्री से मोटाई में मोटी चमड़े की तरह चादरें वस्त्र "डिस्पोजेबल" हैं क्योंकि वे पूरी तरह से संयंत्र आधारित उत्पादों के बने होते हैं और पूरी तरह से बायोडिग्रेडेबल होते हैं। अपनी प्रोजेक्ट के भीतर, ली ने अवांट–गार्डे शैली और फलों से बना प्राकृतिक रंजक का

उपयोग करके कपड़ों को फैशनेबल बनाने के लिए एक बड़ा जोर दिया है क्योंकि कंपोस्टेबल कपड़े ज्यादातर दुकानदारों के लिए आकर्षक नहीं हैं। इसके अलावा, पौधों के साथ डिजाइन तैयार करने की संभावना है जो बढ़ती शीट को फाड़कर या कटौती कर देता है और उसे कपड़ा पर निशानों से बना एक पैटर्न बनाने में मदद करता है। कला प्रतिष्ठानों में इस वस्त्र का उपयोग करने की संभावनाएं अविश्वसनीय हैं क्योंकि कलाकारों के पास जीवित कला टुकड़ा बनाने की क्षमता होती है, जैसे ली अपने कपड़ों के साथ करता है।

हस्तकलायें

मानव के विकास के साथ–साथ हस्तशिल्प फला–फूला है। हस्तशिल्प के विविध स्वरूपों के विकास के कारण ही राजस्थान को ' हस्तशिल्प का संग्रहालय' कहा जाता है। यहाँ के लाख, बंधेज आदि हस्तकलाओं ने आज अन्तर्राष्ट्रीय स्वरूप प्राप्त कर लिया है। जसलीन धमीजा ने हस्तशिल्प की परिभाषा कुछ इस प्रकार दी है–

"सीधे – सीधे ढंग से कहा जाये तो दस्तकारी की चीजें हम उन्हें कहते हैं, जिन्हें हस्तकौशल द्वारा तैयार किया जाता है और जिनमें हमें उनके निर्माता का ही नहीं उनके निर्माण की सदियों की परंपरा का भी कुछ न कुछ रूप देखने को मिलता है। हस्तशिल्प के अंतर्गत दीवाली के बिल्कुल मामूली मिट्टी के दीये भी आते हैं, और बड़े ही कीमती और भड़कीले, मीनाकारी किये हुए हीरे–जड़े कमलाकृति कर्णफूल या झूमके भी ....।"

इस प्रकार स्पष्ट है कि मिट्टी से लेकर सोना चाँदी का सामान तथा मेंहदी, माण्डने, रंगोली आदि सभी हाथ से बनाई गई कलात्मक वस्तुएँ हस्तकला कहलाती है।

मिट्टी के बर्तन

मिट्टी के बर्तन बनाने की कला प्राचीन समय से ही चली आ रही है। राजस्थान की सबसे पुरानी कलाओं में से मिट्टी के बर्तन बनाने की भी एक कला है। हड़प्पा की संस्कृति के समय इसका विकास दृष्टिगोचर होता है। कालीबंगा से उत्खनन से निकली मूर्तियों की बनावट इसका

उदाहरण है। इनकी मिट्टी लाल तथा काले रंग से रंगी हुई अनेक फूल पौधों नमूनों से सुसज्जित है।

मिट्टी के बर्तन बनाने का कार्य मुख्यतः कुम्हार जाति करती है। यह कार्य सदा से ही लोकप्रिय एवं उपयोगी व्यवसाय रहा है। पूर्व मध्यकालीन जैन साहित्य तथा अभिलेखों में मिट्टी के बर्तन, मूर्तियों तथा खिलौने बनाने का उल्लेख हुआ है। समराइच्चकहा में मिट्टी के बर्तन या खिलौने बनाने को 'फोडियकम्म' कहा गया है। मिट्टी के बर्तनों में घड़ा (कुम्भ) सबसे अधिक उपयोगी बर्तन था, अतः मिट्टी के बर्तन बनाने वालों को कुम्भकार (कुम्हार) कहा गया। यह ग्रामों के आर्थिक जीवन में लोकप्रिय एवं उपयोगी व्यवसाय था।

राजस्थान के अनेक भागों में मिट्टी निर्मित घड़े बनाये जाते हैं परन्तु यहां के घड़ों की एक अलग पहचान है। बीकानेर, जोधपुर, जैसलमेर आदि स्थानों पर बनने वाले घड़े अण्डाकार आकृति के होते हैं परन्तु यहां के घड़े एकदम गोलाकार आकृति के होते हैं। इन घड़ों में पानी भी अधिक ठण्डा रहता है। शायद यह यहाँ के कलाकारों की कलात्मक उंगलियों एवं मिट्टी की विशिष्टता है जिन्होंने इन घड़ों को राज्य में विशेष पहचान दी है। घड़ों के अलावा यहाँ के कुम्हार कुल्हड़, सुराहियाँ, लोक देवी–देवताओं की मूर्तियाँ, खिलौने, सिगड़ी, दीये आदि भी बनाते हैं।

बर्तन बनाने की प्रक्रिया : शहर के पास स्थित गाँव बुडाना व सोनासर से चिकनी मिट्टी तथा शहर में स्थित बीड़ से काली मिट्टी लायी जाती है। मिट्टी से कंकड़, पत्थर आदि बीन लिये जाते हैं। साफ करने के बाद दोनों प्रकार की मिट्टी को पानी में 7–8 घंटों के लिये भीगो दिया जाता है। तत्पश्चात इस मिश्रण को आटे की तरह गूंथा जाता है। मिश्रण में गधे की लीद भी मिलायी जाती है इससे मिट्टी टूटती, तड़कती नहीं है। मिश्रण को थोड़ा पानी डाल–डालकर चिकना व लोचदार बनाया जाता है ताकि मनचाही आकृति बनाई जा सके। गुंथाई जितनी अच्छी होगी, कृति उतनी ही मजबूत, चमकदार तथा निखरी हुई बनेगी।

घड़े, सुराही बनाने के लिये मिट्टी का लौंदा बनाकर चाक पर रखकर मनचाहा आकार दे दिया जाता है। इस प्रकार कलाकार की कल्पना एवं उसकी कलात्मक उंगलियां नई–नई कलाकृतियों का निर्माण करती हैं।

खिलौने, सिगड़ी, मूर्तियाँ जैसी वस्तुएं हाथ से बनाई जाती हैं। इन वस्तुओं को धूप में 4–5 दिन सुखने के लिये रख दिया जाता है। गर्मियों में कृति को सूखने के लिये कम समय लगता है परन्तु सर्दियों एवं वर्षा ऋतु में महीनों लग जाते हैं।

'घड़ों को बनाने एवं सुखाने की प्रक्रिया कुछ अलग होती है। चाक पर से उतारने के बाद घड़ों को एक दिन सूखने के लिये रख दिया जाता है। दूसरे दिन 'थापा' व 'पिण्डी' की सहायता से उसके आकार को बढ़ाया जाता है तत्पश्चात् जमीन के अन्दर गड्ढा खोदकर, घड़ों के सूखी राख का लेप कर रख दिया जाता है। सूखने के बाद उनकी रंगाई की जाती है। बड़े से गोलाकार गड्ढ़े में लकड़ी व बुरादा डालकर, जिसे 'आव' कहा जाता है, में उच्च ताप पर घड़ों को 25 – 26 घंटे पकाया जाता है। इस 'आव' में एक साथ 25–30 घड़ों को पकाया जा सकता है।

पकाने की प्रक्रिया में घोड़े की लीद जल जाती है, जिससे घड़ों में सूक्ष्म छिद्र रह जाते हैं। इस कारण घड़ों व सुराही में से जल अन्तःस्रावित होकर बाहरी सतह पर आ जाता है। वहां से यह वाष्पित हो जाता है, जिससे घड़े या सुराही में रखा पानी ठण्डा हो जाता है।

पकने के बाद इन घड़ों पर लाल, गेरू, काले रंग की 'बानी' (रंग) से आकृतियां बनाई जाती है। 'बानी' जो लाल या काला रंग का होता है, सिंघाना (झुन्झुनूं) के पहाड़ों में मिलने वाला पदार्थ होता है, जिसे पानी में भिगोकर घड़ों पर रंग व आकृति बनाने के काम में लिया जाता है। गधे के पूंछ के बालों से ब्रश बनाया जाता है, जो चित्र बनाने में रेखायें खींचने के काम आता है।

मृणकला के विविध स्वरूप : मिट्टी से कई प्रकार के लोक देवी देवता भी बनाये जाते हैं। मूर्तियाँ इतनी दक्षता से बनाते हैं कि उनको देखकर स्पष्ट रूप से ज्ञात होता है कि ये कौन से देवी देवता हैं। इस क्षेत्र में मुख्यतया गोगाजी एवं गणगौर की मृणमूर्तियाँ बनाई जाती हैं। इन दिनों गणेष चतुर्थी पर गणेष प्रतिमाएं तथा नवरात्रा पर दुर्गा की विषाल मूर्तियाँ बनाने का व्यवसाय फलने–फूलने लगा है।

रामगढ़ शेखावाटी के मूर्तिकार दिलीप मालाकार बताते हैं– वे पास

के गाँव सोनासर से मिट्टी लेकर आते हैं। स्वयं को मिलाकर तीन भाई इस व्यवसाय से जुड़े हैं और कई कारीगर उनके पास काम करते हैं। उनका रामगढ़ शेखावाटी, लक्ष्मणगढ़, झुन्झुनूं व नवलगढ़ में मूर्ति बनाने के कारखाने हैं और वे सन् 1994 से काम कर रहे हैं।

इन देवताओं की मूर्तियों के साथ–साथ इनके वाहन भी बड़ी कुषलता से बनाये जाते हैं कि उनको देखकर स्पष्ट रूप से ज्ञात होता है कि यह कौन से देवी देवता हैं; जैसे गोगाजी को घोड़े पर, गणेषजी को चूहे पर, दुर्गा को शेर पर बैठे दिखाये जाता है। यहां की बनी मिट्टी की अंगीठी भी प्रसिद्ध है। यह देखने में छोटी तथा हल्की होती है अतः इसे उठाकर कहीं भी रखा जा सकता है। कम मूल्य एवं बहुउपयोगी होने के कारण यहां के लोग बाजार में मिलने वाली अँगीठी की बजाय मिट्टी से बनी अँगीठी खरीदना पसंद करते हैं।

भविष्य, समस्याएँ एवं समाधान : जिले में शीतला माता मन्दिर के पास कुम्हारों के मौहल्ले में रहने वाली श्रीमती छोटी देवी ने बताया कि घड़ों की मांग में कमी आयी है क्योंकि प्रतिदिन फिल्टर पानी की सप्लाई घरों व दुकानों में होती है और 'केन' वाला पानी दिनभर ठण्डा रहता है। अतः घड़ों की मांग में कमी आई है। इससे अतिरिक्त यह एक श्रमसाध्य रोजगार है, जिसमें मेहनत ज्यादा एवं पैसे कम हैं परन्तु मिट्टी से बने सामान की मांग वर्षभर रहती है और कुम्हार और उसका परिवार इस काम में लगा रहता है।

इस संबंध में कमलेष माथुर का मत है– टेराकोटा मिट्टी की कलाकृतियां हो अथवा गृहोपयोगी बर्तन, सामग्री हो, सभी कलाकृतियों को तैयार करने में प्रायः घर की महिला व बच्चे पूरी तरह अपना सहयोग प्रदान करते हैं, सहयोग ही शौक में बदल जाता है और एक दिन यही शौक बड़े होने पर व्यापार में बदल जाता है, पिता का स्थान पुत्र ले लेता है।

स्पष्ट है कि सिर्फ अपने पुश्तैनी धंधे को चलाने के लिये ये लोग काम करते हैं अन्यथा इस धंधे में अधिक कमाई नहीं है। अधिकतर युवा आजकल सरकारी नौकरी तथा अन्य धंधों की ओर जाने लगे हैं।

इस कला को अल्प समय के प्रषिक्षण के बाद कोई भी सीख सकता है। शिक्षा और ज्ञान वृद्धि के कारण चित्राकर्षक कृतियां तैयार की जा सकती हैं। भविष्य में अनेक प्रकार के नवीन प्रयोगों की पूरी संभावनाएं हैं। पहले चाक को हाथ से चलाना पड़ता था, आजकल बिजली का चाक सुलभ हो गया है जिससे इस कार्य को गति मिलेगी और इसे एक व्यापार के रूप में अपनाया जा सकता है। इसके अतिरिक्त राजस्थान लघु उद्योग निगम' भी विषेष भूमिका निभा सकता है। कारीगरों को वित्तिय सहायता देकर, नये डिजाइनों का निर्माण तथा समय–समय पर प्रतियोगिताएँ रखकर विजेताओं को सम्मानित करना, इन सबसे कला को प्रोत्साहन मिलेगा।

इस प्रकार यहाँ के कुम्हार सिन्धुघाटी सभ्यता से चली आ रही प्राचीन माटी की धरोहर का संरक्षण कर रहे हैं। बेजुबां माटी में प्राण फूंक कर हस्तषिल्प कला क्षेत्र में नये आयाम बना रहे हैं। यद्यपि यहां के कलाकारों को आर्थिक संकट से गुजरना पड़ रहा है, परन्तु फिर भी अपना पुष्तैनी धंधा कायम करके क्षेत्र की कला को राज्य में एक विषिष्ट पहचान दी है।

बंधेज

बद्ध अर्थात् बंधाई। बाँधने की प्रक्रिया ही बंधेज कहलाती है। कपड़े पर उकेरी गई आकृति के अनुरूप दो–चार तहों में मोड़कर, धागे से कस कर गाँठे लगाई जाती हैं तथा रंगने के बाद बंधेज खिल उठता है। बँधेज शब्द से अर्थ स्पष्ट है संस्कृत में ''बन्धिनी'' द्वारा उद्धृत बँधेज यानी बाँधने की प्रक्रिया को ही बँधेज कहा जाता है।

इस प्रकार 'बंधेज' शब्द कपड़े पर बाँधी गई गाठों को कहा जाता है। राजस्थान में हस्तषिल्प कथाओं का इतिहास प्राचीन है। बन्धेज कला की शुरूआत कब व कैसे हुई इस बारे में कमलेष माथुर का विचार है– इस विषय में भिन्न–भिन्न मत हैं। किन्तु कुछ उपलब्ध ऐतिहासिक तथ्यों के आधार पर कहा जाता है कि 2000 ई.पू. अनुमानतया सर्वप्रथम मोहनजोदड़ो में बंधेज की जानकारी मिली है। छठी व सातवीं शताब्दी ई.पू. में अजन्ता–एलोरा की कन्दराओं में चित्रित कुछ स्त्री–वर्ग को बन्धेज मिश्रित परिधानों में दर्षाया गया है। इसी प्रकार कोटा के राजा छत्रसिंह को लहरिए द्वारा सज्जित साफों तथा स्त्रियों को बंधेज–युक्त ओढ़नी पहिने दर्षाया गया है।

प्राचीन राजघरानों में भी राजपूत पुरूष चूनर भाँत के साफे, स्त्रियाँ बन्धेज युक्त घाघरे ओढ़ने पहने हुए कई चित्रों में दिखाई देती हैं। उपर्युक्त विवेचन से स्पष्ट है कि प्राचीनकाल में भी बंधेज इतना ही लोकप्रिय था, जितना आज है। शेखावाटी में जन्म से लेकर मृत्युपर्यन्त बन्धेज का जितना महत्व है राजस्थान के अन्य हिस्सों में शायद ही उतना हो। बच्चे के जन्म पर जच्चा बंधेज युक्त पीला ओढ़ती है। 'तीज',

'गणगौर' त्यौहारों पर विषेषकर सावन माह में स्त्रियाँ लहरिया धारण करती हैं। होली, दीपावली, करवा चौथ, नवरात्रा आदि के पर्व पर सुर्ख चूनर से सुसज्जित होकर पूजा–पाठ करती है। इस प्रकार कोई भी शुभ अवसर हो, बंधेज के ओढ़ने के साथ ही पूरा होता है। यहां तक कि मृत्यु के बाद भी सुहागन को चूनरी ओढाई जाती है।

शादी–ब्याह के अवसर पर पुरूष चूनरी भाँत के साफे पहनते हैं। इस प्रकार जहां ये बंधेज स्त्री–पुरूष के आन बान शान का प्रतीक है, वहीं पार्वती, दुर्गा, शीतलामाता को मनौती के रूप में अनेक वर्ग तथा जातियों द्वारा देवी–देवताओं पर बन्धेज की चूनर चढ़ाई जाती है। विदेषी पर्यटकों में भी बन्धेज के प्रति जबर्दस्त आकर्षण है। बन्धेज परिधानों में मुख्यतः लँहगे, ओढ़नी, चूनर, सलवार–कमीज, दुपट्टे, चादर, लूँगी, गिलाफ, साफे, कुषन कवर, रूमाल, स्कार्फ, साड़ियाँ आदि है।

Tie and dye work is one of the most famous and interesting. Industries of Rajasthan, which has developed in Jaipur, Sikar, Jhunjhunu and Jodhpur.

राजस्थान के भिन्न–भिन्न गाँवों में विभिन्न प्रकार की पारम्परिक पोषाकें पहनी जाती हैं। जोधपुर, कोटा, बूँदी, बीकानेर, जयपुर आदि अनेक क्षेत्रों में महिलाएँ पीले रंग की साधारण ओढ़नी ओढ़ती हैं, परन्तु शेखावाटी ही एक ऐसा क्षेत्र है जहाँ बन्धेज युक्त ओढ़ने का अधिक प्रचलन है। बन्धेज के गोटा लगे ओढ़ने में देष के किसी भी हिस्से में शेखावाटी की महिला को अलग से पहचाना जा सकता है। इसके अतिरिक्त इस क्षेत्र को अपने महीन बन्धेज के लिये भी जाना जाता है। विषेष रूप से जिले के ग्रामीण एवं शहरी क्षेत्र की औरतें विषेषकर जाट एवं हरिजन समुदाय की औरतें ये बन्धेज के सूती ओढ़ने उपयोग में लेती

हैं जिन्हें स्थानीय भाषा में 'चालका' कहा जाता है। शादी, ब्याह, जन्म, त्यौहारों आदि अवसरों पर बहुएँ घाघरा व ओढ़नें का 'बेस' अपनी सास व जेठानियों को उपहार स्वरूप देती है। इस प्रकार बन्धेज यहाँ की संस्कृति में रचा बसा है।

''.......................... राजस्थान के शेखावाटी की जाट महिला की सूती ओढ़नी की अलग ही पहचान है जिन्हें सीकर तथा पुष्कर के सुप्रसिद्ध मेले में एकत्रित विषाल भीड़ में भी अलग से पहचाना जा सकता है।''

पोमचा एवं पीला : इस क्षेत्र में बन्धेज के ओढ़ने के विभिन्न रूप प्रचलित हैं। पीले रंग की ओढ़नी को 'पोमचा' कहते हैं जो यहाँ का सर्वाधिक लोकप्रिय बंधेज परिधान है। इसमें चारों तरफ लाल तथा बीच का भाग पीला होता है। 'पीला' भी इतना ही लोकप्रिय है जिसमें बॉर्डर लाल तथा बीच में सिंदूरी रंग होता है। बेटे के जन्म पर पीला बच्चे की मां के लिए उसके मातृ पक्ष की ओर से आता है।

शेखावाटी की युवतियों के परिधान में एक विषेषता है जो अन्यत्र कम मिलती है, गौरवर्ण की नवयुवतियाँ जो ओढ़ना धारण करती हैं उसके कई रूप हैं। पीला, पोमचा, चूनड़ी और लहरिया मुख्यतः ओढ़नों में गिनाए जा सकते हैं। पीला पुत्र प्रसविनी स्त्रियाँ पुत्रजन्मोत्सव से पहिनना प्रारम्भ कर देती हैं।

लहरिया : सावन माह में विषेषकर तीज के अवसर पर यहाँ की स्त्रियाँ लहरिया भाँत की ओढ़नी पहनती है और पुरूष पगड़ी। यहां का 'पचरंगा' एवं 'सतरंगा' लहरिया प्रमुख है। पचरंगे में पांच धारियाँ विभिन्न रंगों की बनी होती है तथा सतरंग में सात। वास्तव में लाल, हरे, नीले, पीले रंग की धारियों से युक्त वस्त्र बहुत ही मनोहारी लगता है। पांच संख्या शुभ मानी जाती है अतः पंचरंग लहरिया का विषेष महत्व है। पांच संख्या शुभ मानी जाती है और शुभ अवसरों पर पंचमेल मिठाई एवं पंचमेवा के उपयोग का विधान है, इसी प्रकार शुभ अवसरों पर पंचरंग लहरिया भी पहना जाता है।

आड़ी धारियाँ केवल एक ओर से हों तो वह लहरिया कहलाता है यही धारियाँ यदि एक दूसरे को काटती हुई आ रही हों तो वह 'मोठड़ा' भाँत कहलाता है, बंधेज में यहाँ का मोठड़ा भाँत भी बहुत प्रसिद्ध है।

चूनड़ी : चूनड़ी यहाँ के जन जीवन का एक प्रमुख अंग है। कोई भी शुभ कार्य चूनड़ी के बिना सम्पन्न नहीं होता है। यहाँ की चूनड़ियों की विषेषता है– चमकीले रंग और बारीक बंधेज। पूरी चूनड़ी एक ही रंग लाल रंग में रंगी जाती है तथा इन पर पशु, पक्षी, फूल, हाथी, खरगोष आदि आकृतियां बनाई जाती हैं।

यहाँ ये दृष्टव्य है कि मयूर और तोता भारतीय परम्परा में शुभ पक्षी माने जाते हैं और दाम्पत्य प्रेम के साथ जुड़े हुए हैं। यही कारण है कि वस्त्रों में इनके अलंकरण बहुत पाये जाते हैं।

इस प्रकार रंगाई, छपाई और बंधेज में इस क्षेत्र का गौरव पूर्ण स्थान है। रंगाई, छपाई करने वालों को 'रंगरेज' कहा जाता है। नीलगर या रंगरेज अधिकतर मुसलमान जाति के होते हैं जो यहां के फूटला बाजार, फौज का मौहल्ला व कपड़ा बाजार में बसे हुए हैं।

रंगरेज प्रत्येक शहर में बसे हुए हैं। यहाँ यह प्रसिद्ध है कि जब शेखावाटी के शहर बसे, ठिकानों ने अपनी राजधानी बनाई तो सभी कौमों को बसाया गया। नीलगर, धोबी, छीपा, नाई, कुम्हार, खाती आदि जातियों को विषेष सुविधा प्रदान कर बसाया जाता था। नीलगर या रंगरेज इसी आधार पर बसाये गये थे। चूनड़ी, पीला और पोमचा शेखावाटी में महत्वपूर्ण उद्योग रहा है।

स्पष्ट है कि इस इलाके का रंगाई–छपाई उद्योग भारत में ही नहीं विदेषों में भी प्रसिद्ध है। बड़े पैमाने पर रोज हजारों की संख्या में ओढ़ने तैयार होते हैं। यहाँ बनी ढोला–मोला की चूनड़ी, भारत भर में विख्यात है। ढोला–मोला दो भाई थे। झुन्झुनूं में उनकी चूनड़ियां आज भी उसी नाम से चलती हैं। इस प्रकार बंधेज यहां की संस्कृति का अभिन्न अंग है।

बंधेज निर्माण की प्रक्रिया : बंधेज दिखने में जितना सुन्दर है उतनी ही जटिल उसकी प्रक्रिया है जिसमें अत्यधिक श्रम, समय, धैर्य, निष्ठा तथा समर्पण की भावना चाहिए। बंधेज निर्माण की प्रक्रिया के कुछ चरण इस प्रकार हैं :–

- **लिकाई :** "सबसे पहले सफेद वस्त्र को खरीदकर, उसे धोकर सुखाया जाता ताकि वस्त्र पर कहीं भी सलवटें न पड़े। धो देने से

ही सलवटें दूर हो जाती हैं। गेरू या चॉक द्वारा मनचाही आकृति उकेरी जाती हैं। आकृतियां व डिजाईन करीब–करीब निश्चित होती हैं जैसे मोर, खरगोश, मोठड़ा, पंचरंगी, फूल पत्तियां, लता बेल आदि। यदि कपड़ा दो या अधिक तहों में बंधेज करना हो तो कच्ची सीवन से सभी तहों की किनारियों की सिलाई कर दी जाती है ताकि बंधेज व रंगाई के समय कपड़ा व्यवस्थित रूप से सम भागों में बंटा रहे तथा सिमटने न पाये। ओढ़नी को दो भागों में अलग करके गाँठे बांधने की प्रथा है। बाद में दोनों भागों को गांठे खोलकर सिला जाता है। दो पाटों में विभक्त ओढ़नी की चार तहों में गांठे बांध दी जाती हैं यदि कपड़ा बारीक मलमल या रेशम हो तो आठ तहों में भी गांठे बांध दी जाती हैं। कपड़ा चाहे सूती, सिल्क या शिफॉन हो बंधेज बनाने की प्रक्रिया एक ही होती है।''

- **बन्धई** : बंधेज निर्माण प्रक्रिया का यह चरण अत्यन्त कष्ट एवं श्रम साध्य है। कपड़े पर उकेरी गई आकृतियों पर उनके अनुरूप धागों की गाठें बांधी जाती हैं। गांठें महीन धागे द्वारा लगाई जाती है। गांठे लगाने का कार्य महिलाएं करती हैं। गांठ लगाते समय वे उंगली के सिरों पर एक नुकीली आकार की टोपी पहनती हैं जिसे 'नुकलिया' या 'नुईया' कहते हैं। इस नुकीली टोपी की नोक पर कपड़ा रखकर धागे से उस पर गांठ बांध दी जाती है। यह दो प्रकार की होती है– मोटी बूंदी तथा महीन बूंदी। आकृतियों पर मोटी बूंदी अंकित होती है तो गांठे बांधना आसान होता है परन्तु महीन गांठें बांधना बड़ा श्रम साध्य है। गांठ कसी हुई होनी चाहिए, ढीली रह जाने पर आकृति के विकृत होने की संभावना रहती है।

- **टिपाई** : उकेरी गई रंगीन आकृति पर बांधी गई गांठों के आस–पास लगे अवांछनीय रंगों की सफाई ही टिपाई कहलाती है। अवांछित रंगों को छुड़ाना भी एक कला है। यह सफाई रासायनिक घोल या खोलते पानी में साबुन के घोल द्वारा की जाती है। रासायनिक घोल की मात्रा सही न होने पर वस्त्र को

नुकसान पहुँच सकता है, सफाई यदि ढंग से नहीं की गई तो बंधेज खुलने पर रंग धब्बे युक्त दिखाई देगा। टिपाई के बाद ही बंधेज रंगी जाती है। यदि टिपाई अच्छी प्रकार से की गई है तो बंधेज खोलने पर आकृतियां व डिजाईन स्पष्ट दिखाई देंगे।

- **रंगाई :** रंगाई से पहले कपड़े को पानी में भिगोकर उसका कलफ निकाला जाता है। फिर कपड़े पर उकेरे गये डिजाईनों पर विभिन्न रंग योजना के अनुसार कपड़े के अलग–अलग हिस्सों को अनेक बार रंगीन घोल में डुबोया तथा फिर धूप में सुखाया जाता है। यह एक कठिन कार्य है जिसे एक कुशल रंगरेज ही कर सकता है। यदि ओढ़नी दो रंगों में रंगी जाती है तो एक रंग में रंगते समय शेष हिस्सा पॉलीथीन की थैलियों से बांध दिया जाता है। रंगाई की कुछ अन्य विधियां भी प्रचलित हैं। पक्की रंगाई हेतु कपड़े को रात भर ठंडे पानी में भिगो दिया जाता है पानी में भिगोने से पूर्व अरण्डी का तेल व जमीनखार की कुछ मात्रा डाली जाती है। दूसरे दिन कपड़े को पानी से बाहर निकालकर सुखाया जाता है। वस्त्र के रंगे हुए भागों को उकेरी गई आकृति के अनुरूप छोटी–छोटी गांठों द्वारा कसकर बांध दिया जाता है, तत्पश्चात् अवांछित रंगों को धोकर साफ किया जाता है तथा एक बार फिर चयनित विशेष रंगों में डुबोया जाता है। 3–4 दिन तक कपड़ा इस घोल में पड़ा रहता है, इसके बाद इसे फैलाकर सुखाया जाता है।

गोटा किनारी का काम : वस्त्र को भड़कीला एवं सुन्दर बनाने के लिये इन पर गोटा टांकते हैं। गोटा जड़ने के बाद पोमचा, चुनरी आदि अत्यधिक आकर्षक दिखाई देते हैं। सूती ताने पर बादले के बाने से बूनी बेल को गोटा कहते हैं। इस के कई प्रकार होते हैं, लप्पा, लप्पी, बांकड़ी आदि। गोटा भी चौड़ाई के अनुसार चौमास्या, आठमास्या आदि प्रकार का होता है।

गोटे को विभिन्न आकार में काटकर फूल पत्तियां बनाई जाती हैं। इसके अतिरिक्त बाजार में विभिन्न प्रकार की बेल–बूँटियां उपलब्ध हैं, जो ओढ़ने पर जड़ी जाती हैं।

गोटा टांकने के काम में विशेष दक्षता की जरूरत नहीं होती अतः स्त्रियां घर पर ही खाली समय में यह कार्य करती है।

कढ़ाई : कपड़े के थैलों, कमरबंदों आदि पर उल्टी बखिया, चेन और लम्बे छोटे टांकों का प्रयोग करके विभिन्न आकृतियां बनाई जाती है। सबसे अधिक प्रचलन में है– शीशे के टुकड़ों का जड़ाव। कपड़े पर मोटे–मोटे टांकों से भराव किया जाता है और इनके बीच में शीशे के टुकड़ों का जड़ाव किया जाता है इससे वस्त्र सुन्दर व भड़कीला दिखता है। शॉल, पर्स, थैलों, कुशन कवर आदि पर शीशे का खूब काम किया होता है। इसके अतिरिक्त चद्दरों, रजाई, कवरों पर पशुओं, शिकारगाहों आदि के चित्र रेशमी धागों से बनाये जाते हैं।

The Jat women of Sikar and Jhunjhunu are specialized in bringing the pattersns of animals on the Fabrics.

इस प्रकार स्पष्ट है कि बन्धेज के साथ यहां की कढ़ाई–बुनाई भी लोकप्रिय है। राजस्थान के अनेक भागों में जैसे जयपुर, कोटा, जोधपुर, पाली आदि स्थानों पर बन्धेज व रंगाई का काम होता है परन्तु यहाँ का बन्धेज अधिक प्रसिद्ध एवं लोकप्रिय माना जाता है। जयसिंह नीरज एवं बी. एल. शर्मा के शब्दों में–"राजस्थान का बन्धेज या मोठड़ा बहुत प्रसिद्ध है। शेखावाटी व मारवाड़ का बन्धेज बारीक और बढ़िया समझा जाता है।"

विक्रय एवं भविष्य : बन्धेज के वस्त्रों की एक विशाल श्रृंखला है जिनमें सस्ते एवं महंगे सभी परिधान उपलब्ध है। मूल्य का निर्धारण कई बातों पर निर्भर करता है जैसे– वस्त्र की गुणवत्ता, कच्चे–पक्के रंग, इन पर बाँधी गई मोटी व बड़ी आकृतियां। छोटी–छोटी बुँदी वाले पक्के रंग के वस्त्र सुन्दर एवं मँहगे माने जाते हैं।

आजकल मशीनों द्वारा हूबहू बँधेज की छपाई की जाती है जिससे कम समय में अधिक माल तैयार हो जाता है। जबकि हाथ से बंधेज तैयार करने में लम्बी अवधि एवं श्रम लगता है अतः मशीनों का इस उद्योग पर विपरीत प्रभाव पड़ा है। प्रतियोगिता बढ़ने के कारण माल का स्तर गिर रहा है तथा मूल्य बढ़ रहे हैं। पहले प्राकृतिक रूप से जड़ी–बूटियों द्व ारा रंग तैयार किये जाते थे, अब रासायनिक विधि से रंग बनाये जाते हैं

जिनकी कोई गारन्टी नहीं होती। रंगरेज रंग बनाने की लम्बी प्रक्रिया से बचने के लिए तैयार रंग ही खरीदते हैं। इन रंगों का स्वास्थ्य पर बुरा प्रभाव पड़ता है। कुम्हारों के मोहल्ले के निवासी यूसूफ मुंशी ने बताया कि रासायनिक रंगों के विपरीत प्रभाव के कारण चमड़ी की एलर्जी, खुजली आदि हो जाती है।

लघु उद्योग निगम की जटिल औपचारिकताओं एवं अज्ञानता के कारण ये महाजन से ही सीधा सम्पर्क रखते हैं। एक बंधेज को तैयार करने में कम से कम एक दो महीने लग जाते हैं। लगभग पूरा परिवार आपस में काम बाँट लेता हैं। फौज का मौहल्ला के इकबाल व सलीम ने साक्षात्कार में बताया कि उन्हें मंहगा ईधन खरीदना पड़ता है, साबुन खर्च होता है, पूरा परिवार इस धंधे में लगा रहता है।

अतः एक बंधेज पर 80–90 रू. बहुत कम हैं जबकि बाजार में इसकी कीमत 400–800 रूपये तक होती है। नई पीढ़ी पुश्तैनी धंधे में सिर्फ इसलिए बने हुए हैं कि कहीं नौकरी नहीं मिलती। पूँजी के अभाव में स्वयं का व्यापार भी असंभव है अतः बंधेज का काम करने को विवश हैं।

सुझाव : जिला उद्योग केन्द्र, झुन्झुनूं की एक रिपोर्ट के अनुसार "जिले के कस्बा मण्डावा, मुकुन्दगढ़ एवं झुन्झुनूं में बून्दी बंधेज करने वाले परिवार बहुतायत में है, जिनमें लगभग 225 व्यक्ति छपाई एवं रंगाई का कार्य करते हैं।"

हस्तशिल्प कला क्षेत्र में बंधेज की प्रसिद्धि एवं महत्व को देखते हुए यह आवश्यक है कि सरकार इसे अपने संरक्षण में ले तथा इस धरोहर की सुरक्षा करे। क्योंकि ये लघु उद्योग या तो ठप्प होते जा रहे हैं या धीमी गति से चल रहे हैं। बहुतों को यह धन्धा रास नहीं आ रहा फलतः वे नौकरी या अन्य व्यवसायों में जाने को विवश हो गये हैं। यदि सरकार प्रशिक्षण केन्द्रों की स्थापना, कच्चा माल उचित दरों पर उपलब्ध करवाना, ऋण सुविधा प्रदान करना, हस्तशिल्पियों हेतु स्वरोजगार योजना, स्कूलों के पाठ्यक्रम में शामिल किया जाए तो बंधेज के लघु उद्योग को बढ़ावा मिल सकता है।

यदि सरकार रियायती दरों पर रंगरेजों को वांशिग मशीन एवं सिलैण्डर उपलब्ध करवाये तो पानी उबालना एवं कपड़े को बार – बार धोने, सुखाने की लम्बी एवं महंगी प्रक्रिया से छुटकारा मिल सकता है। इस क्षेत्र में अभी तक किसी कलाकार को सम्मानित नहीं किया गया। अतः यदि जिला स्तर पर कलाकारों के लिए पुरस्कार की व्यवस्था हो तो इस कला को प्रोत्साहन मिलेगा।

इस प्रकार बंधेज उद्योग जीविकोपार्जन का एक माध्यम तो है ही, वहीं यहाँ की संस्कृति की सर्वश्रेष्ठ पहचान भी है। इस उद्योग ने पूरे देश में इस क्षेत्र को नई पहचान दी है। बंधेज का जादू देश में ही नहीं वरन् विदेशों में भी छाया है। विदेशी पर्यटक हवेलियाँ देखने के साथ–साथ यहाँ का बन्धेज खरीदना नहीं भूलतें। अतः सरकार को इस सांस्कृतिक विरासत को संरक्षण प्रदान करना चाहिए।

लाख उद्योग

एक जमाने में सस्ती कही जाने वाली लाख आज लाखों के मूल्य में बिक रही है। लाख से निर्मित वस्तुओं की लोकप्रियता दिनों दिन बढ़ती जा रही है। यहाँ के लोक–जीवन से जुड़ा यह उद्योग बड़ी मात्रा में विदेशी मुद्रा अर्जित कर रहा है। लाख से निर्मित वस्तुओं का यह लघु उद्योग इतना व्यापक होता जा रहा है कि शायद ही किसी शिल्प कला उद्योग का विस्तार इतना हुआ हो। लाख उद्योग के विकास एवं महत्व के बारे में कमलेश माथुर का मत है– "लाख उद्योगों के विकास में सदैव ही नारी श्रृंगार, लोकरीति, लोक–व्यवहार, परम्पराएँ, मांगलिक संस्कार आदि की अहम भूमिका रही है। राजपूताना में लाख कला का उद्‌भव काल 18वीं शताब्दी से माना गया है। काँच की चूड़ियों के आविष्कार से पहिले यहाँ केवल लाख की चूड़ियों का ही प्रचलन था। नारी श्रृंगार में लाख की चूड़ी सुहाग के प्रतीक के रूप में अनिवार्य शर्त थी। विवाहोत्सव, जन्मोत्सव, तीज–त्यौहार प्रायः सभी मांगलिक अवसरों पर लाख की चूड़ी–चूड़ा पहिनना प्रासंगिक होता था।"

उपर्युक्त कथन से स्पष्ट है कि लाख का प्रचलन लम्बे समय से चला आ रहा है। जन्म, विवाह एवं त्यौहारों के शुभ अवसरों पर सुहाग की प्रतीक लाख की चूड़ियों का बड़ा ही महत्व है। कहा जाता है कि

मुगलकाल की रानियों की पसन्द भी लाख की चूड़ियाँ थी, जिसमें सच्चे हीरे व पन्ने जड़े जाते थे। उस समय लाख उद्योग को प्रश्रय मिलने के कारण, आज लाख, लाखों लोगों की चहेती बनी हुई है।

लाख की कलात्मक वस्तुएँ : लाख की विभिन्न प्रकार की कलात्मक बहुरंगी एवं आकर्षक वस्तुएँ बनाई जाती है, जैसे– घोड़े, मोर, हाथी, ऊँट, केन्डिल स्टैण्ड, फूलदान, पेपरवेट, चाबी का छल्ला, सिन्दूरदान, बॉलपेन, स्त्रियों की श्रृंगार सामग्री जैसे हार, टॉप्स, झुमके, अंगूठी, चूड़ा–चूड़ी आदि। विदेशी पर्यटक लाख की वस्तुओं को बड़े चाव से खरीदते हैं। यहीं नहीं कुछ विशिष्ट वस्तुएँ विदेशों में भी भेजी जाने लगी हैं।

लाख के सुहाग चूड़े : लाख से विभिन्न वस्तुएँ बनाई जाती है, परन्तु झुन्झुनूं जिले में लाख से निर्मित चूड़े–चूड़ी अधिक प्रचलन में है। यह जिले के प्रमुख उद्योगों में से एक है। राजस्थान में अनेक स्थानों पर लाख की चूड़ियों का निर्माण होता है परन्तु जोधपुर, जैसलमेर, बीकानेर आदि स्थानों पर सीप से बने या हाथी दाँत के चूड़े अधिक पहने जाते हैं परन्तु इस जिले में सुहागन स्त्रियों के लिए लाख की चूड़ियाँ पहनना आवश्यक माना जाता है। यही कारण है कि बड़ी संख्या में यहाँ लाख की चूड़ियाँ बनाई जाती है। राजस्थान में जयपुर, बीकानेर, जोधपुर, उदयपुर एवं शेखावाटी के सीकर व झुन्झुनूं जिले लाख उद्योग के प्रमुख केन्द्र माने जाते हैं।

नारी श्रृंगार का प्रतीक लाख का उपयोग 'जन्म, मरण और वरण' इन तीनों अवसर पर होता है। लाख की लाल हरी चूड़ियाँ इन तीनों मौकों पर काम आती हैं। त्यौहारों तथा गणगौर पर लहरिया के चूड़ा पहनने का प्रचलन है तो विवाह के अवसर पर सुहाग का चूड़ा पहना जाता है। लाल पट्टी का चूड़ा सुहागिन स्त्री की मृत्यु पर पहना जाता है।

क्षेत्र में प्रचलित चूड़ों में से एक है– हिगंलु का चूड़ा, जो नवप्रसुता को पहनाया जाता है, सुहाग चूड़ा शादी के अवसर पर दुल्हन के लिए होता है जिसमें बीच में चौड़ा चूड़ा तथा दोनों तरफ विभिन्न चूड़ियाँ होती हैं इसे 'पाटला सैट' भी कहते हैं। यहाँ का 'मेथी का चूड़ा', 'लहरिया चूड़ी' व 'पचरंगा चूड़ा' भी बहुत प्रसिद्ध है। मेथी के चूड़े पर मेथी के दाने की तरह छोटी–छोटी बुन्दियाँ अंकित होती हैं, हरी, लाल एवं पीली तिरछी धारियों

वाली चूड़ियाँ 'लहरिया चूड़ी' कहलाती हैं जो तीज, गणगौर त्यौहार पर सावन माह में पहनी जाती हैं। पाँच रंगों की धारियों वाला चूड़ा 'पंचरंगा चूड़ा' कहलाता है। आजकल 'बँगड़ी' का प्रचलन अधिक है, यह गोल व चपटी न होकर उभरी हुई चूडियाँ होती हैं जिनमें ऊपर तथा दोनों तरफ नगीने जड़े होते हैं।

इन कंगन, चूड़ियों के विभिन्न नाप होते हैं जैसे– दो इंची, सवा दो, ढाई इंची और पौने तीन सबसे बड़ा नाप माना जाता है। चूड़ियों के रंग भी अलग–अलग होते हैं जैसे– लाल, हरा, गुलाबी, पीला, मूंगिया, आसमानी आदि सभी प्रकार के रंगों की चूड़ियाँ उपलब्ध रहती हैं। यहाँ के बाजारों में चूड़ियों की कीमत प्रायः 60 रू. से लेकर 1000 रूपये तक होती है। कलाकार की मेहनत, लागत मूल्य तथा कला, ये तीनों चीजें मिलकर मूल्य का निर्धारण करते हैं।

लाख निर्मित चूड़ियाँ बनाने की विधि : लाख से चूड़ियाँ बनाने की प्रक्रिया सरल होती है। लाख निर्माताओं को लोक भाषा में 'मणिहार' कहा जाता है। लाख की चूड़ियाँ बनाने का काम हिन्दू व मुसलमान दोनों ही करते हैं लेकिन इस जिले में मुसलमान कारीगर अधिक हैं। यहां के कारीगरों द्वारा बताई गई विधि इस प्रकार है–

"ये मणिहार बाजार से लाख खरीदते हैं। कढ़ाई में आँच पर पिघलाकर लुगदी बना ली जाती है जिससे वस्तुएँ बनाई जाती हैं। लाख में एक 'बिरोजा' नामक पदार्थ मिलाया जाता है ताकि लोच पैदा हो तथा आसानी से चिपक जाए। आँच पर पिघालकर लुगदी के रूप में इकट्ठा कर लाख की छड़ तैयार की जाती है। इन विभिन्न रंगों की बानी चढ़ाई जाती है। इसके बाद इस छड़ को भट्टी के ऊपर गर्म करके हाथ से बेलनाकार आकार दिया जाता है। तत्पश्चात् लकड़ी से बना सांचा जिसे 'शैल' कहते हैं, से चूड़ी की विभिन्न साईज तैयार होती है तथा हाथ से चूड़ी में सफाई दी जाती है। चूड़ी तैयार करने के बाद भट्टी पर रखे पतरे पर नगीने, हीरे, काँच के टुकड़ों, मोतियों को गर्म कर चूड़ा–चूड़ी पर चिपका कर सजावट कर दी जाती है। इस प्रकार रंग बिरंगी चमकती चूड़ियाँ तैयार होती है।"

भविष्य, समस्याएँ एवं समाधान : इस क्षेत्र में लाख–उद्योग बहुत

से लोगों का पुश्तैनी पेशा है जो जीवनयापन का तो उत्तम स्त्रोत है ही साथ ही यहां की संस्कृति में रचा बसा है। इस उद्योग ने देश तथा विदेश में बड़ी लोकप्रियता हासिल की है। चूड़ियाँ व अन्य सजावटी वस्तु के लिए कलाकरों को अधिक श्रम की जरूरत नहीं पड़ती क्योंकि लकड़ी के विभिन्न आकारों पर लाख चढ़ाकर, उस पर गर्म कर हीरे नगीने आदि जड़ दिए जाते हैं अतः इसमें अधिक दक्षता एवं श्रम की आवश्यता नहीं पड़ती। यहाँ के मनिहारों ने नवीन प्रयोग कर एक से बढ़कर एक चूड़ियों की

डिजाईन तैयार कर लाख शिल्प – कला को नए आयाम दिये हैं। भारत बैंगल्स स्टोर' के मौ. खालिद एवं सैय्यद अहमद ने बताया कि ''आजकल गोल आकार के अतिरिक्त चौकोर आकार की चूड़ियाँ, बंगड़ी आदि अनेक नये प्रकार की चूड़ियाँ बनाते हैं। 'कम्प्यूटर चूड़ियाँ' भी प्रचलन में है, ज़िनकी पॉलिश उच्च स्तर की व डिजाईन कुछ हटकर होती हैं।''

ये कलाकार बिना किसी औपचारिक शिक्षा क` अपनी कलात्मक उँगलियों से लाख में प्राण फूँकते हैं व नई–नई कलाकृति तैयार करते हैं। ये लाख की चूड़ियाँ सुन्दर, सस्ती तथा फैशन के कारण आज लाखों औरतों की पसंद बनी हुई हैं। यही नहीं तीज, त्यौहारों, जन्म, विवाह आदि पर भी इन्हें पहनना प्रासंगिक होता है। इस प्रकार स्पष्ट है कि यहाँ का लाख उद्योग मुख्यतया चूड़ियों की वजह से पनप रहा है। जिले में लाख का धन्धा खूब पनप रहा है। कपड़ा बाजार के पास स्थित मणिहारों के बाजार में बाबूलाल एवं मौ. जलाल नामक मणिहारों ने बताया कि ''यह एक फायदे का व्यापार है। लाख, नगीने, रंग आदि बाजार से खरीदे जाते हैं तथा कुछ ही समय में नयी–नयी चूड़ियाँ तैयार की जाती हैं और जल्द ही बिक भी जाती हैं।''

जिले के आस–पास गाँवों से भी मणिहार चूड़ियाँ–चूड़े तैयार कर यहाँ लाकर बेचते हैं। मौ. आरिफ, मौ. फारूक, इकबाल, मौ. खालिद, सैय्यद अमजद ये मणिहार निकट के गाँव इस्लामपुर के बाशिन्दे हैं, जिन्होने मोदी बाजार में चूड़ियों का बड़ा व्यापार चला रखा है। लाख–उद्योग के विकास में 'राजस्थान लघु उद्योग निगम' की विशेष भूमिका रही है। लाख के कारीगरों को वित्तीय सहायता देने, नये डिजाईनों का निर्माण,

माल के प्रचार–प्रसार तथा विक्रय आदि को प्रोत्साहन देना निगम के महत्वपूर्ण कार्य हैं। इसके अतिरिक्त समय–समय पर निगम द्वारा प्रतियोगिताएँ एवं प्रदर्शनियों का भी आयोजन किया जाता है।

परन्तु यहां के कारीगरों को ऐसी किसी संस्था की जानकारी नहीं है। अतः जिला उद्योग केन्द्र, झुन्झुनूं द्वारा समय–समय पर योजनाओं की जानकारी इन कारीगरों को देनी चाहिए ताकि वे इनका फायदा उठाकर अधिक प्रगति कर सके। इन योजनाओं जैसे– ऋण उपलब्ध करवाना, प्रशिक्षण देना आदि का लाभ उठाकर वे चूड़ियों के अतिरिक्त लाख की सजावटी वस्तुएँ, लाख के बचे–खुचे टुकड़ों से मॉर्डन आर्ट की कृति आदि बनाकर राष्ट्रीय एवं अन्तर्राष्ट्रीय प्रदर्शनियों में प्रस्तुत कर सकते हैं।

लाख की चूड़ियों का व्यापार जिले में बड़े स्तर पर फैला हुआ है परन्तु आज तक किसी भी कलाकार को पुरस्कृत नहीं किया गया। अतः आवश्यक है कि जिला प्रशासन एवं जिला उद्योग केन्द्र द्वारा इन्हें हस्तशिल्प मेलों एवं प्रदर्शनियों में अपना उत्पाद बेचने व सम्मानित करने की परम्परा शुरू की जाए।

इस प्रकार स्पष्ट है कि यहाँ के लाख उद्योग को पूरे राज्य में एक विशिष्ट पहचान प्राप्त है। लाख यहाँ की संस्कृति को जीवित रखे हुए है तथा विदेशी मुद्रा अर्जन का भी एक स्त्रोत है। लाख की चूड़ियाँ जो नारी श्रृंगार एवं सुहाग का प्रतीक हैं और जिसकी वजह से यह उद्योग पनप रहा है। यदि सरकार इन कलाकारों को प्रोत्साहन दें तो ये लाख उद्योग में नये कीर्तिमान स्थापित कर सकते हैं।

अन्य हस्तकलाएँ

जिले में लाख, बन्धेज, मिट्टी के बर्तन बनाने की कला के अतिरिक्त भी ऐसी हस्तकलाएँ है जिनका यहाँ की आर्थिक एवं सांस्कृतिक क्षेत्र में महत्वपूर्ण भूमिका रही है–

काष्ठ कला : काष्ठ कला का प्रयोग प्राचीन समय से ही विभिन्न रूपों में होता आया है। 'काठ की खुदाई के काम की परम्परा भारत में अत्यंत प्राचीन काल से चली आ रही है। काल द्वारा होने वाले विध्वंस के बाद भी अवशिष्ट पत्थर की खुदाई वाले मंदिर, काठ की बनी उन इमारतों

के साक्षी हैं जिनके आधार पर ही वे बनाये गये थे।' प्राचीन समय में काठ का इतना महत्व था कि नक्काशी की हुई काष्ठ की चौखट, छज्जे आदि मंदिरों में ही नहीं वरन् घरों, महलों, पंचायत घरों व धर्मशालाओं में भी होते थे। शेखावाटी अंचल में सुन्दर नक्काशी किये हुए काष्ठ के दरवाजे प्रत्येक हवेली में मिल जायेंगे। गढ़ों के विशाल द्वार काष्ठ के बने होतें थे, यहाँ तक कि बादलगढ़ किले में रखा शेखावत शासकों का रथ भी लकड़ी का बना हुआ है। आज भी लकड़ी से बना सामान जैसे दरवाजे, खिड़कियाँ, सौफा, डबल बैड, डाइनिंग टेबल, कुर्सियाँ, जिन पर सुन्दर नक्काशी की जाती है, हर घर में मिल जाता है।

लकड़ी का काम मुख्यतः यहाँ जाँगिड़ जाति के कलाकार ही करते हैं। बबूल, शीशम व रोहिड़ा की लकड़ी इस क्षेत्र में बहुतायत से पायी जाती है। खिड़कियाँ दरवाजे व अन्य फर्निचर बनाने के लिए रोहिड़ा वृक्ष की लकड़ी श्रेष्ठ मानी जाती है जो यहाँ प्रायः प्रत्येक खेत में मिल जाता है। परन्तु आजकल सागवान की लकड़ी मध्यप्रदेश से मँगवाई जाती है तथा इस लकड़ी से बने सामान की मांग अधिक है। ''काष्ठ की कलात्मक वस्तुएँ हेतु मुख्यतः हथौड़ी व छैनी काम में लिए जाते हैं। जिस हिस्से पर नक्काशी का काम करना होता है, पहले कागज पर चित्र बनाया जाता है तत्पश्चात् उस स्थान पर नाप–जोख एवं आकार के अनुसार चित्रित कागज पर रखकर डिजाईन बनाई जाती है। इसके लिए कलाकारों की सूझबूझ, हाथों का कुशल संचालन एवं कल्पना की आवश्यता होती है।''जिले के रीको क्षेत्र में ''वूडन हैण्डी क्राफ्ट'' की अनेक इकाईयाँ स्थापित हैं।

मांडणे एवं रंगोली : माण्डना एक लोक कला है जिससे घरों को सजाया जाता है। यहाँ के गाँवों में माँडना बहुत प्रसिद्ध है। माण्डने हमारी संस्कृति के प्रतीक है जिनको चौसठ कलाओं में गिना जाता है। पुरानी परम्परा चली आ रही है कि आँगन लीपने या धोने के बाद उसे खाली रखना शुभ नहीं माना जाता है अतः माण्डने बनाए जाते हैं। शीतलाष्टमी, गणगौर, दीपावली आदि धार्मिक एवं मांगलिक अवसरों पर घर की दीवारों पर माण्डनें बनाए जाते हैं। माण्डने ज्यामितीय आकारों जैसे रेखीय, वृत, त्रिभुज, आयत, चौकोर आदि आकारों में होते हैं।

लाल मिट्टी, चॉक पाउडर व गेरू रंग से घर के फर्श और दीवारों पर डिजाईनें बनाई जाती हैं। जिस स्थान पर माण्डना बनाना है, उस पर गेरू रंग किया जाता है, सूख जाने पर रेखांकन किया जाता है, इसके बाद रंग व ब्रश की सहायता से माण्डना पूर्ण किया जाता है। माण्डने की निर्माण प्रक्रिया के बारे में भवानी शंकर शर्मा का मत है– माण्डने हमेशा केन्द्र से आरम्भ कर बाहर की तरफ बढ़ाया जाता है। इसकी बंधी–बंधाई इकाईयाँ होती हैं, जिनके आधार पर स्त्रियां उसे जितना चाहे घटा–बढ़ा सकती हैं। यही मांडणे की सबसे बड़ी विशिष्टता है कि ये किसी भी आकार में कितने ही बड़े या छोटे आकार में विस्तृत किये जा सकते हैं। इस प्रकार स्पष्ट है कि ये माण्डने जीवन के उल्लास को ही प्रकट नहीं करते वरन् इनके पीछे धार्मिक, सांस्कृतिक व पौराणिक लोक परम्परा छिपी नजर आती है। यहाँ के गाँवों में ही नहीं शहरों में भी इस परम्परा को निभाया जाता है। दीपावली, होली आदि त्यौहारों पर घर के द्वार पर सुन्दर–सुन्दर रंगोली भी बनाई जाती हैं।

सोने चाँदी के आभूषण : आभूषण नारी श्रृंगार है। सुहागिन स्त्री के लिए आभूषण पहनना अनिवार्य है। मेलों, त्यौहारों विवाह आदि अवसरों पर यहाँ की औरतें सुन्दर वस्त्रों के साथ–साथ सिर से लेकर पैरों तक गहनों से लद जाती है। गहनों का प्रचलन प्राचीन समय से चला आ रहा है।

'महिलाओं द्वारा पहने जाने वाले रत्नाभूषणों की बड़ी प्राचीन परम्परा है। पहली और दूसरी सदी की पकाई हुई मिट्टी से निर्मित प्रतिमाओं पर रत्नाभूषण अंकित है। रंगमहल के उत्खनन कार्य से प्राप्त तीसरी सदी की शिव–पार्वती की मूर्ति में पार्वती को एक लम्बे हत्थे वाला दर्पण लिए तथा एक विशिष्ट राजस्थानी आभूषण पहने हुए दिखाया गया है। जोधपुर के भव्य संग्रहालय में रखी उत्तर गुप्तकाल की विष्णु की प्रतिमा मकरकण ठी धारण किए हुए हैं।'

शहर के लोग सोने के आभूषण तथा ग्रामीण क्षेत्रों में चाँदी के गहने अधिक पहने जाते हैं इस क्षेत्र में सोने से बना 'हमेल' तथा 'टेवटा' अत्यन्त लोकप्रिय है। दोनों ही गले में पहनने के आभूषण है। गहनों का सौन्दर्य के साथ–साथ वैज्ञानिक महत्व भी है। बच्चे आमतौर पर हँसली पहनते हैं– चाहे वे किसी भी जाति के हो क्योंकि लोगों का ख्याल है कि उससे उनके गले की हंसली (हड्डी) के उतरने का डर नहीं रहता।

शहर में पश्चिम के प्रभाव से आभूषणों में परिवर्तन आया है। अब हल्के गहने एवं नई–नई डिजाईनों का प्रचलन हो गया है लेकिन यहाँ के ग्रामीण क्षेत्र में अब भी बड़ी–बूढ़ी औरतें, चाँदी के 'कड़े' पाँवों में पहने रखती हैं।

प्राचीन समय से चली आ रही हस्तकलायें न केवल यहां के लोगों का आर्थिकोपोजन का साधन हैं बल्कि यहां की संस्कृति एवं सभ्यता से भी जुड़ी हैं। बंधेज एवं लाख की चूड़ियों के बिना विवाहित स्त्री का श्रृंगार अधूरा है। गोटा–किनारी लगे बंधेज के ओढ़ने यहाँ की विवाहित स्त्रियों की मुख्य पहचान है, जो देश के किसी अन्य हिस्से में देखने की नहीं मिलती। इस प्रकार शेखावाटी के बंधेज की राजस्थान में ही नहीं वरन् देश में अलग पहचान है! आज यहाँ के बंधेज वस्त्रों एवं लाख की चूड़ियों ने अन्तर्राष्ट्रीय ख्याति प्राप्त कर ली है। शेखावाटी के विभिन्न पर्यटन स्थलों पर आने वाले विदेशी पर्यटकों की ये पहली पंसद है।

विभिन्न त्यौहारों, विवाह आदि के अवसरों पर बनाये गये मांडण ों, रंगोली आदि लोककथाओं में यहाँ के व्यावहारिक जीवन का जीवन्त रूप दिखाई देता है। जीवन में खुशी के क्षणों को क्षेत्र के निवासियों ने लोककथाओं के माध्यम से अभिव्यक्त किया है। यदि इन हस्तकलाओं को आवश्यक सरकारी संरक्षण उपलब्ध हो जाये तो न केवल ये कलायें फलेंगी–फूलेगीं वरन् यहाँ की संस्कृति को नई पहचान मिलेगीं।

इस प्रकार स्पष्ट है कि यहाँ के ग्रामीण क्षेत्र में आभूषणों, वेषभूषा, लोकगीत आदि प्रत्येक क्षेत्र में संस्कृति का प्राचीन स्वरूप देखने को मिलता है। क्षेत्र की हस्तकलाओं के साथ यहाँ का पर्यटन वैभव भी दिनों दिन बढ़ता जा रहा है।

4

ग्रामीण पर्यटन : विकास और विस्तार

ग्रामीण भारत के पास लोगों को देने के लिये बहुत कुछ है। इन क्षेत्रों की पहचान करने और इस क्षेत्र में पर्यटन की सम्भावनाएँ खोजने के लिये केन्द्र सरकार और राज्य सरकारों के एकजुट प्रयासों की आवश्यकता है। देश में ग्रामीण पर्यटन को प्रोत्साहित करने के लिये यह अत्यन्त महत्त्वपूर्ण है। ऐसा करने पर ही ग्रामीण पर्यटन का विस्तार और विकास हो सकता है।

रोजमर्रा की नीरस जिन्दगी से फुर्सत के कुछ क्षण हमेशा मूड बेहतर बनाने का काम करते हैं। आमतौर पर लोग इस फुर्सत का इस्तेमाल यात्राएँ और नये स्थान खोजने के लिये करते हैं। परन्तु, लक्ष्य का चयन करने में समय और खर्च की महत्त्वपूर्ण भूमिका होती है। व्यस्त पर्यटक मौसम के दौरान परम्परागत पर्यटक स्थलों पर आमतौर पर भारी भीड़ होती है। आज अधिकतर समाज शहरीकृत हो चुका है। ऐसे में ग्रामीण पर्यटन शहरी आबादी के बीच निरन्तर लोकप्रिय हो रहा है।

दुनिया की 50 प्रतिशत से अधिक आबादी शहरी क्षेत्रों में रह रही है। यह सम्भावना व्यक्त की जा रही है कि यह अनुपात 2050 तक बढ़कर 66 प्रतिशत पर पहुँच जायेगा। संयुक्त राष्ट्र डीईएसए की जनसंख्या डिवीजन द्वारा व्यक्त की गई 'विश्व शहरीकरण सम्भावनाएँ' (2014) के अनुसार शहरीकरण में सर्वाधिक बढ़ोत्तरी भारत, चीन और नाइजीरिया में होगी। वर्ष 2014 से 2050 के दौरान विश्व की शहरी आबादी में होने वाली अनुमानित वृद्धि में 37 प्रतिशत हिस्सेदारी इन तीन देशों की होगी।

अनुमान है कि 2050 तक भारत में शहरी निवासियों में 40.4 करोड़, चीन में 29.2 करोड़ और नाइजीरिया में 21.2 करोड़ की बढ़ोत्तरी होगी।

ग्रामीण पर्यटन की अवधरणा

भारत सरकार ने ग्रामीण पर्यटन की परिभाषा में स्पष्ट किया है कि कोई भी ऐसा पर्यटन, जो ग्रामीण जीवन, कला, संस्कृति और ग्रामीण स्थलों की धरोहर को दर्शाता हो, जिससे स्थानीय समुदाय को आर्थिक और सामाजिक लाभ पहुँचता हो, साथ ही पर्यटकों और स्थानीय लोगों के बीच संवाद से पर्यटन अनुभव के अधिक समृद्ध बनने की सम्भावना हो, तो उसे 'ग्रामीण पर्यटन' कहा जा सकता है। ग्रामीण पर्यटन अनिवार्यतः एक ऐसी गतिविधि है, जो देश के देहाती इलाकों में संचालित होती है। यह बहु–आयामी है, जिसमें खेत/कृषि पर्यटन, सांस्कृतिक पर्यटन, प्रकृति पर्यटन, साहसिक पर्यटन और पर्यावरण पर्यटन शामिल हैं। परम्परागत पर्यटन के विपरीत, ग्रामीण पर्यटन की कुछ खास विशेषताएँ हैं, जैसे यह अनुभव–उन्मुखी होता है, इसके पर्यटक स्थलों पर आबादी बिखरी हुई होती है, इसमें प्राकृतिक वातावरण की प्रमुखता होती है, यह त्योहारों और स्थानीय उत्सवों से सराबोर होता है और संस्कृति, धरोहर और परम्परा के संरक्षण पर आधारित होता है। भारत में पर्यटन मंत्रालय ने ऐसे ग्रामीण पर्यटक स्थलों के विकास पर विशेष बल दिया है, जो समृद्ध कला, संस्कृति, हथकरघा, धरोहर और शिल्प की दृष्टि से गौरवशाली हों। ये गाँव प्राकृतिक सौन्दर्य और सांस्कृतिक वैभव दोनों ही दृष्टियों से समृद्ध हैं। ग्रामीण पर्यटन से यह उम्मीद की जाती है कि ग्रामीण उत्पादकता, ग्रामीण पर्यावरण और संस्कृति के संरक्षण, स्थानीय लोगों की भागीदारी की दृष्टि से ग्रामीण इलाकों के लाभ में वृद्धि हो और परम्परागत विश्वासों और आधुनिक मूल्यों के बीच उपयुक्त अनुकूलन में मदद मिले।

भारत में ग्रामीण पर्यटन के प्रमुख प्रकार

कृषि पर्यटन : कृषि उद्योग और फसलें उगाने के लिये किसान कैसे काम करते हैं, के बारे में अधिक जानकारी प्राप्त करना।

संस्कृति पर्यटन : पर्यटकों को स्थानीय संस्कृति विषयक गतिविधियों जैसे अनुष्ठानों और उत्सवों में हिस्सा लेने का अवसर प्रदान करना।

प्रकृति पर्यटन : ऐसे प्राकृतिक स्थलों की जिम्मेदारी के साथ यात्रा करना, जो पर्यावरण का संरक्षण करते हैं और स्थानीय लोगों के कल्याण में सुधार लाते हैं।

साहसिक पर्यटन : कोई भी ऐसी रचनात्मक गतिविधि साहसिक पर्यटन के अन्तर्गत शामिल है, जो किसी व्यक्ति की क्षमता और अन्तिम सीमा तक उसकी तैयारी का परीक्षण करने का अवसर प्रदान करती है।

भोजन पर्यटन : जहाँ पर्यटकों को हमारे व्यंजनों की विविधता का आनन्द लेने का अवसर मिलता है। इस तरह का पर्यटन भोजन और विभिन्न स्थानों के प्रमुख भोजनों की जानकारी प्राप्त करने में मदद करता है।

समुदाय पारिस्थितिकी पर्यटन : यह ऐसा पर्यटन है, जो किसी उद्देश्य के लिये किया जाता है। यह वास्तव में ऐसे प्राकृतिक स्थलों की जिम्मेदारीपूर्ण यात्रा है, जो पर्यावरण संरक्षण करते हैं और स्थानीय लोगों की खुशहाली में सुधार लाते हैं।

नृजातीय पर्यटन : इसका उद्देश्य विभिन्न संस्कृतियों के क्षितिजों का विस्तार करना है। इसका अनिवार्य लक्ष्य विभिन्न जातीय और सांस्कृतिक जीवनशैलियों और विश्वासों के बारे में जानकारी प्राप्त करना है।

ग्रामीण पर्यटन में बढ़ती रुचि

ग्रामीण पर्यटन कृषि, खेती, स्थानीय शासन आदि के बारे में जानकारी हासिल करने में मदद करता है। ग्रामीण पर्यटन ग्रामीण जीवनशैली के बारे में ऐसे भ्रम दूर करने में सहायक है, जो सामान्यतः शहरी लोगों को होते हैं, जैसे ग्रामीण लोगों का अस्वास्थ्यकर वातावरण में रहना, या ग्रामीण जीवन असुरक्षित होना आदि।

ग्रामीण पर्यटन किसी व्यक्ति को भारत के सुदूर भागों में व्याप्त विविधता की खोज करने का अवसर प्रदान करता है।

भारत सरकार के विभिन्न कार्यक्रम

पर्यटन मंत्रालय ने ऐसे अनेक स्थानों की पहचान की है, जिसका विकास ग्रामीण क्षेत्रों में पर्यटक लक्ष्यों के रूप में किया जा रहा है। ये

ऐसे स्थान हैं, जो अभी तक पर्यटन की दृष्टि से अज्ञात रहे हैं। ऐसे पर्यटक स्थलों के समग्र विकास में मदद करने के लिये मंत्रालय ने विभिन्न कार्यक्रम प्रारम्भ किये हैं, जिनका ब्यौरा नीचे दिया गया है रू–

आधारित सर्किटों के समेकित विकास के लिये स्वदेश दर्शन कार्यक्रम

भारत की समृद्ध सांस्कृतिक, ऐतिहासिक, धार्मिक और प्राकृतिक धरोहर पर्यटन और रोजगार सृजन के विकास के व्यापक अवसर प्रदान करती है। इस क्षमता की समुचित पहचान के लिये केन्द्र सरकार ने 2014–15 के बजट में खास विषयों के बारे में पर्यटक सर्किटों का निर्माण करने का ऐलान किया।

आध्यात्मिक संवर्ध्न के लिये तीर्थयात्रा नवीनीकरण अभियान

तीर्थाटन पर्यटन का एक ऐसा रूप है, जो आंशिक या पूर्ण रूप में धार्मिक भावनाओं को प्रेरित करता है। भारत अनेक धर्मों का देश है, जैसे हिंदू धर्म, इस्लाम, बौद्ध धर्म, सिख धर्म, इसाई धर्म, जैन धर्म और सूफी धर्म। इन सभी धर्मों के देश के विभिन्न भागों में प्रमुख तीर्थस्थल हैं। धर्म और आध्यात्मिकता यात्रा के लिये समान रूप से प्रेरित करते हैं। यही कारण है कि प्रमुख पर्यटक लक्ष्यों का विकास उनके धार्मिक स्थलों, व्यक्तियों और घटनाओं से जुड़े होने के कारण हुआ है।

विशेष पर्यटन अंचल

वर्ष 2017–18 के आम बजट में 5 विशेष पर्यटन अंचलों की घोषणा की गई, जहाँ राज्यों की भागीदारी के साथ विशेष प्रयोजन उद्यमों की स्थापना की जाएगी। इससे दूसरे वैश्विक अतुल्य भारत अभियान की शुरुआत करने में मदद मिलेगी, ताकि आकर्षक पर्यटन लक्ष्य के रूप में भारत की स्थिति सुदृढ़ की जा सके।

ई-पर्यटक वीजा सुविध

अन्तर्राष्ट्रीय पर्यटकों के आगमन को सुविधाजनक बनाने के लिये पर्यटन मंत्रालय, गृह मंत्रालय और विदेश मंत्रालय के साथ मिलकर काम कर रहा है ताकि देश में एक निश्चित अवधि के दौरान वीजा व्यवस्था को आसान बनाया जा सके। ग्रामीण पर्यटन को आकर्षक बनाने के लिये

पर्यटन मंत्रालय एक विशेष उत्पाद के रूप में फार्म पर्यटन को प्रोत्साहित कर रहा है। मंत्रालय, ग्रामीण क्षेत्रों में घरों में ठहरने की व्यवस्था 'होम स्टे' को भी प्रोत्साहित कर रहा है।

ग्रामीण पर्यटन का प्रभाव

बढ़ते ग्रामीण पर्यटन का सबसे महत्त्वपूर्ण प्रभाव अर्थव्यवस्था पर पड़ता है। ग्रामीण भारत में पर्यटकों की बढ़ती संख्या के साथ लोगों के बीच व्यापार का स्तर बढ़ने से उनकी आय का स्तर भी बढ़ेगा। इससे युवाओं के लिये रोजगार के अवसर भी पैदा होंगे।

किसी भी स्थान के परम्परागत हथकरघा और हस्तशिल्प स्थानीय लोगों के लिये गौरव का विषय होते हैं। पर्यटन के माध्यम से पर्यटकों को स्थानीय लोगों से तैयार उत्पाद सीधे खरीदने का लाभ प्राप्त होता है। इसका समूची अर्थव्यवस्था पर सकारात्मक प्रभाव पड़ता है। पर्यटकों के साथ विचारों के आदान–प्रदान से ग्रामीण लोगों में नये विचार सृजित होंगे। इससे शिक्षा, निवारक स्वास्थ्य देखभाल, आधुनिक उपकरणों आदि के प्रति लोगों की रुचि बढ़ेगी। इससे साक्षरता का सर्वत्र प्रसार करने में भी मदद मिलेगी।

अधिकाधिक पर्यटकों द्वारा गाँवों की यात्रा करने से सड़कों के माध्यम से सम्पर्क में सुधार आएगा और सार्वजनिक परिवहन में बढ़ोत्तरी होगी। अभ्यारण्यों और सुरक्षित उद्यानों के निकट रहने वाले ग्रामीण अपने शहरी सहभागियों को प्रकृति के संरक्षण की शिक्षा दे सकते हैं। सदियों से प्रकृति की शरण में रहने के कारण उन्हें प्रकृति के संरक्षण के तौर–तरीकों की जानकारी निश्चित रूप से अधिक होती है।

पर्यटक स्थानीय धार्मिक और परम्परागत अनुष्ठानों में रुचि विकसित कर सकते हैं, जो सामाजिक सद्भाव के प्रेरक के रूप में काम कर सकती है।

नकारात्मक प्रभाव

परन्तु, ग्रामीण पर्यटन पर कुछ नकारात्मक प्रभाव भी पड़ सकते हैं। पर्यटन के लिये सुविधाएँ जुटाने से देहात में बुनियादी ढाँच के विकास में बढ़ोत्तरी होगी। इससे ग्रामीण क्षेत्र में कंक्रीट बढ़ेगा, जिससे उनका

प्राकृतिक सौन्दर्य कम हो सकता है। इसके अलावा, पर्यटकों की बढ़ती संख्या से प्राकृतिक संसाधनों की बर्बादी हो सकती है।

पर्यटन का लोगों की परम्परागत जीविका पर दुष्प्रभाव पड़ सकता है। ग्रामीण आबादी कृषि और अन्य परम्परागत जीविका माध्यमों की बजाए पर्यटन से सम्बद्ध आकर्षक जीविका माध्यमों में स्थानान्तरित हो सकती है। इससे ग्रामीण पर्यटन पर नकारात्मक प्रभाव पड़ सकता है।

सुधार की सम्भावनाएँ

जीवन की प्रत्येक पहलू के सकारात्मक और नकारात्मक दोनों पक्ष होते हैं। स्थायी विकास के लिये यह जरूरी है कि रचनात्मक प्रभाव अधिक हों और नकारात्मक प्रभाव कम पड़ें। यही बात ग्रामीण पर्यटन पर भी लागू होती है।

पर्यटक ग्रामीण क्षेत्रों में सहज महसूस करें, इसके लिये उन्हें उनके गन्तव्य स्थान के बारे में पहले से ही विस्तृत जानकारी प्रदान की जा सकती है। उन्हें किसी क्षेत्र में प्रचलित विशेष रीति–रिवाजों की भी जानकारी दी जा सकती है ताकि वे तदनुरूप अपने को तैयार कर सकें।

गाँवों में बुनियादी ढाँचा और लॉजिस्टिक सुविधाएँ मुहैया कराने की आवश्यकता है। निकटतम रेलवे स्टेशन या राजमार्ग को जोड़ने वाली सड़कों की व्यवस्था से गाँवों तक पहुँच में सुधार किया जा सकता है। इससे पर्यटकों के साथ–साथ ग्रामवासियों को भी लाभ पहुँचेगा, परन्तु यह बेहतर होगा कि ग्रामीण क्षेत्रों में ज्यादा संख्या में होटल या गेस्ट हाउस बनाने की बजाए होम–स्टे (घरों में ठहरने की सुविधा) को तरजीह दी जाए। इससे पर्यटकों को ग्रामीण भारत में प्रचलित स्थानीय व्यंजनों के साथ–साथ परम्परागत पद्धतियों का भी जायका मिलेगा। इससे पर्यटकों को कम समय में ग्रामवासियों के साथ जुड़ने में मदद मिलेगी।

ग्रामीण भारत में पाई जाने वाली वनस्पतियाँ और जीव–जन्तु विद्यार्थियों के लिये सीखने का अच्छा स्रोत हो सकते हैं। विद्यार्थियों को भ्रमण की अनुमति सक्षम प्राधिकारियों की समुचित मंजूरी के बाद दी जा सकती है। इस तरह विद्यार्थी प्रकृति को महत्त्व देना सीखेंगे।

पर्यटन के मामले में भाषा एक महत्त्वपूर्ण मुद्दा हो सकता है। अतः कठिनाई होने की स्थिति में पर्यटकों को दुभाषिए रखने का विकल्प दिया जा सकता है। इस प्रयोजन के लिये दुभाषियों को प्रशिक्षित और योग्य बनाने की आवश्यकता है।

भारत के अधिकतर गाँवों की पारम्परिक पहचान है, जो उन्हें बेजोड़ बनाती है। ऐसे अनेक परम्परागत उत्पादों को भौगोलिक संकेतक या जीआई टैग प्रदान करते हुए मान्यता दी गई है। इनमें कृषि उत्पाद, हस्तशिल्प, वस्त्र उत्पाद, मिठाइयाँ, प्राकृतिक वस्तुएँ, विनिर्मित वस्तुएँ, पवित्र वस्तुएँ आदि शामिल हैं। इन सभी जीआई टैगयुक्त उत्पादों को हमेशा राष्ट्रीय और अन्तर्राष्ट्रीय मंचों पर प्रदर्शित किया जाता है और उनकी बाजार में भारी माँग रहती है। सरकार यह सुनिश्चित करने के उपाय कर सकती है कि पर्यटक इन उत्पादों के बनने, पैक किये जाने और प्रदर्शित किये जाने की समूची प्रक्रिया का प्रत्यक्ष अनुभव कर सकें। इससे पर्यटकों में रुचि और बढ़ेगी और अन्ततः ग्रामीण क्षेत्रों में आने वाले पर्यटकों की संख्या बढ़ेगी। भारत के अनेक राज्य जड़ी–बूटियों और अन्य आयुर्वेदिक उत्पादों की दृष्टि से सम्पन्न हैं, जो चिकित्सा की दृष्टि से अत्यन्त महत्त्वपूर्ण हैं। सरकार ऐसे पर्यटकों को आकर्षित करने के लिये उपयुक्त ढाँचे का विकास कर सकती है, जो भारत के गाँवों में उपचार सुविधाएँ पाने के इच्छुक हों।

जहाँ तक ग्रामीण पर्यटन का प्रश्न है, राज्य सरकारों की भूमिका अत्यन्त महत्त्वपूर्ण है। प्रत्येक राज्य सरकार की पर्यटकों को आकर्षित करने की पृथक क्षमता है। अतः यह जरूरी है कि राज्य सरकारें अपनी इस क्षमता की पहचान करें और ग्रामीण पर्यटन को बढ़ावा देने में केन्द्र सरकार के साथ घनिष्ठ समन्वय स्थापित करें। इससे समूचे देश को पर्यटन क्षेत्र में लाभ पहुँचेगा।

पर्यटकों को इस बात की अग्रिम जानकारी दी जा सकती है कि वे ऐसे स्थानीय मुद्दों में न उलझें, जिनसे कानून–व्यवस्था की समस्याएँ पैदा होने की आशंका हो। सरकार पर्यटकों के बीच सर्वेक्षण करा सकती है और उनके लक्षित पर्यटक–स्थल के बारे में उनकी भावनाएँ जान सकती है। उनके फीडबैक के आधार पर पर्यटन में सुधार लाने के उपाय किये जा सकते हैं।

ग्रामीण पर्यटन में संभवनाएं

समूचे विश्व में आज पर्यटन उद्योग विचार और मान्यताओं की दृष्टि से बड़े बदलाव के दौर से गुजर रहा है। लोगों की क्रयशक्ति में भारी बढ़ोत्तरी और यात्रा के तेज व सस्ते साधनों के उपलब्ध हो जाने से अब लोग अधिक संख्या में देश–विदेश की यात्राएँ करने लगे हैं। इस तरह की यात्राओं का उद्देश्य आमतौर पर फुर्सत के पलों का आनन्द उठाना होता है। वैसे अब ऐसे लोगों की संख्या भी लगातार बढ़ रही है जो नई–नई बातें जानने–समझने और विभिन्न प्रकार की संस्कृतियों, खान–पान के तौर–तरीकों, परम्पराओं आदि का अनुभव प्राप्त करने के लिये सैर–सपाटे पर निकलते हैं। इस तरह की यात्राओं को 'अनुभवमूलक यात्राओं' के रूप में जाना जाता है। आज के विचारशील पर्यटक पूरी जाँच–पड़ताल के बाद सैर–सपाटे के लिये दूर–दराज की अनजान जगहों की यात्राएँ करने को उत्सुक रहते हैं ताकि उन्हें अनोखा यात्रा अनुभव हासिल हो। अब पर्यटक ज्यादा जिम्मेदार भी हो गये हैं और जहाँ की यात्रा पर जाते हैं वहाँ के जन समुदाय को अपने सुखद अनुभवों के बदले में कुछ लौटाना चाहते हैं। वे मेजबान समुदाय से संवाद स्थापित करना चाहते हैं ताकि उस क्षेत्र के विकास में कुछ भागीदारी निभा सकें।

जैसाकि हम सब जानते ही हैं, भारत में पर्यटन की दृष्टि से आकर्षण के केन्द्र दूर–दूर तक फैले हैं और उनमें व्यापक विविधताएँ हैं। हमारी अति प्राचीन सामासिक संस्कृति ही पर्यटकों के आकर्षण का प्रमुख केन्द्र है। हमारे देश में पर्यटन स्थलों की कोई कमी नहीं है। प्रेम के शाश्वत प्रतीक ताजमहल से लेकर दक्षिण भारत के मन्दिरों और राजस्थान के भव्य किलों जैसे स्मारक देशभर में फैले हुए हैं। इसी तरह बर्फ से ढकी हिमालय की चोटियाँ, घने जंगल, सुनहरे तट और रेतीले मरुस्थल भारत को पर्यटकों के लिये सही मायने में 'अतुल्य' गन्तव्य बनाते हैं। चिकित्सा, आरोग्य और गोल्फ जैसे खेलों के खास मकसद से यात्रा करने वाले पर्यटकों के लिये भी भारत के पास देने को बहुत कुछ है।

महात्मा गाँधी ने एक बार कहा था कि भारत गाँवों में बसता है। भारत का ग्राम्य जीवन 'असली भारत' की तस्वीर प्रस्तुत करता है। हमारे गाँव देश की संस्कृति और परम्पराओं का खजाना हैं। महानगरों की

गहमा–गहमी से दूर गाँवों में जीवन को अपेक्षाकृत सहज गति से जीने का अनुभव मन में नई स्फूर्ति का संचार करता है। हमारी अनोखी कलाओं और शिल्प के सिद्धहस्त कलाकार और दस्तकार गाँवों में ही निवास करते हैं और कलाओं व शिल्प को अपने मूल रूप में अब तक सहेज कर रखे हुए हैं। ये कलाएँ व शिल्प शहरों में मुश्किल से ही दिखाई पड़ती हैं। यह बात भी किसी से छिपी नहीं है कि ग्रामीण क्षेत्रों में रहने वाले आमतौर पर कृषक समाज के लोग हैं और कई बार उनकी आमदनी शहरों में रहने वालों की तुलना में कम होती है। गाँवों में पर्याप्त संख्या में रोजगार के अवसर उपलब्ध नहीं हैं और बेहतर अवसरों की तलाश में शहरों को पलायन करने वाले युवक–युवतियों की संख्या लगातार बढ़ती जा रही है। नतीजा यह हुआ है कि गाँवों की कुछ परम्परागत कलाएँ और शिल्प धीरे–धीरे विलुप्त होते जा रहे हैं।

ग्रामीण पर्यटन एक ऐसा समाधान है जो ऊपर उठाए गए सभी सवालों के उत्तर दे सकता है। इस तरह के पर्यटन में पर्यटक ग्रामीण जीवनशैली में सक्रिय होकर भागीदारी निभाते हैं। वे किसी ग्रामीण स्थान तक पहुँचते हैं और गाँव की दिन–प्रतिदिन की गतिविधियों में भाग लेते हुए वहाँ के जीवन का प्रत्यक्ष अनुभव प्राप्त करते हैं। इससे उन्हें उस क्षेत्र की परम्पराओं और संस्कृति को आत्मसात करने का अवसर भी प्राप्त होता है। ग्रामीण पर्यटन में पर्यटक रात को गाँव में ठहरता है जिससे उसे गाँव की अनोखी जीवनशैली की झलक बहुत नजदीक से देखने को मिलती है। इससे ग्रामीण समाज को भी फायदा होता है क्योंकि आमतौर पर खेती या कम कौशल वाले व्यवसायों पर निर्भर इन लोगों को पर्यटन से अपनी आमदनी बढ़ाने का अवसर मिलता है। ग्रामीण पर्यटन से गाँव के लोग मेहमानों की संस्कृति के सम्पर्क में आते हैं जिससे उनकी जानकारियों के दायरे का विस्तार होता है और वे पर्यटक की संस्कृति की भी कुछ बातों को ग्रहण कर सकते हैं। ग्रामीण पर्यटन के कई मामलों में स्वैच्छिक सेवा का पुट भी रहता है और पर्यटक स्थानीय स्कूल में पढ़ाकर या खेती–बाड़ी में हाथ बँटाकर स्थानीय लोगों की मदद भी करते हैं।

पर्यटन पर्यटकों को नये तरह का अनुभव दिलाने के लिहाज से पर्यटन मंत्रालय ने ग्रामीण पर्यटन बड़ा उपयोगी पाया है। इसके अलावा

पर्यटन उत्पादों में विविधता लाने, ग्रामीण समुदाय की आमदनी बढ़ाने और लुप्त होती जा रही ग्रामीण कला विधाओं के संरक्षण में भी ग्रामीण पर्यटन से बड़ी मदद मिल रही है। संयुक्त राष्ट्र विकास कार्यक्रम की सहायता से 2003–04 में देशभर के 31 गाँवों में परीक्षण परियोजना के तौर पर एंडोजीनस टूरिज्म प्रोजेक्ट यानी अन्तर्जात पर्यटन परियोजना शुरू की गई। इसके लिये गाँवों का चयन सुस्थापित टूरिस्ट सर्किटों से उनकी निकटता और किसी अनोखी कलाधशिल्प या संस्कृति की उपस्थिति को ध्यान में रखकर किया गया ताकि उस जगह की विशिष्टता के रूप में बाजार में उसका लाभ उठाया जा सके। बाद में, संयुक्त राष्ट्र विकास कार्यक्रम के परियोजना से अलग हो जाने पर भी पर्यटन मंत्रालय ने इस परियोजना के लिये विभिन्न योजनओं के माध्यम से धन देना जारी रखा और उत्पाद अवसरंचना विकास तथा स्वदेश दर्शन कार्यक्रम के जरिये परियोजना चलती रही।

ग्रामीण पर्यटन मॉडल की कई गौरव गाथाएँ सामने आई हैं और इसके अन्तर्गत कई परियोजनाएँ वित्तीय दृष्टि से व्यावहारिक साबित हो रही हैं। इनमें से उल्लेखनीय हैं रू गुजरात में होडका गाँव में शाम–ए–सरहद परियोजना। शाम–ए–सरहद एक पर्यटक शिविर का नाम है जिसका निर्माण, स्वामित्व और प्रबन्धन होडका समुदाय के पास है। पर्यटन जन समुदायों को अपने जीवन की गुणवत्ता में सुधार लाने में सक्षम बनाता है। ऐसा आजीविका के और अधिक विकल्प मिलने से होता है और साथ ही इससे स्थानीय समुदाय को अपनी अनोखी संस्कृति के विकास और संरक्षण का भी अवसर प्राप्त होता है।

कई अन्य राज्यों ने भी अब इस अवधारणा को अपना लिया है। ग्रामीण पर्यटन के मॉडल के विकास में केरल हमेशा अग्रणी रहा है और राज्य में 'उत्तरदायी पर्यटन' के वृहतर दायरे में ग्रामीण पर्यटन का विकास किया गया है। केरल में कुमारकोम, वायनाड और अन्य स्थानों पर उत्तरदायी पर्यटन की पुरस्कृत परियोजनाएँ एक अनोखे मॉडल के रूप में उभरकर सामने आई हैं। इनमें आगन्तुकों को ग्रामीण जीवन का आनन्द लेने का मौका मिलता है और पर्यटन से जुड़े स्थानीय लोग कथा सुनाने वाले सूत्रधार की भूमिका में रहते हैं। इससे गाँव के लोगों में ग्रामीण

जीवन के अपने तौर–तरीकों के बारे में गौरव की भावना पैदा होती है। यही भावना उन्हें अपने परम्परागत तौर–तरीकों पर कायम रहने और शहरी जीवनशैली की नकल करने से रोकती है।

एक अन्य प्रेरक कथा सिक्किम से है जहाँ कई ग्रामीण समुदायों को सशक्त बनाकर होम स्टे यानी पर्यटकों को घर में ठहराने के कार्यक्रमों के जरिये पर्यटक उत्पादों का परम्परागत पर्यटन स्थलों से हटकर अन्य स्थानों पर भी सामान रूप से विस्तार करने का प्रयास किया गया है। इससे पर्यटन उत्पादों की क्षमता बढ़ाने में भी मदद मिली है। भारत के पहले ऑर्गेनिक राज्य के रूप में ख्याति अर्जित करने के बाद सिक्किम अपनी ग्रामीण पर्यटन क्षमताओं का भी भरपूर फायदा उठा रहा है। विकास के इस तरह के मॉडलों में समाज के सबसे निचले स्तर पर सामुदायिक भागीदारी होती है और हर एक व्यक्ति को समूची प्रक्रिया में बराबरी का अवसर मिलता है।

इको–विलेजसरकारी प्रयासों की सफलता के बाद निजी क्षेत्र की तरफ से भी कुछ उल्लेखनीय पहल की गई है। समोद और मंडावा सहित राजस्थान में सार्वजनिक–निजी भागीदारी के मॉडल पर आधारित कुछ परियोजनाएँ सामने आई हैं। इसी तरह महाराष्ट्र में गोवर्धन इको–विलेज भी उल्लेखनीय है जिसने पिछले साल नवसृजन के लिये संयुक्त राष्ट्र के विश्व पर्यटन संगठन का यूलीसीज पुरस्कार जीता। इस संगठन ने गाँव को एक ऐसे समुदाय के रूप में विकसित किया है जिसका पर्यटकों के साथ एक–दूसरे पर आश्रित सहजीवी सम्बन्ध है। इसने सामुदायिक भागीदारी को बढ़ाया है और एक जमाने में पिछड़े हुए इस इलाके के लोगों की आमदनी और शिक्षा के स्तर को उन्नत बनाने में मदद की है।

इसलिये देशभर में ग्रामीण पर्यटन और ग्राम जीवन के अनुभव की अवधारणा के विकास के लिये पर्याप्त गुंजाईश है। फिर भी, इसमें कुछ चुनौतियाँ भी हैं और सबसे बड़ी चुनौती तो मार्केटिंग यानी विपणन की है। ग्रामीण समुदायों के पास स्वाभाविक रूप से उत्पादों की देश–विदेश में मार्केटिंग के लिये बहुत कम अवसर होते हैं। इसलिये विपणन का पर्याप्त आधारभूत ढाँचा न होने से जो परियोजनाएँ पारम्परिक पर्यटन सर्किट से जुड़ी नहीं हैं, वे बहुत अच्छा प्रदर्शन नहीं कर पायी हैं। पर्यटन मंत्रालय

ने ग्रामीण पर्यटन–स्थलों को अपनी वेबसाइट में प्रमुखता से स्थान देकर ग्रामीण पर्यटन के विपणन के प्रयासों में अपना योगदान किया है। केरल का ग्रामीण पर्यटन मिशन राज्य सरकार द्वारा किये जा रहे सफल विपणन प्रयासों का एक अन्य उदाहरण है। टूर ऑपरेटरों को अन्ततः ग्रामीण पर्यटन स्थलों को संरक्षण देना ही होगा और उन्हें वित्तीय दृष्टि से सफल बनाने के लिये अपनी यात्रा–सूची में शामिल करना होगा। इसलिये घरेलू और अन्तर्राष्ट्रीय दोनों ही स्तरों पर इस तरह के और प्रयास करने की आवश्यकता है।

महात्मा गाँधी का एक और उद्धरण है : "अगर गाँव नष्ट गये तो भारत नष्ट हो जायेगा।" इसलिये हमारे लिये यह अत्यन्त आवश्यक है कि गाँवों का संरक्षण किया जाए और आने वाली पीढ़ियों के लिये गाँवों की सरल जीवनशैली को सम्भालकर रखा जाये। ग्रामीण और उत्तरदायी पर्यटन से इस परम्परा को बचाये रखने में बड़ी मदद मिल सकती है।

सांस्कृतिक विरासत संजोता ग्रामीण पर्यटन

ग्रामीण पर्यटन या रूरल टूरिज्म का दौर देश के लिये बहुत पुराना नहीं है, लेकिन इसमें कोई शक नहीं कि अब यह तेज रफ्तार से बढ़ रहा है। पर्यटन एक उद्योग के तौर पर वैसे भी देश और विभिन्न राज्य सरकारों के लिये प्राथमिकता सूची में शीर्ष पर है क्योंकि इससे देश की अर्थव्यवस्था और रोजगार के क्षेत्र में बड़ा योगदान हासिल होता है।

ग्रामीण पर्यटन दरअसल अपने आप में भी एक विस्तृत क्षेत्र है, जिसमें कई प्रकार का पर्यटन शामिल होता है। मोटे तौर पर इसके तहत दो तरह की गतिविधियाँ शामिल होती हैं, पहला फार्म टूरिज्म यानी वह सेटअप जिसमें पर्यटकों को खेती के तौर–तरीकों का अनुभव कराया जाता है और दूसरा, रूरल टूरिज्म यानी वह व्यवस्था जिसमें पर्यटक ग्रामीण जनजीवन को महसूस करते हैं। लेकिन इसके अन्दर भी कई सारे थीम हो सकते हैं। जैसे, हिमाचल प्रदेश के कुल्लू जिले में नग्गर गाँव महिला सशक्तीकरण के एक आदर्श पोस्टर के तौर पर चर्चित हुआ है, वहीं गुजरात के कच्छ में होडका गाँव को पर्यटन से आय बढ़ाने के एक मॉडल की पहचान मिली है। पंजाब में अमृतसर से दो घंटे की दूरी पर विकसित एक केन्द्र ग्रामीण पर्यटन का ऐसा स्वरूप पेश करता है, जहाँ पर्यटकों को ट्रैक्टर की सवारी

से लेकर, हल चलाने और गाय का दूध दुहने तक का अनुभव समेटने का मौका मिलता है। तो जाहिर है कि ग्रामीण पर्यटन का फलक हिल स्टेशनों और धार्मिक व सांस्कृतिक महत्त्व के केन्द्रों के पर्यटन से कहीं ज्यादा जटिल, प्रभावकारी और व्यापक है। आइये देखते हैं कि ग्रामीण पर्यटन क्यों केवल आमदनी बढ़ाने के तौर पर ही नहीं, बल्कि आर्थिक और सामाजिक तौर पर भी समग्र विकास का एक प्रभावी माध्यम हो सकता है :

1. सामाजिक प्रभाव : ग्रामीण पर्यटन गाँव के लोगों को बाहरी दुनिया से जोड़ने का एक बहुत ही सरल और सशक्त माध्यम है। जब शहरी और विदेशी पर्यटक गाँवों में आते हैं, तब वे अपने साथ अलग–अलग सभ्यताओं, संस्कृतियों, सोच और नजरियों की छाप भी लेकर आते हैं। इनसे सम्पर्क में आने के कारण न केवल ग्रामीणों का सामाजिक–सांस्कृतिक दायरा फैलता है, बल्कि पर्यटक भी उस स्थान की लोकभाषा, लोक संस्कृति, रहन–सहन और सोच का प्रभाव अपने साथ लेकर लौटते हैं। किसी देश की सांस्कृतिक विरासत को फैलाने के लिये ग्रामीण पर्यटन से बेहतर कोई माध्यम नहीं हो सकता।

जब विदेशी पर्यटक किसी गाँव में पर्यटक के तौर पर जाते हैं और आरती के साथ लोकनृत्य के जरिये उनका स्वागत होता है, आग्रहपूर्वक उन्हें एक पंक्ति में बिठाकर खिलाया जाता है, तो उस अनुभव को वे विदेशी ताउम्र अपने मन में संजोकर हमेशा के लिये देश के सांस्कृतिक राजदूत का काम करते हैं। इसलिये ग्रामीण पर्यटन सोच और समझ को व्यापक बनाने में दोतरफा तौर पर काम करता है।

2. बुनियादी ढाँचागत विकास : जब हम ग्रामीण पर्यटन की बात करते हैं, तो दरअसल हम स्थान और परिवेश की बात करते हैं। क्योंकि इन दोनों के अलावा व्यवस्था और प्रबन्धन के लिहाज से ग्रामीण पर्यटन में शहरों की ही तरह पर्यटकों की सुविधा और सुख का ख्याल रखना होता है। इसके लिये ग्रामीण पर्यटन का केन्द्र बनाने वाले गाँव में एक स्वस्थ और सुविधा–युक्त जीवन के लिहाज से बुनियादी ढाँचा विकसित करना होता है। वहाँ तक पहुँचने के लिये अच्छी सड़कें तैयार करनी होती हैं। पीने का शुद्ध पानी और बिजली की सप्लाई सुनिश्चित करनी होती है। इन व्यवस्थाओं को तैयार करने के सिलसिले में न केवल पर्यटन का केन्द्र

बनने वाला गाँव, बल्कि नजदीक के बड़े शहर से वहाँ तक के बीच में पड़ने वाले सारे भू–भाग को इसका फायदा होता है। अच्छी सड़कें बनने से वह इलाका शहरों से सीधे जुड़ता है और बिजली की आपूर्ति बेहतर होने से छोटे–छोटे कई उद्योग–धन्धे भी विकसित होते हैं।

3. आर्थिक प्रभाव : यह किसी भी पर्यटन का सबसे दृश्य प्रभाव है। ग्रामीण पर्यटन में इसका सीमान्त महत्त्व और अधिक बढ़ जाता है क्योंकि वहाँ लोगों के पास आय को बढ़ाने के साधन सीमित होते हैं। यह प्रभाव सबसे अहम रोजगार के क्षेत्र में नजर आता है क्योंकि इसमें सेवा क्षेत्र से जुड़े कई रोजगार पैदा होते हैं। साथ ही ग्रामीण उद्यमियों के लिये कम निवेश में अपना कारोबार खड़ा करने का भी यह शानदार अवसर उपलब्ध कराता है। शहर से पर्यटन केन्द्र बने गाँव तक पर्यटकों को लाने–ले जाने के लिये ट्रांसपोर्ट नेटवर्क तैयार करने से लेकर उनके भोजन, निवास और मनोरंजन तक के प्रबन्ध में कई छोटे–बड़े ऐसे मौके खड़े होते हैं, जहाँ जुड़कर गाँववासी अपनी आमदनी में बढ़ोत्तरी कर सकते हैं। इनके अलावा, जहाँ बड़े निवेश की जरूरत होती है, वहाँ बाहर से भी पूँजी, नये आइडिया और नये व्यवसायी आते हैं, जिससे रोजगार के मौके पैदा होते हैं।

नये कारोबार और नये रोजगार के साथ ग्रामीण पर्यटन नई दक्षताएँ भी विकसित करता है। प्रशिक्षण और जागरुकता के कारण ग्रामीणों के बीच सूचना प्रौद्योगिकी (आईटी) और आतिथ्य (हॉस्पिटैलिटी) जैसी कुलीन क्षमताएँ भी पैदा करता है। इससे कुल मिलाकर वहाँ के समाज की योग्यता में बढ़ोत्तरी होती है और उसकी आजीविका का दायरा बढ़ता है। साथ ही पर्यटन–जनित रोजगार में महिलाओं की भूमिका पुरुषों के बराबर या कई जगहों पर कहीं ज्यादा होती है। इससे भी एक ओर तो महिलाओं की आर्थिक स्वतंत्रता बढ़ने से उनके सशक्तीकरण को काफी बल मिलता है, वहीं उन्हें सामाजिक सम्मान भी हासिल होता है।

4. सांस्कृतिक प्रभाव : पर्यटकों के लिये ग्रामीण पर्यटन का सबसे बड़ा आकर्षण गाँवपना होता है। गाँव में एक कुम्हार का काम देखने का इच्छुक पर्यटक मोटर से चल रही चक्की पर बन रहे बर्तनों के लिये शायद एक ढेला भी खर्च न करे। उसे लुभाने के लिये एक कुम्हार की कला

का सजीव प्रदर्शन चाहिए। इसी तरह अलग–अलग क्षेत्रों की सांस्कृतिक विशेषता को जाहिर करने वाली वेशभूषा, केश–सज्जा, आभूषण इत्यादि जो अब धीरे–धीरे आधुनिकता की चमक में गँवारपन की निशानी करार देकर धीरे–धीरे लुप्तप्राय हो रहे थे, अब एकाएक सजीव होने लगे हैं। पूरा राजस्थान ऐसे उदाहरणों से भरा पड़ा है, जहाँ सांस्कृतिक विरासत की धरोहरों की उधड़ती परतों को पर्यटन की गोंद ने फिर से चिपकाया है और पर्यटकों की रुचियों ने जिन पर रंग–रोगन किया है। इस सांस्कृतिक संरक्षण का एक अभिन्न हिस्सा गाँववासियों में उनकी ऐतिहासिक विरासत को लेकर पैदा होने वाला गौरव–भाव है, जो पर्यटकों के लिये उनके 'गाँवपन' को और ज्यादा नैसर्गिक और आकर्षक बनाता है।

इनके अलावा पर्यावरण संरक्षण जैसे कुछ वे फायदे भी हैं, जो सीधे तौर पर कम दिखते हैं, लेकिन जिनकी अहमियत काफी है। गाँवों में पर्यटन को बढ़ावा देने के लिये प्राकृतिक माहौल कायम रखने की कोशिश की जाती है। हरियाली और पेड़–पौधों का संरक्षण किया जाता है और जंगल कायम कर पर्यटकों को प्रकृति से करीबी अनुभव कराया जाता है। ये सारी कोशिशें आखिरकार पर्यावरण संरक्षण की दिशा में एक महत्त्वपूर्ण योगदान देती हैं।

अब एक नजर डालते हैं देश में मौजूद ग्रामीण पर्यटन के कुछ नामचीन केन्द्रों पर और ऊपर बात किये गये फायदों और असर को व्यावहारिक अर्थों में समझने की कोशिश करते हैं :

1. गुजरात के कच्छ के रण में 'कच्छ एडवेंचर्स इंडिया' ग्रामीण पर्यटन का एक शानदार नमूना है। साल में लगभग साढ़े तीन महीने तक चलने वाले 'रण उत्सव' के नाम से विख्यात इस पर्यटन मेले में देश–विदेश से आने वाले पर्यटकों को एक ही जगह गुजरात के तमाम कलाकारों की जीवन्त कलात्मकता देखने को मिल जाती है। दूर–दूर तक फैले श्वेत मरुस्थल के एक कोने पर बसे मिट्टी के घरों में रहने और तारों से भरी रात में साफ आसमान के नीचे चारपाई पर सोने का अनुभव यहाँ आने वाले पर्यटकों के दिल में गुजरात को हमेशा जिन्दा रखता है। खास बात यह है कि ये पूरा आयोजन होडका गाँव की ग्राम पर्यटन समिति द्वारा ही चलाया जाता है।

2. हिमाचल प्रदेश की स्पीति घाटी अपने यहाँ आने वाले पर्यटकों को बौद्ध मठों, विलेज ट्रेकिंग, याक सफारी, विलेज होमस्टे और सांस्कृतिक कार्यक्रमों की शानदार सौगात देती है। यहाँ के पर्यटन कार्यक्रमों का आयोजन करने वाला इकोस्फेयर स्पीति संगठन यहाँ के स्थानीय समुदायों के साथ काफी गहराई से जुड़ा है और उनके साथ मिलकर ही सारी व्यवस्था करता है। इससे न केवल पर्यटकों को हिमाचल और लद्दाख की एक समन्वित संस्कृति का अनूठा अनुभव होता है, बल्कि स्थानीय समुदायों की आर्थिक–सामाजिक स्थिति में भी सकारात्मक बदलाव सम्भव हुआ है।

3. पश्चिम बंगाल में सुन्दरबन को यूनेस्को ने अन्तर्राष्ट्रीय विरासत वाली जगह घोषित किया है। यह दुनिया का सबसे बड़ा मैंग्रोव जंगल है, जहाँ के बाघ अपने आकार और भव्यता के लिये खास जाने जाते हैं। सुंदरबन के भारतीय हिस्से में 102 द्वीप हैं, जिनमें से केवल आधे से कुछ ज्यादा ही आबाद हैं। यहाँ का ग्रामीण जीवन बहुत चुनौतीपूर्ण है क्योंकि यहाँ न तो पीने के पानी की उपलब्धता है, न बिजली, रोड और गाड़ियाँ हैं। लोग मिट्टी और फूस के बने घरों में रहते हैं और निरन्तर बाघों के हमले के साये में जीते हैं। सुंदरबन के ऐसे जंगलों में कई इको रिसॉर्ट हैं, जो स्थानीय समुदायों द्वारा चलाये जाते हैं। इस विशेष रिसॉर्ट में स्थानीय स्टाइल में बनी छह झोपड़ियाँ हैं, जो धान के खेतों से घिरी हैं। यहाँ रहने वाले पर्यटक ग्रामीण गतिविधियों में हिस्सा ले सकते हैं और देसी नावों में बैठकर पतले घुमावदार जलमार्गों में अद्भुत अनुभव ले सकते हैं।

4. ग्रामीण पर्यटन का किसी जगह की कला पर असर देखना हो, तो कांगड़ा घाटी के गुनेहर गाँव में देखा जा सकता है। हिमाचल प्रदेश के इस गाँव में जर्मन मूल के भारतीय कला प्रेमी फ्रैंक श्लिष्टमैन ने एक परियोजना की शुरुआत की थी, जिसने देखते–देखते इस भूले–बिसरे गाँव को एक प्रसिद्ध कला केन्द्र में बदल दिया। इस गाँव में आज एक आर्ट गैलरी, कारोबारियों

के 70 पुराने घरों का जीर्णोद्धार कर बनाया गया इकोलॉजिकल बूटिक, गेस्ट हाउस और एक फ्यूजन रेस्टोरेंट है। यहाँ अक्सर कला समारोह आयोजित किये जाते हैं। इस गाँव में मूलतः गद्दी और बारा भंगाली जनजाति के लोग रहते हैं जो दरअसल भेड़ चराने वाली प्रजाति है। पर्यटकों को उनके बीच रहने और उनकी जीवनशैली देखने का मौका मिलता है।

5. जोधपुर से 40 मिनट की दूरी पर स्थित बिश्नोई गाँव ग्रामीण राजस्थान का वो बेहतरीन अनुभव पर्यटकों को देता है, जो वैसे महसूस कर पाना नामुमकिन है। बिश्नोई समाज इस हद तक प्रकृति प्रेमी है कि हिन्दू होने के बावजूद केवल पेड़ों के संरक्षण की दृष्टि से अपने मृतकों को जलाने की जगह दफनाना पसन्द करता है। यहाँ पाश्चात्य जीवनशैली की सुविधाओं से युक्त पारम्परिक निवास हैं जहाँ पर्यटकों को बुनकर समाज के साथ रहने और उनके जीवन को निकट से देखने का मौका मिलता है। यहाँ आने वाले पर्यटकों को राजस्थान का विख्यात आतिथ्य और घर में बना हुआ शानदार भोजन मिलता है। लोकनृत्य से उनका स्वागत होता है, बिश्नोई गाँव की जीप सफारी, ऊँट सफारी और विलेज ट्रेकिंग के अलावा पर्यटकों के लिये यहाँ खास अफीम उत्सव का भी आयोजन किया जाता है, जो यहाँ के ग्राम्य जीवन का सहज पारम्परिक हिस्सा है।

6. पंजाब में लुधियाना के निकट आयोजित होने वाला सालाना किला रायपुर खेल उत्सव पंजाबी लोक परम्पराओं और लोक–संस्कृति को समझने–जीने का एक अद्भुत अवसर देता है। 1933 से चल रहे उत्सव में ग्राम्य जीवन में शारीरिक शक्ति का महत्त्व दर्शाने वाली कई प्रतियोगिताएँ शामिल होती हैं, जैसे दाँतों से मोटरसाइकिल उठाना, बालों से ट्रैक्टर खींचना इत्यादि। बैलगाड़ी की दौड़ यहाँ का एक प्रमुख आकर्षण होता है और भांगड़ा सहित लोकगीतों की महफिल के साथ पंजाबी थाली का स्वाद पर्यटकों को भारतीय संस्कृति के एक समृद्ध स्वरूप का दर्शन करा जाता है।

7. पूर्वोत्तर भारत का जिक्र इस सन्दर्भ में खासतौर पर किया जा सकता है, जहाँ हाल ही में सरकारों ने इको टूरिज्म पर विशेष जोर देना शुरू किया है। सिक्किम सहित पूर्वोत्तर के राज्य शेष दुनिया के लोगों के लिये कमोबेश अनजाने और अछूते ही रहे हैं। यहाँ की स्थानीय जनजातियाँ पर्यटकों के लिये एक बिल्कुल ही अनछुए परिवेश, जीवनशैली और संस्कृति का दरवाजा खोलती हैं।

ग्रामीण पर्यटन के ऐसे ही व्यापक महत्त्व को समझते हुए न केवल भारत की केन्द्र और तमाम राज्य सरकारों ने हालिया वर्षों में ग्रामीण पर्यटन पर खास ध्यान देना शुरू किया है, बल्कि इसकी कारोबारी क्षमता ने निजी क्षेत्र को भी इस ओर आकर्षित किया है। वर्ष 2005 में शुरू हुए ग्रासरूट्स ने ग्रामीण भारत में आजीविका के 10 लाख मौके पैदा करने के लक्ष्य के साथ रूरल टूरिज्म को बढ़ावा देने का काम शुरू किया। तब से संस्था ने 3 राज्यों के 12 गाँवों में 500 परिवारों के साथ ग्रामीण पर्यटन कार्यक्रम शुरू किये हैं, जहाँ प्रकृति, खेती, ग्रामीण जीवनशैली, ग्रामीण खेल और कार्यशालाओं के माध्यम से पर्यटकों को एक बेहतरीन अनुभव दिया जाता है और बदले में ग्रामीणों के लिये रोजगार के अवसर पैदा किये जाते हैं।

5

पर्यावरण-पर्यटन

'इको–टूरिज्म' या पारिस्थितिकी–पर्यटन दो अलग–अलग अवधारण ाओं यानी पारिस्थितिकी और पर्यटन का सम्मिश्रण हैं। किन्तु इन्हें एक साथ रखकर पारिस्थितिकी–संरक्षण और पर्यटन–विकास दोनों का ही महत्व बढ़ जाता है। जहाँ एक ओर पर्यटन को राजस्व अर्जित करने और स्थानीय लोगों के लिये रोजगार के अवसर पैदा करने की दृष्टि से महत्त्वपूर्ण समझा जा रहा हैय वहीं धरती की पारिस्थितिकी प्रणाली के संरक्षण के लिये पारिस्थितिकी परिप्रेक्ष्य को अनिवार्य माना जा रहा है। इस तरह पारिस्थितिकी–पर्यटन ने प्राकृतिक और सांस्कृतिक संसाधनों के संरक्षण और पर्यटन के विकास में रचनात्मक योगदानकर्ता के रूप में विश्व समुदाय का ध्यान आकर्षित किया है। पर्वतमालाएँ अपनी भव्यता, प्राकृतिक सौन्दर्य और बेजोड़ पारिस्थितिकी प्रणाली की दृष्टि से चूँकि पर्यटकों के आकर्षण का विशेष केन्द्र हैं, अतः उन्हें पारिस्थितिकी–प्रेमी पर्यटक गतिविधियों के लिये स्वर्ग समझा जाता है। ये गतिविधियाँ सामान्यतः बाहरी और साहसिक होती हैं।

सामान्यतः पारिस्थितिकी–पर्यटन का अर्थ है पर्यटन का प्रबंध इस ढंग से करना कि मानव प्रकृति के आन्तरिक सन्तुलन को क्षति पहुँचाए बिना उससे अधिकतम लाभ प्राप्त करें। इसका लक्ष्य प्रकृति के साथ मानव का रिश्ता फिर से जोड़ना और यह सुनिश्चित करना है कि स्थानीय समुदायों की जरूरतें पूरी हों, तथा उनकी स्थानीय संस्कृति और परम्पराएँ

अक्षुण्ण रहें। पारिस्थितिकी–पर्यटन, पर्यटन उद्योग के पूर्ण एकीकरण को मान्यता प्रदान करता है ताकि यात्रा और पर्यटन क्षेत्री लोगों की आय का स्रोत बनें, साथ ही स्थानीय लोग पृथ्वी की पारिस्थितिकी प्रणाली के संरक्षण सुरक्षा और बहाली में योगदान करें। इस तरह पर्यावरण–संरक्षण स्थाई पर्यटन का महत्त्वपूर्ण अंग बन गया है। यह महत्त्वपूर्ण बात है कि पारिस्थितिकी परिप्रेक्ष्य और पर्यटन जरूरतें आपस में इस तरह जुड़ी हैं कि वे सौंदर्यपरक, आर्थिक और सामाजिक जरूरतें तो पूरी करती ही हैं, सांस्कृतिक एकता, अनिवार्य पारिस्थितिकी प्रक्रिया, जैव–विविधता और जीवन को स्थाई बनाने वाली प्रणालियाँ भी सुनिश्चित करती हैं।

पारिस्थितकी–पर्यटन को कई तरह से परिभाषित किया गया है, जैसे 'एक आर्थिक प्रक्रिया, जिसमें दुर्लभ और सुन्दर पारिस्थितिकी प्रणालियों का विपणन किया जाता है', अथवा 'वन्य जीवों और अविकसित प्राकृतिक क्षेत्र का आनंद उठाने के विशेष लक्ष्य के लिये पर्यटन' अथवा ''पर्यावरण संस्कृति और उसके प्राकृतिक इतिहास को समझने और इस बात का ध्यान रखने के लिये प्राकृतिक क्षेत्रों की उद्देश्यपूर्ण यात्रा, कि पारिस्थितिकी प्रणाली की अखंडता में बदलाव न आए....''। इन परिभाषाओं से दो विशेष प्रवृत्तियों का पता चता हैरू पहली यह कि पारिस्थितिकी–पर्यटन को एक उपभोक्ता वस्तु माना गया है और दूसरी यह कि पारिस्थितिकी–पर्यटन एक संतुष्टि प्रदान करने वाला अनुभव है। विश्व पर्यटन संगठन (डब्ल्यूटीओ) द्वारा दी गई परिभाषा अधिक उपयुक्त एवं व्यापक है। इसके अनुसार ''पारिस्थितिकी–पर्यटन प्रकृति और उसके वन्य पौधों और जीव–जन्तुओं तथा इन क्षेत्रों में विद्यमान सांस्कृतिक पहलुओं (अतीत और वर्तमान दोनों) के अध्ययन, प्रशंसा और आनंद उठाने के विशेष लक्ष्य से किया जाने वाला ऐसा पर्यटन है जिसमें अपेक्षाकृत अबाधित प्राकृतिक क्षेत्रों की यात्रा की जाती है।'' इस तरह पारिस्थितिकी–पर्यटन पर्यावरण–अनुकूल गतिविधि है, क्योंकि इसमें प्रकृति के प्रति उपभोक्तावादी दृष्टिकोण नहीं अपनाया जाता। इससे पर्यावरण विषयक नैतिकता को बल मिलता है और इस बात की पुख्ता व्यवस्था होती है कि पारिस्थितिकी–पर्यटकों को एक प्रेरणात्मक और भावात्मक संतुष्टि प्राप्त हो क्योंकि इसका लक्ष्य वन्य जीवों और पर्यावरण को लाभ पहुँचाना है। अंततः इससे स्थानीय विकास को प्रोत्साहन मिलता है तथा स्थानीय समुदायों को अधिकार प्राप्त होते हैं।

पारिस्थितिकी–पर्यटन का उस समय लोकप्रियता मिली जब संयुक्त राष्ट्र ने वर्ष 2002 को 'पारिस्थितिकी–पर्यटन और 'पर्वत–श्रेणियों के वर्ष' के रूप में मनाने की घोषणा की। इसका लक्ष्य जन–अधिकारियों, निजी क्षेत्र और सभ्य समाज में इस बात की जागरुकता पैदा करना है कि पारिस्थितिकी–पर्यटन प्राकृतिक और सांस्कृतिक विरासत की रक्षा में योगदान की विशेष क्षमता रखता है। इससे इन क्षेत्रों में जीवनस्तर सुधारने और पारिस्थितिकी–पर्यटन के नियोजन एवं प्रबंधन तकनीकों के सम्प्रेषण में मदद मिलती है। इतना ही नहीं, पर्वत श्रेणियों पर ध्यान केन्द्रित करने के पीछे लक्ष्य यह है कि पर्वतीय क्षेत्रों में तेजी से हो रहे पर्यावरण ह्रास की ओर विश्व समुदाय का ध्यान आकर्षित किया जाए। अनियंत्रित ट्रैकिंग और पर्वतारोहण अभियानों से पर्यावरण को गम्भीर क्षति पहुँची है, जिससे घाटियाँ और पहाड़ कचरा डालने के स्थान बनते जा रहे हैं। शिविरों में ठहरने वाले लोगों के लिये ईंधन की व्यवस्था करने से वनों का तेजी से ह्रास हो रहा है।

अन्तर्राष्ट्रीय पारिस्थितिकी–पर्यटन वर्ष की घोषणा से विश्व स्तर पर पारिस्थितिकी–पर्यटन की समीक्षा करने और स्थाई विकास की दिशा में संगठित प्रयास करने का अवसर मिला है। इसके अतिरिक्त वर्ष 2002 को अन्तर्राष्ट्रीय पारिस्थितिकी–पर्यटन वर्ष घोषित करने का एक लक्ष्य "विभिन्न देशों की समृद्ध सांस्कृतिक विरासत के बारे में अधिक जागरुकता पैदा करना और विभिन्न संस्कृतियों में अंतर्निहित मूल्यों को बेहतर ढंग से समझना और विश्व शांति में योगदान करना" भी है। भारत सरकार ने संयुक्त राष्ट्र घोषणा की भावना के अनुरूप एक नई पर्यटन–नीति तैयार की है, जिसका लक्ष्य "लोगों के बीच बेहतर समझ को बढ़ावा देना, रोजगार के अवसर पैदा करना और समुदाय, खासकर भीतरी और दूरदराज के क्षेत्रों को सामाजिक–आर्थिक लाभ पहुँचाना सन्तुलित एवं सतत विकास की दिशा में प्रयास करना और भारत की सांस्कृतिक विरासत को संरक्षित, समृद्ध और प्रोत्साहित करना" है। नई पर्यटन नीति के प्रारूप में इस कार्यक्रम में लोगों की भागीदारी बढ़ाने के महत्व को स्वीकार किया गया है और इसे एक साझा प्रयास बनाने की बात कहीं गई है ताकि केन्द्र और राज्य सरकार की एजेंसियों के इतर एजेंसियाँ भी लक्ष्य प्राप्ति में मदद कर सकें।

पर्वतीय क्षेत्रों को पारिस्थितिकी–पर्यटन की सम्भावना वाले क्षेत्रों के रूप में विकसित करने के महत्व पर विचार करने से पहले यह उचित होगा कि हम उन गतिवधियों पर नजर डालें जो पारिस्थितिकी–पर्यटन की अवधारणा में शामिल हैं। इन गतिविधियों का दायरा अत्यन्त व्यापक है, जिन्हें 'आउटडोर रिक्रिएशन' यानी 'बाहरी मनोरंजन' कहा जा सकता है जैसे ट्रैकिंग (भ्रमण), हाइकिंग (पैदल सैर), पर्वतारोहण, माउंटेन साइकलिंग, काइएकिंग, पक्षियों को निहारना, नौकायन, रीवर रॉफ्टिंग (नदी–नौकायन), स्कीइंग (बर्फ पर फिसलना), जैविक खोज और वन्य जीव अभ्यारण्यों की यात्रा। इनमें से अधिकतर गतिविधियों का सम्बन्ध पर्यटन से है लेकिन इसमें एक बड़ा अंतर यह है कि साहसिक पर्यटन में जोर प्रकृति के साथ रोमांच पर अधिक रहता है। राफ्टिंग का आनंद उठा रहे व्यक्ति में नदी के प्रति जागरुकता हो भी सकती है और नहीं भी, जबकि एक पारिस्थितिकी–पर्यटक के मन में प्राकृतिक शक्ति के प्रति भावात्मक आकर्षण दिखाई देगा। दूसरे शब्दों में, विलियम वडर्सवर्थ द्वारा दी गई उपमा का इस्तेमाल करते हुए कहा जा सकता है कि राफ्टिंग प्राणि–बल विषयक रोमांचकारी अनुभव है जबकि पारिस्थितिकी–पर्यटन अधिक संवेदनात्मक और परिपक्व दृष्टिकोण है। इसके अलावा साहसिक पर्यटन में आमतौर पर युवा हिस्सा लेते हैं जबकि पारिस्थितिकी–पर्यटन में बुजुर्ग और परिपक्व पर्यटक भी युवाओं का साथ दे सकते हैं।

पारिस्थितिकी–पर्यटन से संतुष्टि सुनिश्चित होती है, और इसका आयोजन छोटे एकरूप समूहों के लिये किया जाता है। इसकी प्रेरणात्मक और भावात्मक दृष्टि मूल्यवान है क्योंकि इसका लक्ष्य प्रकृति को उपभोग्य वस्तु के रूप में देखना नहीं है बल्कि इसकी रक्षा के महत्व को समझना है। इतना ही नहीं पारिस्थितिकी–पर्यटन 'जन–पर्यटन' (मास टूरिज्म) अथवा अधिक सही शब्दों में कहें, तो सैरगाह पर्यटन (रिजॉर्ट टूरिज्म) से भी भिन्न है। सैरगाह पर्यटन में पर्यटक का मुख्य लक्षण सामान्य दिनचर्या से दूर रहना, अवकाश का आनंद लेना, ऐतिहासिक स्थानों या पर्यटक–स्थलों की यात्रा करना और एक अच्छी सैर की स्मृति लेकर लौटना होता है। इनमें अधिसंख्य पर्यटक ऐसे होते हैं जो यात्रा किए गए स्थानों के प्राकृतिक सौंदर्य अथवा उनकी सांस्कृतिक विशिष्टता से अभिभूत या प्रेरित नहीं होते।

पर्वतीय क्षेत्र पारिस्थितिकी–पर्यटन गतिविधियों के संचालन के लिये एक प्रभावकारी कार्य–क्षेत्र उपलब्ध कराते हैं। पर्वतों की बेजोड़ पारिस्थितिकी प्रणाली, उनका उत्कर्ष और विस्मयकारी सुरम्य सौन्दर्य नित्य आकर्षण का स्रोत हैं। वास्तव में ट्रेकिंग, हाइकिंग, पर्वतारोहण जैसी पारिस्थितिकी–पर्यटन की लगभग सभी गतिविधियाँ पर्वतीय इलाकों में आयोजित की जा सकती हैं। पर्वतीय पारिस्थितिकी–पर्यटन की कुछ ऐसी विशेषताएँ हैं जिन पर विचार करना इस सन्दर्भ में अनिवार्य होगा। पर्वतमालाएँ हरियाली की दृष्टि से अत्यन्त समृद्ध क्षेत्र हैं। यहाँ वृक्षों, जड़ी–बूटियों और फूलों की विविधता मन–मोह लेती है। ये हरित क्षेत्र कई मायनों में महत्त्वपूर्ण हैं, जैसे इनसे भू–परिदृश्य का सौन्दर्य बढ़ता है, वे जीव–जन्तुओं और वनस्पतियों का प्राकृतिक वास हैं और पौधों, झाड़ियों और औषधीय गुणों से सम्पन्न जड़ी–बूटियों का खजाना है। स्थानीय निवासी इन हरित क्षेत्रों का सम्मान करते हैं और उन्हें पवित्र उपवन समझकर परम्परागत रूप से उनका संरक्षण करते हैं। भारत में ऐसे हजारों पवित्र उपवन मैदानों और पर्वतीय क्षेत्रों में फैले हुए हैं। हिमालय में शिमला से करीब 12 कि.मी. दूर शिपिन में सबसे बड़ा देवदार उपवन है जहाँ सैकड़ों वर्ष पुराने वृक्ष मौजूद हैं। हिमालय क्षेत्र में ऐसे अनेक उपवन हैं जिनका उल्लेख हमारे प्राचीन धर्म–ग्रंथों में मिलता है। हिमालय हमारी प्राकृतिक और आध्यात्मिक विरासत हैय यह हमारे सर्वोच्च आदर्शों और आकांक्षाओं का प्रतीक है। दुर्भाग्य से हिमालय की पारिस्थितिकी का तेजी से ह्रास हो रहा है। इस पर तत्काल ध्यान देने की आवश्यकता है। मौजूदा हालात में पारिस्थितिकी–पर्यटन के साथ संरक्षण का समुचित प्रबंध करके पर्वतीय पारिस्थितिकी–प्रणाली में मदद की जा सकती है।

पर्वतीय क्षेत्रों में पशु–पक्षियों की अनेक प्रजातियाँ पाई जाती हैं। इन प्रजातियों को अभ्यारण्यों और सुरक्षित वन–क्षेत्रों में उनके प्राकृतिक वातावरण में देखना रोमांचकारी और शिक्षाप्रद अनुभव हो सकता है। उदाहरण के लिये महाराष्ट्र में चिखलदारा सतपुड़ा पर्वतश्रेणी में स्थित है। मिथकीय दृष्टि से देखें तो इसका संबंध महाभारत के कीचक वन से है। चिखलदारा बाघ अभयारण्य है जहाँ कुछ प्राचीन जन–जातियाँ पाई जाती हैं। पारिस्थितिकी–पर्यटन के लिये यह स्थान अत्यन्त आदर्श

है। यहाँ चट्टान शृंखलाएँ, घने जंगल, बाघ और अन्य वन्य जीव तथा स्थानीय जनजातियाँ हैं जिनकी संस्कृति और परम्पराओं का अध्ययन किया जा सकता है। यही बात अन्य स्थानों के बारे में कही जा सकती है जो देशभर में बहुतायत में हैं। पश्चिम घाटों और केरल के पर्वतीय क्षेत्रों में धार्मिक उपवनों के विस्तृत भू–भाग हैं जहाँ मनोरंजनात्मक और सांस्कृतिक गतिविधियों की व्यापक सम्भावनाएँ हैं। पर्वतीय क्षेत्रों के इर्द–गिर्द सम्भावित पारिस्थितिकी–पर्यटन गतिविधियों को निम्नांकित समूहों में रखा जा सकता है :

1. बाहरी गतिविधियों जैसे ट्रैकिंग, हाइकिंग, माउंटेन–साइक्लिंग, पर्वतारोहण, नदी नौकायन आदि छोटे समूहों के लिये।
2. पवित्र वन या उपवनों और विरासत–स्थलों की यात्रा, खासकर इस बात के सजग प्रयासों के साथ कि स्थानीय लोगों के लिये उनका धार्मिक और सांस्कृतिक महत्व क्या है।
3. वन्य जीव जन्तुओं और पक्षी अभ्यारण्यों और राष्ट्रीय उद्यानों की यात्रा।
4. झीलों, घाटियों और जहाँ सम्भव हो बर्फीले पर्वत–शिविरों की यात्रा।
5. स्थानीय समुदायों अथवा उनके पुरातन वातावरण में प्रवास, उनकी परम्पराओं और संस्कृति का पर्यवेक्षण और समीक्षा।

अब सवाल यह है कि पारिस्थितिकी–पर्यटन को कारगर बनाने के लिये क्या कदम उठाए जाएँ कि वह आर्थिक, सामाजिक और पर्यावरण सम्बन्धी तीन कार्यों को पूरा कर सकें? पारिस्थितिकी–पर्यटन की सफलता के कुछ प्रमुख बिन्दु हैं, जिन पर ध्यान दिया जाना चाहिए। यह सुनिश्चित करना अनिवार्य है कि पारिस्थितिकी–पर्यटन का आनंद उठाने के इच्छुक पर्यटकों को छोटे समूहों में ले जाया जा सके। उन्हें पर्यावरण के प्रति जागरुक बनाने और उनमें पर्यावरण के प्रति अनुराग पैदा करने की आवश्यकता है ताकि उन्हें प्रकृति की प्रशंसा करने के लिये प्रेरित किया जा सके। परिस्थितिकी–पर्यटन के लिये चुने गए स्थानों को इस उद्देश्य के लिये अलग किया जाना चाहिए और उनके संरक्षण की अच्छी व्यवस्था की जानी चाहिए।

गतिविधियाँ आयोजित करते समय इस बात का ध्यान रखा जाए कि वे पारिस्थितिकी–अनुकूल हों। ये गतिविधियाँ स्थानीय संस्कृति के भी अनुकूल होनी चाहिए। उनका चयन करते समय यह ध्यान रखा जाना चाहिए कि वे न तो आगन्तुकों की भावनाओं को और न ही स्थानीय लोगों की भावनाओं को ठेस पहुँचाने वाली हों। स्थानीय लोगों को उनकी संस्कृति, परम्पराओं और रीति–रिवाजों की जानकारी के साथ इस उद्यम में प्रमुख कर्ताओं के रूप में शामिल किया जाना चाहिए ताकि उन्हें पूर्ण भागीदारी मिले और वे आगन्तुकों की जिज्ञासाएं संतुष्ट करने में सक्षम हों।

पर्वतीय क्षेत्रों में पारिस्थितिकी–पर्यटन के इस सन्दर्भ में नेपाल का उदाहरण दिया जा सकता है। पर्वतीय राज्य नेपाल को पर्यटकों, खासकर ऐवरेस्ट, अन्नपूर्णा और अन्य पर्वतशिखरों पर जाने वाले यात्रियों के निरंतर आगमन से उत्पन्न एक खास तरह की समस्या का सामना करना पड़ा था। पर्वतीय इलाकों में कैम्प लगाने वालों द्वारा फैलाए गए कचरे और ईंधन के लिये काटे गए वृक्ष एक दयनीय तस्वीर पेश कर रहे थे। इस गंदगी को दूर करने के लिये वहाँ की सरकार ने पारिस्थितिकी–पर्यटन उपायों का सहारा लिया ताकि पर्यटन में भी तेजी आए और पारिस्थितिकी–सन्तुलन भी कायम रखा जा सके। इस दिशा में किए गए उपायों में सफाई अभियान और संरक्षण प्रयास शामिल किए गए, जिसके लिये अधिकारियों ने ट्रैकिंग फीस से एकत्र धन का एक हिस्सा खर्च करने का फैसला किया। सरकार जानती थी कि स्थानीय लोग लामाओं का सम्मान करते हैं और लामा उसके आवाह्न पर ध्यान देने को तैयार हैं। अतः उसने डब्ल्यूडब्ल्यूएफ और तेंगबीच मठ के स्थानीय लामाओं की सहायता से खुम्बू दल का गठन किया और उसे पर्वतीय क्षेत्रों की वच्छता का काम सौंपा। अब यह क्षेत्र बड़ी तेजी से अपने मूल रूप में लौट रहा है। ऐवरेस्ट को 'टॉइलिट बोल' (शौचघर) कहकर उसका उपहास किया जाने लगा था और डब्ल्यूडब्ल्यूएफ के मिंगमा नोर्बू शेरपा के शब्दों में 'हम यह सुन–सुन कर ऊब चुके थे कि ऐवरेस्ट एक 'टॉइलिट बोल' है।'

आज अन्नपूर्णा संरक्षण क्षेत्र परियोजना पर हर वर्ष पर्यटक शुल्क में से 50,00,000 डॉलर से अधिक धन खर्च किया जा रहा है और इस धन का इस्तेमाल जैव–विविधता और स्थानीय संस्कृति के संरक्षण के लिये किया

जा रहा है। इसी तरह नामचे बाजार– जिसे ऐवरेस्ट का प्रवेश–द्वार कहा जाता है– अब आर्थिक दृष्टि से समृद्ध है और पारिस्थितिकी की दृष्टि से स्थिर। नेपाल सरकार भी पर्यटकों को आकर्षित करने के लिये अनेक राष्ट्रीय उद्यानों और अभ्यारण्यों का विकास कर रही है। माकूल–बरुन राष्ट्रीय उद्यान की अवस्थिति ऐसी है कि वहाँ एक ओर समुद्र तल से थोड़ी ऊँचाई पर उष्णकटिबंधी बरसाती जंगल हैं और साथ ही ऊँचे–ऊँचे पर्वत शिखर हैं। चूँकि यह उद्यान कई नृजातीय समूहों का निवास भी है, अतः वहाँ पारिस्थितिकी–पर्यटन गतिविधियों की व्यापक सम्भावनाएँ हैं। किन्तु हिमालय और उसकी जैव–विविधता को अगर बचाना है तो और उपाय करने होंगे। नेपाल सरकार को पर्यटकों और ट्रैकरों के अनियंत्रित आगमन का यह प्रवाह सीमित और नियंत्रित करना होगा।

जैव विविधता की दृष्टि से सम्पन्न मालदीव ने पारिस्थितिकी–पर्यटन को गम्भीरता और कारगर ढंग से अपनाया है। यह लघु द्वीप–राष्ट्र भली–भाँति समझता है कि उसे पर्यटन–संरक्षण तथा स्थानीय लोगों के लिये रोजगार और आय के अवसर पैदा करने के बीच बेहतर सन्तुलन कायम करना है। मालद्वीव के लिये पर्यटन एक पूर्ण उद्योग है और वह इससे प्राप्त राजस्व पर निर्भर है, किन्तु साथ ही उन्हें अनियोजित पर्यटन के खतरों की भी जानकारी है। उन्होंने अपनी प्रवालभित्तियों की सुरक्षा के लिये कड़े उपाय किए हैं और सभी सैरगाहों और होटलों के लिये यह अनिवार्य बना दिया है कि वे अपने कचरे का निपटान उसे जलाकर करें, जल संरक्षण करें और कूड़े–कचरे को फिर से काम में लाए जाने के उपाय करें। मालदीव के राष्ट्रपति का कहना है कि पर्यटन उनके लिये न केवल विकास, बल्कि अस्तित्व बचाव का भी साधन है।

अधिकतर देशों ने अपनी पारिस्थतिकी आवश्यकताओं के अनुरूप नीतियाँ विकसित की हैं। फिलिपीन के ओलांगो द्वीप (पक्षी प्रेमियों का स्वर्ग) का उदाहरण दिया जा सकता है, जहाँ मछुओं को 'लैंडब्लास्ट फिशिंग (यानी भूमि में विस्फोट करके मछली पकड़ने) की अनुमति नहीं है। उन्हें मछली पकड़ने के परम्परागत तरीके अपनाने के लिये बाध्य किया गया है और मछुआ समुदाय प्रेरित किया गया है कि वे अभ्यारण्य के जीवन रक्षक मार्गदर्शकों की भूमिका निभाएँ। वहाँ महिलाएँ भोजन तैयार

करने और पर्यटकों के प्रबंध में शामिल होती हैं। इस परियोजना से अनेक परिवारों को आर्थिक लाभ प्राप्त हुआ है।

इंडोनेशिया में पक्षियों की तस्करी के कारण सेरम पैरट (तोता प्रजाति) का अस्तित्व खतरे में पड़ गया था। उन्होंने 'बर्डवाच' नामक परियोजना आरम्भ की। इसका लक्ष्य पक्षियों की तस्करी करने वालों को संरक्षण प्रयासों में शामिल करना और उन्हें मार्गदर्शकों में तब्दील करना है। जापान में 'फोरम फॉर ग्रीन ट्रांसफोर्मेशन ऑफ कल्चर' नामक पारिस्थितिकी संगठन की स्थापना की गई जबकि आस्ट्रेलिया में इको–टूरिज्म एसोसिएशन प्रकृति–आधारित पर्यटन का प्रबंध करती है ताकि उपभेक्ताओं को जागरुक बनया जा सके, पर्यावरण में सुधार और ब्लू माउंटेन क्षेत्र में स्थानीय समुदायों को सुदृढ़ बनाया जा सके। इस वर्ष जनवरी में सार्क देशों के क्षेत्रीय सम्मेलन का आयोजन किया गया जिसमें दक्षिण एशिया में अस्तित्व के खतरे से जूझ रही प्रजातियों के संरक्षण के बारे में समुदायों के साथ मिलकर काम करने की रणनीति पर विचार किया गया। सिक्किम इकोटूरिज्म एंड कंजर्वेशन सोसायटी के अध्यक्ष ने सार्क देशों के बीच जागरुकता पर संतोष व्यक्त करते हुए कहा, ''क्षेत्र में जागरुकता और उत्पाद विकास का एक स्तर है जो देशों को एक–दूसरे से सीखने का लाभ प्रदान कर सकता है।''

भारत में कई राज्यों ने अपने क्षेत्रों में पारिस्थितिकी–पर्यटन को प्रोत्साहित करने के उपाय सुझाए हैं। उदाहरण के लिये केरल ने तेंमाला इकोटूरिज्म प्रोमोशन सोसायटी की स्थापना की है ताकि पारिस्थितिकी–पर्यटन के लिये मॉडल का विकास किया जा सके। हिमाचल प्रदेश ने पारिस्थितिकी–पर्यटन विकास की नीति घोषित की है जिसमें स्थानीय समुदायों की भागीदारी पर बल दिया गया है। उत्तरांचल और पश्चिम बंगाल के वन निगमों ने पारिस्थितिकी–पर्यटन गतिविधियाँ शुरू की हैं जबकि कुछ राज्यों में पर्यटन विभाग और वन विभाग मिलकर पारिस्थितिकी–पर्यटन को बढ़ावा दे रहे हैं।

पर्यावरण ह्रास का असर कम करने के लिये विभिन्न संगठनों ने हिमालय क्षेत्र में वनों की कटाई रोकने के उपाय किए हैं। इनमें एक उपाय है– पर्यटकों को कैंप में केरोसिन स्टोव या ईंधन–सक्षम लकड़ी के

चूल्हे प्रदान कराना। इस बात पर भी बल दिया गया है कि ऐसे भोजन के इस्तेमाल को प्रोत्साहित किया जाए जिसे पकाने की आवश्यकता न हो। जहाँ कहीं सम्भव हो, वैकल्पिक पन बिजली भी उपलब्ध कराई गई है। जहाँ तक पर्वतीय क्षेत्रों में कचरा डालने का सवाल है, पर्यटकों, कैंपवासियों आदि के लिये यह अनिवार्य बनाया गया है कि वे कचरा डालने के लिये गड्ढों का इस्तेमाल करें अथवा उसे पैक करके अधिक आबादी वाले केन्द्रों में निपटान के लिये भेजें। पर्वतीय राज्यों, खासकर हिमालय की गोद में बसे राज्यों को अपने संरक्षण उपायों में तेजी लाने तथा अपनी नीतियों को अधिक कारगर बनाने की आवश्यकता है ताकि अधिक संतोषजनक नतीजे और लाभ पर्वत श्रेणी वर्ष के दौरान प्राप्त किए जा सकें।

भारत दुनिया के सर्वाधिक जैव विविधता वाले सात बड़े राष्ट्रों में एक है। अपनी समृद्ध एवं प्राचीन सांस्कृतिक विरासत के कारण यह पर्यटकों को आकर्षित करता है, और हमारे यहाँ पारिस्थितिकी–पर्यटन के विकास की व्यापक सम्भावनाएँ हैं जिनके माध्यम से संरक्षण और आर्थिक विकास की योजनाएँ बनाई जा सकती हैं। किन्तु आमतौर पर अत्यधिक पर्यटन और अनियन्त्रित पर्यटक यातायात पर्वतीय क्षेत्रों की पहले से ह्रासमान और कमजोर पारिस्थितिकी–प्रणाली के लिये हानिकारक सिद्ध हुआ है। इस क्षेत्र के अनुसंधानकर्ताओं की यह मान्यता गलत नहीं है कि कभी–कभी 'पर्यटन, पर्यटन को नष्ट कर देता है।' किन्तु पारिस्थितिकी–पर्यटन अपनाने से नष्ट होते सौन्दर्य को फिर से हासिल किया जा सकता है। इससे स्थानीय लोगों की आर्थिक स्थिति में सुधार लाया जा सकता है और उनकी संस्कृति की रक्षा की जा सकती है। केरल में परियार बाँध संरक्षण परियोजना का एक उदाहरण दिया जा सकता है, जहाँ तक कार्यक्रम के अन्तर्गत चोरी–छिपे शिकार खेलने वालों को मार्गदर्शक बनाने में सफलता प्राप्त की गई। नतीजतन वहाँ न केवल प्रजातियों के संरक्षण उपायों को बल मिला बल्कि रोजगार भी उपलब्ध हुआ जिससे 40 परिवारों को लाभ पहुँचा।

वर्तमान स्थिति संतोषजनक नहीं कही जा सकती। पहली बात यह है कि पारिस्थितिकी–पर्यटन के बारे में कुछ आशंकाएँ हैं जिन्हें दूर करने

की आवश्यकता है। अनेक क्षेत्रों में स्थानीय निवासियों को बाहर से आने वाले लोगों से भय है कि वे उनकी संस्कृति पर असर डालेंगे, और वे हस्तक्षेप का प्रतिरोध करते हैं। अतः यह जरूरी है कि उनके संदेह दूर किए जाएँ, उन्हें शिक्षित बनाया जाए तथा उनमें विश्वास पैदा किया जाए। दूसरे, यह भी जरूरी है कि संवेदनशील क्षेत्रों तक पहुँच को सार्थक ढंग से नियंत्रित किया जाए किन्तु शुल्क ढाँचे को भी युक्तिसंगत बनाया जाना चाहिए ताकि राजस्व अर्जित करने की अंतनिर्हित सम्भावनाओं का दोहन किया जा सके। तीसरे, इस बात की पुख्ता व्यवस्था हो कि पर्यटन से प्राप्त राजस्व लाभ फिर से संरक्षण और समुदाय विकास कार्यों में निवेश किया जाए। इंटरनेशनल इको–टूरिज्म सोसायटी की अध्यक्ष सुश्री मेगन ऐंप्लर वुड के शब्दों में ''जरूरी यह है कि धन देने वाली और योजना बनाने वाली एजेंसियाँ इस बात को समझें कि पारिस्थितिकी–पर्यटन विकास का साधन है जो संवेदनशील प्राकृतिक क्षेत्रों के निकट रहने वाले निर्धन समुदायों के आर्थिक विकास में मददगार हो सकता है।'' पारिस्थितिकी–पर्यटन की सफलता सुनिश्चित करने के लिये इस तरह की समझ अनिवार्य है।

पर्यावरण-पर्यटन और हिमालय

हिमालय क्षेत्र का कठोर संरक्षण ही समाधान नहीं है। इसके विकास के लिये यहाँ के स्थानीय निवासियों के जीवन–स्तर को ऊपर उठाना होगा और क्षेत्र के आर्थिक विकास पर ध्यान देना होगा। असीम सहयोग के इस युग में समाधान इसी में निहित है कि हिमालय के पारिस्थितिक तंत्र में परिवर्तन लाए बिना ऐसा किया जाए।संयुक्त राष्ट्र महासभा ने सन 2002 को अन्तरराष्ट्रीय पर्वत वर्ष के रूप में ज्ञापित किया है। चूँकि पर्यटन क्षेत्र की अधिकांश गतिविधियाँ पर्वतीय क्षेत्रों में होती हैं, अतः पारिस्थितिक पर्यटन और हिमालय विश्व की धरोहर है, उसे महत्व देना बेहद जरूरी है। हिमालय में प्रवेश कर चुका पर्यावरणीय ह्रास एक आपदा है। ठीक इसी प्रकार की आपदाएँ 'इंडिज' और उत्तरी अफ्रीका में देखी गई हैं। हालाँकि पिछली शताब्दी में आल्प्स में विनाशकारी जलप्रवाह को सन्तुलित करने के लिये बड़े कदम उठाए गए, लेकिन नई पर्यावरणीय समस्याओं के लक्षण दिखाई पड़ रहे हैं।

यूरोपीय अल्प्स पर्वत पर लाखों की तादाद में आने वाले सैलानियों की वजह से होने वाले क्षरण की ओर हाल ही में पर्यावरणीय समूहों का ध्यान गया है। क्या हम लोगों को आल्प्स से सबक नहीं लेना चाहिए और उस समय तक इंतजार करना चाहिए जब तक विनाश प्रतिउत्तरदायी न हो जाए? पर्यावरणीय समस्याएँ हिमालय जितनी गम्भीर और कहीं भी नहीं हैं, क्योंकि यह वृहद पारिस्थितिक तंत्र एक भयावह खतरे से गुजर रहा है।

वैभवशाली हिमालय अपने अपार सौन्दर्य और महत्व के लिये विख्यात है, जो इसकी स्थिरिता और भव्यता को प्रदर्शित करता है, लेकिन वास्तव में यह पृथ्वी का सबसे संवेदनशील पारिस्थितिक तंत्र है। चीन, भारत, नेपाल, पाकिस्तान, भूटान, बर्मा और रूस तक फैले हिमालय क्षेत्र में 3 करोड़ लोग रहते हैं, इसके अतिरिक्त 35 करोड़ लोग इसके नदी बेसिनों में रहते हैं। यह क्षेत्र सिन्धु, गंगा, ब्रह्मपुत्र और हांगहो–यांगसी का स्रोत है, जो विभिन्न प्रकार की प्राकृतिक खनिज सम्पदाओं से भरा हुआ है। यह करोड़ों लोगों के हित के लिये महत्त्वपूर्ण है। 'देवताओं की धरती' के रूप में प्रसिद्ध हिमालय का कई संस्कृतियों और प्रजातियों के उत्थान और विकास में योगदान रहा है। इनमें से कुछ अलग–थलग हो गई और अन्य दूसरी लाखों के समूह में विकसित हुईं।

पिछले तीन दशकों से बर्फ और अनेकों वनस्पतियों से भरा यह पर्वत कई भू–गर्भिक परिवर्तनों का साक्षी रहा है। भूस्खलन एवं भू–क्षरण, जनसंख्या का दबाव और पर्वतों में प्रवास, वनस्पतिक एवं जैव परिवर्तन, पर्वतीय अभियान और पर्वतारोहणों की बढ़ती संख्या, आदि इसके कारण रहे हैं।

हिमालय क्षेत्र का कठोर संरक्षण ही इन समस्याओं का समाधान नहीं है। इसके विकास के लिये यहाँ के स्थानीय निवासियों के जीवन स्तर को ऊपर उठाना होगा और क्षेत्र के आर्थिक विकास पर ध्यान देना होगा। असीम सहयोग के इस युग में समाधान इसमें निहित है कि हिमालय के पारिस्थितिक तंत्र में परिवर्तन लाए बिना यह कार्य किया जाए। यह स्थानीय निवासियों, वहाँ की सरकारों और अन्तरराष्ट्रीय पर्वतारोहण समितियों के लिये श्रमसाध्य कार्य है।

49 वर्ष पूर्व जब सर एडमंड हिलेरी और तेनजिंग नोरगे माउंट एवरेस्ट की चोटी पर पहुँचे थे, तब हिमालय में दर्जन भर से कम पर्वतारोहण और 100 से कम अभियान हुए थे। आज पाँच लाख से अधिक अभियान और 1000 से अधिक रोमांचक पर्यटन सहित पर्वतारोहण हिमालय में तेजी से बढ़ रहा है।

इसके साथ ही 50 लाख तीर्थ यात्री जिनमें बौद्ध, हिन्दू और सिख शामिल हैं, वे हिमालय में फैले अपने तीर्थ स्थानों की यात्रा करते हैं।

समेकित पर्वतीय विकास का अन्तर्राष्ट्रीय केन्द्र- द्धआईसीमोडत्र

पर्वतीय पारिस्थितिक तंत्र के विकास पर विचार करने, अंतर्सहयोग बढ़ाने और अन्तरराष्ट्रीय सहयोग को इन समस्याओं के समाधान में शामिल करने के उद्देश्य से मार्च 1979 में म्यूनिख में अन्तरराष्ट्रीय विकास के लिये जर्मन फाउंडेशन द्वारा एक अन्तरराष्ट्रीय कार्यशाला आयोजित की गई। इसका लक्ष्य था– पर्वतीय क्षेत्रों का सघन विकास और सम्पदा की विभिन्नता व संरक्षणात्मक कार्यों के बीच तालमेल बिठाना। कार्यशाला में एक स्वशासी अन्तरराष्ट्रीय संस्था बनाने का सुझाव आया जो वैज्ञानिक जानकारी एकत्र करने, बनाने, जाँच करने और उपयोग करने से सम्बन्धित कार्य करे। साथ ही यह संस्था पर्वतीय विकास के प्रयोगात्मक डाटा से सम्बन्धित कार्य भी सम्पादित करे। इस प्रकार की संस्था एक क्लीयरिंग हाउस जैसी हो, जो जानकारी उपलब्ध कराने के अलावा विशेषज्ञ सेवा भी उपलब्ध करा सके। एक मुख्य संस्थापक ने प्रस्ताव दिया कि नई संस्था की कम से कम तीन देशों में शाखाएँ हों।

आईसीमोड के इतिहास में दूसरा मील का पत्थर साबित हुआ 'समेकित पर्यावरणीय शोध और प्रशिक्षण की आवश्यकता' पर आयोजित बैठक। यह क्षेत्रीय बैठक दक्षिण एशियाई पर्वतीय तंत्र, विशेष तौर पर हिमालय के हिन्दूकुश पर विचार करने के लिये यूनेस्को के कार्यक्रम 'मनुष्य और क्षोभ मंडल' के तहत रखी गई थी। इसमें महामहिम नेपाल सरकार ने पूरा सहयोग दिया। इस बैठक में विभिन्न देशों के प्रतिनिधिमंडलों और अन्तरराष्ट्रीय संस्थाओं के प्रतिनिधियों ने हिस्सा लिया। इसमें क्षोभ मंडल की समस्याओं और जागरुकता के प्रस्तावों, प्रशिक्षण कार्य और पुस्तकीकरण के इर्द–गिर्द विचार–विमर्श केन्द्रित रहा। समेकित शोध एवं

प्रशिक्षण तथा तकनीकी सलाहकारीय सेवा क लिये संस्था की स्थापना की अनुशंसा की गई। प्रस्तावित संस्था के लिये नेपाल सरकार द्वारा जगह मुहैया कराने के प्रस्ताव का स्वागत किया गया। आईसीमोड ने हिमालय क्षेत्र के सभी देशों को इस कार्यक्रम में शामिल किया है। कुछ देशों के साथ सही सोच अथवा सहयोगी रवैया विकसित किया गया। आईसीमोड ने विश्व विज्ञान समुदाय की व्यापक रुचि भी आकर्षित की।

अन्नपूर्णा संरक्षण क्षेत्र परियोजना

सन 1986 की अन्नपूर्णा संरक्षण क्षेत्र परियोजना एक रुचिकर विकास था सरकार ने एक दर्जन राष्ट्रीय उद्यानों और अभ्यारण्यों में 7 प्रतिशत से ज्यादा क्षेत्र इसके लिये अलग कर दिया। 1000 वर्ग मील क्षेत्र की इस अन्नपूर्णा संरक्षण क्षेत्र परियोजना का प्रशासन किंग महेन्द्रा ट्रस्ट फॉर नेचर कंजर्वेशन और वित्तपोषण विश्व वन्यजीव कोष और निजी दानकर्ता द्वारा सम्पोषित है।

यह परियोजना सहयोग के नए जज्बात का एक बेहतरीन प्रयोग है। यह नवीनतम विचारों और पर्यावरणीय प्रबंधन का सम्मिश्रण है। एसीए परियोजना के वित्तपोषकों ने ग्राम्यवासियों को क्षेत्रीय सम्पदा के स्वामित्व का अधिकार सौंपा है।

पर्यटकों पर लगाए गए शुल्क से होने वाली आय का अधिकांश हिस्सा इसका प्रबंधन करने वाले ग्राम्यवासियों को दिया जाता है। वे लोग अभ्यारण्यों और आस–पास जलावन के लिये लकड़ी और केरोसिन डिपो के ईंधन के प्रयोग को वर्जित करते हैं। वनरक्षकों को पगडंडियों की सफाई और मरम्मत, वातावरण को स्वच्छ रखने, ऊर्जा के वैकल्पिक स्रोतों के प्रयोग और भू–क्षरण के खतरे रोकने का प्रशिक्षण दिया जाता है।

जनता अपनी जमीन की सुरक्षा और तात्कालिक लाभ पर भविष्य के लाभों को कितना महत्व देती है, इस बात पर एसीए परियोजना का भविष्य निर्भर करता है।

लक्ष्य एवं उद्देश्य

1. पर्वतारोहियों, अभियानकर्ताओं, अल्पाइन क्लबों, पर्यटन अभियान संगठित करने वालों और हिमालय परिक्षेत्र की सरकारों के

सहयोग से हिमालयी पर्यावरण को संरक्षित करना, इसकी वनस्पति, जीवों और प्राकृतिक सम्पदा को संगठित करना तथा स्थानीय निवासियों के रीति–रिवाजों तथा हितों का संरक्षण करना।

2. हिमालय क्षेत्र के पर्यटकों द्वारा यहाँ के पर्यावरण को व्यवस्थित रखने के लिये नियम और नैतिकता के मानक बनाना।
3. हिमालय के पर्यावरण की समस्याओं पर विचार–विमर्श तथा इन विषयों पर विश्व का ध्यान आकर्षित करने के लिये अन्तरराष्ट्रीय सम्मेलन, गोष्ठी और हिमालयी पर्यटन बैठक आयोजित करना।
4. स्थानीय राष्ट्रीय और अन्तरराष्ट्रीय संस्थाओं के बीच सूचना और सहयोग का आदान–प्रदान करना यथा–समेकित पर्वतीय विकास के अन्तरराष्ट्रीय केन्द्र, काठमांडू और पर्वतीय संरक्षण आयोग यूआईएए के बीच सहयोग।
5. हिमालय के देशों से सम्बन्धित रोमांचक पर्यटन के लिये आवश्यक दिशा–निर्देश तय करना। ख्याति प्राप्त जगहों पर भीड़–भाड़ रोकना। अभियानकर्ताओं के उचित बिखराव के लिये कार्य करना, जो पूरे हिमालय क्षेत्र में हो।

अभियानकर्ता ट्रस्टी हिमालय में रोमांचक पर्यटन के अभूतपूर्व विकास के लिये उत्तरदायी हैं। वे विपरीत प्रभावों– मसलन हिमालय के कुछ मुख्य स्थानों के प्रदूषण, अभियान एजेंसियों के प्रदूषणविरोधी कार्यों की कमी, कुछ मुख्य स्थानों की भीड़ और पर्यावरणीय शिक्षा के अभाव के प्रति चिन्तित थे।

ट्रस्ट ने हिमालय के पर्यावरणीय पहलुओं की विशेषज्ञता विकसित करने का निर्णय लिया ताकि हिमालय क्षेत्र की सरकारों तथा अन्य संस्थाओं को उनके श्रमसाध्य कार्य में सहायता मिल सके। ट्रस्ट का लक्ष्य है अभियानकर्ताओं में हिमालयी पर्यावरण के प्रति उत्तरदायित्व की भावना विकसित करना और इस क्षेत्र की सुन्दरता बरकरार रखने के लिये उन्हें उत्साहित और शिक्षित करना। इस भव्य पर्वत के शताब्दियों तक संरक्षण के लिये एक उत्तेजनापूर्ण उत्तरदायित्व की भावना को विकसित करना भी इसके उद्देश्यों में एक है। ट्रस्टियों ने 1991 में टोक्यो में सम्पन्न

अन्तरराष्ट्रीय सम्मेलन में सभी यात्रियों के लिये नियम बनाए जो विश्व भर में स्वीकृत और लागू हुए।

हिमालय पर्यावरणीय ट्रस्ट में स्वीकृत हुई हिमालयी नियमावली इस प्रकार है : –

(क) प्राकृतिक पर्यावरण को संरक्षित करना।

(ख) कैम्प क्षेत्ररू ज्ञातव्य हो कि एक ही कैम्प क्षेत्र दूसरे दल द्वारा भी प्रयोग किया जाएगा, जब आपने उसे खाली कर दिया हो। अतः कैम्प को उससे भी ज्यादा स्वच्छ छोड़ें जैसा आपने उसे पाया था।

(ग) वन्यहरण को नियन्त्रित करनारू आग उत्पन्न न करें और दूसरों को ऐसे कार्यों से रोकें। जहाँ जलावन की लकड़ी की कमी हो, वहाँ कम से कम लकड़ी का उपयोग कर जल को गर्म करें। जब भी सम्भव हो, ऐसे निवास का चयन करें, जहाँ किरॉसिन का उपयोग हो अथवा ईंधन–रक्षक जलाव की लकड़ी का स्टोव हो। अपने साथ पौधे की कलम ले जाएँ और गुजरे हुए स्थान पर रोप कर लक्ष्य की सहायता करें।

(घ) सूखे कागज और पैकेट को सुरक्षित स्थानों पर जलाएँः रद्दी कागजों और पारिस्थितिक क्षरण वाले वस्तुओं को जमीन में गाड़ें और पर्यावरण क्षरणीय भोज्य पदार्थों सहित अन्य सामानों को वापस लाएँ उन कचरों को वापस लाएँ जो पर्यावरण द्वारा क्षरण ीय न हों। अन्य लोगों द्वारा फैलाई गई गंदगी देखें तो उसे साफ कर दें।

(ङ) स्थानीय जल स्वच्छ रखें और प्रदूषकों के प्रयोग से बचेंरू डिटर्जेंट का बहावों और स्रोतों में प्रयोग न करें। यदि शौचालय की सुविधा उपलब्ध न हो तो जल स्रोतों से कम से कम 30 मीटर दूर जाएँ और उसे जमीन में गाड़ दें।

(च) पौधों को प्राकृतिक पर्यावरण में विकसित होने देंरू कलमों, पौधों और जड़ों को हिमालय क्षेत्र के कई भागों से उखाड़ना गैर कानूनी है।

(छ) अपने पथ–प्रदर्शक और कुली को संरक्षण के कार्य में मदद करेंरू रसोईयों और कुलियों को प्रवाह अथवा नदी में कचड़ा फेंकने से मना करें।

(ज) हिमालय को स्वयं परिवर्तित होने दें, उसमें परिवर्तन न करें।

(झ) स्थानीय रिवाजों का आदर करें, स्थानीय संस्कृति का संरक्षण करें और स्थानीय गर्व कायम रखें।

(ञ) चित्र खींचते समय निजित्व का आदर करेंरू अनुमति लें और स्वयं को अनुशासित रखें।

(ट) पवित्र स्थानों का सम्मान करें। जो आप देखने आए हैं, उसका संरक्षण करें, धार्मिक वस्तुओं को कभी भी हटाएँ या छेड़ें नहीं। मंदिरों में घूमने के दौरान जूते उतार दें।

(ठ) बच्चों को पैसे देने से बचें, क्योंकि यह भीख माँगने को प्रोत्साहित करता हैरू परियोजना, स्वास्थ्य केन्द्र और स्कूल को दान देना ज्यादा सकारात्मक सहयोग है।

(ड) स्थानीय तौर–तरीकों को सम्मान देने से आपको आदर मिलता हैरू ढीले और हल्के कपड़े पहनें–छोटी पैंट, भड़काऊ टॉप और तंग कपड़ों को प्राथमिकता न दें। बाँह में बाँह डालकर चलना और खुलेआम चुम्बन स्थानीय लोग पसंद नहीं करते।

पिछले 13 वर्षों के दौरान हिमालय के पर्यावरण पर कई सम्मेलन आयोजित हुए। हिमालय के पर्यावरण पर हिमालयी पर्यावरणीय ट्रस्ट द्व ारा प्रायोजित पहला अन्तरराष्ट्रीय सम्मेलन 30–31 मार्च 1990 को नई दिल्ली में हुआ। उसी वर्ष अक्तूबर में यूआईएए की सामान्य सभा की बैठक नई दिल्ली में हुई और हिमालय के पर्यावरण पर केन्द्रित दिल्ली अधिघोषणा जारी की गई। हिमालयी पर्यावरणीय ट्रस्ट और भारतीय पर्वतारोहण फाउंडेशन द्वारा संयुक्त रूप से प्रायोजित हिमालय पर्वतारोहण और पर्यटन सम्मेलन 21–22 सितम्बर को नई दिल्ली में सम्पन्न हुआ। उसी वर्ष 10–11 नवम्बर को जापान के हिमालय रोमांच ट्रस्ट ने हिमालय के पर्यावरण पर अन्तरराष्ट्रीय संगोष्ठी आयोजित की। इसमें विश्व भर के 2000 से ज्यादा प्रतिनिधियों ने हिस्सा लिया।

4 अप्रैल, 1992 को सर एडमंड हिलेरी की अध्यक्षता में नई दिल्ली में गंगोत्री के संरक्षण पर सेमिनार हुआ। इसके तुरन्त बाद 8–9 मई को काठमांडू में यूआईएए के पर्वत संरक्षण आयोग की बैठक हुई। 21–22 सितम्बर, 1992 को नई दिल्ली में हिमालयी पर्वतारोहण और पर्यटन सम्मेलन हुआ, जिसमें हिमालयी पर्वतारोहण के विभिन्न पहलुओं पर विचार विमर्श हुआ। जापान के मत्सुमतो में पर्वतीय संरक्षण पर एक माह बाद संगोष्ठी का आयोजन हुआ।

सन 1994 में गंगोत्री संरक्षण परियोजना का उद्घाटन हुआ जो हिमालय पर्यावरणीय ट्रस्ट के लिये एक मील का पत्थर है। यह भारत सरकार, उत्तर प्रदेश की राज्य सरकार और हिमालयी पर्यावरणीय ट्रस्ट की संयुक्त और समेकित परियोजना है। हिमालयी पर्यावरणीय ट्रस्ट कोष में अमेरिकी हिमालय फाउंडेशन का योगदान है। यह हम सभी का अनुभव है कि इसमें स्थानीय निवासियों का सहयोग जरूरी है। गंगोत्री संरक्षण परियोजना का कार्य सभी को साथ लेकर उद्देश्य प्राप्त करना है।

जनवरी 2000 में हिमालयी पर्यावरणीय ट्रस्ट ने नई दिल्ली में स्वर्ण जयंती मनाई। इन सभी सम्मेलनों का लक्ष्य हिमालयी पर्यावरण रहा है। इसके अलावा कई अल्पाइन क्लबों और पर्यटन व्यापार संस्थाओं ने भी अपने कार्यक्रमों में हिमालयी पर्यावरण के संरक्षण को शामिल किया है। हिमालयी पर्यावरण के लगभग सभी ट्रस्टियों का विश्वास है कि हिमालय के संरक्षण का सन्देश विश्व भर में फैलाया जाए।

पर्यावरण-पर्यटन भूमि का समुचित प्रबंध

समझदार और संवेदनशील विकासकर्ता और डिजाइनकर्ता के नाते हम यह काम तो कर ही सकते हैं कि भूमि के सही–सच्चे प्रबंधक बनें। तभी हम अपने विनाश को टाल सकेंगे। हम धरती से जुड़ी जनजातियों और धरती माँ के साथ उनके सम्बन्धों से बहुत कुछ सीख सकते हैं। उनके इलाके का परिदृश्य उनकी भूमि के साथ एकाकार रहता है। कोई कारण नहीं कि पारिस्थितिक–पर्यटन सुविधाओं के रूपांकन में इन सिद्धान्तों को काम में न लाया जाए।हालाँकि पर्यटन के प्रति चेतना निरन्तर बढ़ रही है, फिर भी भारतीय पर्यटन उद्योग धुँआरहित उद्योग बनने से बहुत दूर है। व्यावसायिक स्तर पर इसका तकाजा है कि हम पर्यटन को

बढ़ावा देने वाले मूल संसाधनों, जैसे– भौतिक और सांस्कृतिक परिवेश, सांस्कृतिक मूल्य, विरासत और जैव–विविधता की रक्षा करें।

एक बार प्रकृति के जटिल नियमों और धरती की नागरिकता के नियमों को समझ लेने के बाद न केवल हमें वित्तीय दृष्टि से लाभ होगा, बल्कि हम एक तरह से भूमंडल की सेवा भी कर सकेंगे। इससे हम एक अच्छा मानव बन सकेंगे। अगर ऐसा हुआ तो हम अपने सांस्कृतिक मर्म को स्पर्श कर सकेंगे और बेहतर मानवता के लिये जागरुकता पैदा कर सकेंगे।

यह जान लेना जरूरी है कि पारम्परिक सामूहिक पर्यटन अब भी पर्यटन उद्योग की मुख्य विशेषता है और इस बात की पूरी सम्भावना है कि यह स्थिति कुछ और समय के लिये बनी रहे। इस कारण यह अत्यन्त महत्त्वपूर्ण है कि हम सामूहिक पर्यटन पर ध्यान केन्द्रित करेंय इसे अधिक–पर्यावरण अनुकूल बनाने के उपाय करें और जैव–विविधता पर इसके नकारात्मक प्रभाव को कम से कम करें।

हमें पर्यावरण–पर्यटन के जैव–विविधता संरक्षण सम्बन्धी पहलुओं पर ही नहीं, बल्कि सामूहिक पर्यटन के अन्य सम्बन्धों, विशेष रूप से बड़े होटलों के प्रभाव पर भी विचार करना चाहिए और सोचना चाहिए कि कैसे इन होटलों का डिजाइन और उनका संचालन पर्यावरण के अधिक अनुकूल बनाया जा सकता है।

विश्वव्यापी स्तर पर कुछ पारिस्थितिक 'लॉज' बना देने से खास अंतर नहीं आएगा। अंततः हमें पर्यटन उद्योग में व्यापक परिवर्तन लाना होगा। हमें सोचना होगा कि विभिन्न क्षेत्रों, जैसे, विमान सेवाओं, हवाई अड्डों, बड़े मनोरंजन और संगीत पार्कों, गोल्फ मैदानों और खेल–स्टेडियमों का पर्यावरण–रिकार्ड कैसे सुधारा जाए। इस सिलसिले में पर्यावरण–सहायक होटलों के डिजाइन निर्माण, भवन–निर्माण और संचालन में निजी क्षेत्र की बड़ी जिम्मेदारी है।

पर्यटकों की संख्या बढ़ने से अब पर्यटन क्षेत्र की सभी एजेंसियों को ऐसे सरल दिशा–निर्देशों के अनुसार काम करना होगा जिन्हें पर्यावरण–प्रबंधन प्रणालियों में शामिल किया जा सके, चाहे वे राष्ट्रीय या राज्य पर्यटन बोर्ड,

सरकार, होटल, विमान सेवा, रेल, परिवहन चालक, गश्ती जहाज, पर्यटन चालक या सूचना माध्यम ही क्यों न हों।

पर्यटन संचालकों, होटल मालिकों और अन्य सम्बद्ध व्यक्तियों को टिकाऊ पर्यटन की जानकारी देना और तत्संबंधी सर्वोत्तम क्रियाकलापों की शिक्षा देना अत्यन्त जरूरी है। सम्बद्ध कानून को मजबूत बनाने और संशोधित करने की आवश्यकता है ताकि इस नजरिए को अच्छी तरह समझा जा सके और इसका व्यापाक प्रसार किया जा सके। पर्यावरण कानून को एक प्रेरक शक्ति के रूप में काम करना होगा और प्रमाणिकरण का आधार बनना होगा। इसके अलावा व्यापक शिक्षा अभियान तत्काल चलाना जरूरी है ताकि पर्यटक पर्यावरणपरक सेवाओं की माँग कर सकें।

पारम्परिक पर्यटकों के लिये आचार–संहिता का प्रचार–प्रसार जरूरी है। इससे नकारात्मक प्रभावों को कम किया जा सकेगा। सामूहिक पर्यटन प्रभावों के विश्लेषण के लिये नई पर्यटन संविधाओं और मौजूद संविधाओं–दोनों पर विचार करना होगा। पूर्ववर्ती मामले में नई पर्यावरण सेवाओं और सुविधाओं के निर्धारण के लिये न्यूनतम पर्यावरण मानक जरूरी हैं। परवर्ती मामले में कामकाज सुधारने और उसे अधिक पर्यावरण–अनुकूल बनाने के तौर–तरीके अपनाए जाने चाहिए। इसके लिये पुरानी टेक्नोलॉजी को आधुनिक बनाया जा सकता है या फिर अधिक उपयुक्त टेक्नोलॉजी काम में लाई जा सकती है। प्रत्येक मामले में पर्यटन क्षेत्र के लाभों को बाजार माँग, अर्थनीति और प्रभावी प्रबंधन की दृष्टि से आकर्षक ढँग से प्रदर्शित किया जाना चाहिए।

यह मामला प्रतिबंधों और दबावों का नहीं, बल्कि पर्यावरण पर्यटन को अधिक अनुकूल बनाने का है। उदाहरण के लिये कई पारम्परिक पुराने होटलों में पानी गरम करने का वर्तमान तरीका अकुशल और महँगा है। इसलिये वैकल्पिक ऊर्जा साधनों के व्यापक प्रयोग का मुख्य पर्यटन कार्य के रूप में स्वागत किया जाना चाहिए। बहुत से पारम्परिक तटीय पर्यटन–स्थलों में पर्यटक दोबारा नहीं जाते क्योंकि वहाँ पानी प्रदूषित होता है। इसलिये तटीय विश्रामस्थलों के मालिकों और संचालकों के लिये पर्यावरण–अनुकूल कदम उठाना निश्चित रूप से लाभकारी होगा।

पारिस्थितिक डिजाइन

अगर हमें पर्यावरणीय क्षति, तथा अधिक प्रदूषण और ऊर्जा संसाधनों का ह्रास रोकना है, तो न सिर्फ पर्यावरण संरक्षण, बल्कि मानवीय गतिविधियों में भी स्थापत्य–कला और भौतिक सुविधाओं की आयोजना पर नया दृष्टिकोण अपनाना होगा। यह नया दृष्टिकोण पारिस्थितिक डिजाइन की परिकल्पना पर आधारित होना चाहिए। इसे इन शब्दों में परिभाषित किया जा सकता हैरू 'कोई भी ऐसा डिजाइन जो आस–पास के परिवेश से तालमेल बिठाते हुए नकारात्मक पर्यावरणीय प्रभाव को कम से कम करें।'

चूँकि पर्यटन सुविधाओं की व्यवस्था अक्सर बहुत खूबसूरत नजारों से भरपूर इलाकों और परिवेश की दृष्टि से महत्त्वपूर्ण इलाकों में की जाती है, इसलिये उनके डिजाइन विशेष तौर पर इस तरह के बनाए जाने चाहिए कि वे पर्यावरण–अनुकूल हों। कचरे के उपयोग के समुचित तौर–तरीकों और विशेष रूप से दूरदराज के इलाकों में वैकल्पिक ऊर्जा संसाधनों का उपयोग महत्त्वपूर्ण है। इन पर विचार करने की जरूरत है। भौतिक सुविधाएँ प्रौद्योगिकीय दृष्टि से उत्कृष्ट और उपयुक्त, सामाजिक दृष्टि से स्वीकार्य और आर्थिक दृष्टि से व्यावहारिक होनी चाहिए। संयुक्त उद्यमों, संचार और वित्तीय संस्थाओं के साथ काम करके प्रौद्योगिकी खर्च कम किया जा सकता है। भौतिक आयोजना और भवन निर्माण (विस्तार के लिये आयोजना) हमेशा दीर्घकालिक प्रयास के रूप में हाथ में लिये जाने चाहिए।

यह याद रखना महत्त्वपूर्ण है कि पर्यावरण–अनुकूल सुविधाओं और प्रौद्योगिकी से आर्थिक लाभ मिलता है। पारिस्थितिकी 'लॉज' अक्सर वन्य और दूरदराज के इलाके में होते हैं। इसलिये वहाँ पारम्परिक बुनियादी ढाँचा और सेवाएं कम ही मिलती हैं। इनमें पटरी वाले राजमार्ग, सार्वजनिक परिवहन सेवाएँ, बिजली और टेलीफोन लाइनें, नलों से प्राप्त पेयजल, सार्वजनिक जल निकासी और कूड़ा–कचरा इकट्ठा करने और ठिकाने लगाने का प्रबंध, समीपवर्ती स्कूल, चिकित्सा सुविधाएँ और बाजार आदि शामिल हैं। यही कारण है कि क्रियात्मकता, ऊर्जा और खाद्य–आत्मनिर्भरता की दृष्टि से उच्चस्तरीय भौतिक आयोजना और

उसके लिये बिल्कुल नया और अलग नजरिया अपनाना आवश्यक है। पारिस्थितिकीय लॉज का डिजाइन बनाने और उसके निर्माण से पहले, अलगाव वाली खास बातों का सही–सही पता लगाना, बुनियादी ढाँचे और सार्वजनिक सेवाओं के कठिनाई से मिलने के कारणों का पता लगाना जरूरी है। साथ ही पहले साफ–साफ यह बताना जरूरी होगा कि आप आत्मनिर्भरता का कितना ऊँचा स्तर चाहते हैं, या प्राप्त करना आवश्यक समझते हैं।

बहुत से परिपक्व पर्यटक समृद्ध शहरों और तटीय विश्राम स्थलों में उपलब्ध सुविधाओं की उम्मीद किसी गरीब ग्रामीण क्षेत्र में नहीं करते। कुछ तो मुसीबतों का भी आनंद लेते हैं, भले ही थोड़े समय के लिये। वे सुविधाओं के लिये अधिक देने को भी तैयार रहते हैं लेकिन कुछ मानकों, विशेष रूप से सुरक्षा और मूल सफाई मानकों पर कभी समझौता नहीं हो सकता।

पर्यटन सुविधाओं को चारों तरफ के प्राकृतिक और सांस्कृतिक परिवेश के साथ समन्वित करना हमेशा महत्त्वपूर्ण होता है। इसलिये दीर्घकालीन पर्यटक–सुविधा मानक क्षेत्रीय वनस्पति और भू–संरचना के प्राकृतिक रूप के साथ समरूप होने चाहिए। जो भी पर्यटन नीति बनाई जाए, उसमें स्थान विशेष के महत्व का हमेशा ध्यान रखा जाए।

स्थल–आयोजना

स्थल-आयोजना और डिजाइन एक ऐसी प्रक्रिया है जो भूमि उपयोग, मानव प्रवाह, संरचना सुविधा और उपयोगिता से सम्बन्धित मामलों को प्राकृतिक और मानवीय पर्यावरण के साथ जोड़कर देखती है। पर्यटन–विकास और पर्यावरण–संरक्षण में सामंजस्य बढ़ाने के लिये जरूरी है कि मूल संरचना का डिजाइन संवेदनशील हो, और स्थल–डिजाइन और भू–परिदृश्य पर्यावरणीय और सामाजिक जरूरतों के अनुसार हों।

पर्यटन-स्थल की विशेषताओं की रक्षा के लिये स्थान विशेष की प्राकृतिक प्रणालियों की गहरी पैठ और पर्यावरण के अवसरों और कठिनाइयों के प्रति सांस्कृतिक दृष्टिकोण अपनाने की आवश्यकता है। हम पारम्परिक पर्यटन–सुविधाएँ प्रदान करने के तौर–तरीकों को बदलना चाहते हैं। हम स्थल आयोजन और डिजाइन के सम्बन्ध में नई सोच चाहते हैं, ऐसी

सोच जिसमें सभी बातें ध्यान में रखी जाएँ। टिकाऊ स्थल–आयोजना और डिजाइन से पर्यटन–स्थल और परिवेश की सुविधाओं में बेहतर तालमेल बैठाया जा सकता है और डिजाइन के पर्यावरण–प्रतिकूल प्रभाव को कम करने में मदद मिल सकती है।

पर्यटन–सुविधा की किसी भी स्थल–आयोजना और डिजाइन में साफ–साफ बताया जाना चाहिए कि भूखंड विशेष में मानव कार्यों और निर्माण का क्रम क्या होगा। स्थान, आम आकार और रूप बताने वाले ग्राफ के अलावा परियोजना–स्थल, आयोजना और डिजाइन के विभिन्न पहलुओं को संवारने के क्रम में यह भी बताया जाना चाहिए कि परियोजना के विभिन्न काम किस क्रम से और कितने अन्तराल में पूरे किए जाएँगे। साथ ही यह भी सुनिश्चित किया जाना चाहिए कि स्थल पर सभी मानव–गतिविधियों का प्राकृतिक और मानव–पर्यावरण पर कम से कम नकारात्मक प्रभाव पड़े।

पिछले दशक में निर्जन क्षेत्रों में बढ़ती यात्राओं और पारिस्थितिक प्रणालियों पर पड़ते उनके दुष्प्रभाव को ध्यान में रखते हुए यह विवेकपूर्ण होगा कि पारिस्थितिक पर्यटन के विकास के लिये ऐसे क्षेत्रों का चयन किया जाए जो आरक्षित प्राकृतिक स्थलों के बाहर हों, हालाँकि यह हमेशा सम्भव नहीं होता क्योंकि कुछ आरक्षित क्षेत्र बहुत बड़े होते हैं। 'पारिस्थितिक लॉज' क्या हैं? चूँकि पारिस्थितिक लॉज 1990 के दशक के पूर्वार्द्ध में सामने आए, इसलिये इनकी व्याख्या कई तरह से की जाती है। कुछ ऐसे मूल सिद्धान्त हैं जिनके आधार पर 'पारिस्थितिक लॉज' को पारम्परिक होटल से अलग माना जाता है। पारिस्थितिक लॉज का डिजाइन और उसके अंदर की गतिविधियाँ प्राकृतिक और सांस्कृतिक पर्यावरण से गहन मेलमिलाप को बढ़ावा देती हैं। लॉज का वातावरण भी स्थल की विशिष्ट पृष्ठभूमि के अनुकूल होता है। यही वातावरण वह मुख्य तत्व है जो पारिस्थितिक लॉज को पारम्परिक होटल और उसकी सुविधाओं से अलग करता है। परिस्थितिक लॉजों के दस बुनियादी सिद्धान्त हैं जिन पर विचार करने की आवश्यकता है–

1. आस–पास के पेड़ पौधों और जीव–जन्तुओं की रक्षा में सहायक हों।

2. निर्माण के समय प्राकृतिक परिवेश पर कम से कम असर डालते हों।
3. रूप–स्वरूप, भूदृश्य, रंग और स्थानीय स्थापत्य–कला के प्रयोग पर ध्यान देते हुए विशिष्ट भौतिक और सांस्कृतिक परिवेश से मेल खाते हों।
4. जल प्राप्ति के वैकल्पिक और टिकाऊ साधनों का प्रयोग करते हों और पानी की खपत कम करें।
5. ठोस कचरे और मल–जल का ध्यान से निपटान करें।
6. ऊर्जा आवश्यकताएँ नियन्त्रित होने वाले डिजाइन और बारंबार उपयोग में लाए जाने वाले संसाधनों से पूरी की जाती हों।
7. जहाँ तक हो सके, परम्परागत आवास–टेक्नोलॉजी और सामग्री का प्रयोग करते हों और अधिक टिकाऊपन आधुनिक टेक्नोलॉजी और सामग्री के मिश्रण से किया जाता हो।
8. स्थानीय समुदायों के साथ मिलकर काम का प्रयास करें।
9. कर्मचारियों और पर्यटकों को आस–पास के प्राकृतिक और सांस्कृतिक पर्यावरण की जानकारी देने के लिये व्याख्यात्मक कार्यक्रम प्रस्तुत करते हों।
10. शिक्षा कार्यक्रम और अनुसंधान के जरिए टिकाऊ स्थानीय विकास में योगदान करते हों।

वर्तमान स्थिति

नौवें दशक के पूर्वार्द्ध में विश्वव्यापी मंदी से विकास में ठहराव आने के बाद विश्व के सभी कोनों में पारिस्थितिक लॉज स्थापित हो गए हैं और पर्यटन उद्योग इन लॉजों के कारण फल–फूल रहा है। न्यूनताएं लाने वाले विकासकर्ता और डिजाइनर भूमि और स्थल आयोजना, स्थापत्य–डिजाइन और निर्माण की पारम्परिक और उच्च–प्रौद्योगिकीय अवधारणाओं को संश्लिस्ट कर रहे हैंय स्थानीय समुदायों की भागीदारी की योजनाएँ बना रहे हैं, वर्तमान पारिस्थितिक प्रणाली के प्रति बढ़ती संवेदनशीलता व्यक्त कर रहे हैं, और साथ ही वित्तीय लाभ भी कमा रहे हैं। अतीत के ज्ञान

को वर्तमान की जानकारी और प्रौद्योगिकी से मिलाकर ऐसे पारिस्थितिक लॉज बनाए जा रहे हैं जिनमें प्रकृति का आनंद उठाने के लिये स्वस्थ और आरामदेह स्थल होते हैं। ऐसे भवन भी बनाए जा रहे हैं जो आस–पास के परिवेश से घुलमिल जाते हैं, निर्माण में संसाधनों को सुरक्षित रखते हैं, ऊर्जा और जल संसाधनों की बचत करते हैं और सबसे बढ़कर डिजाइन, निर्माण और संचालन कार्यों में स्थानीय लोगों को शामिल करते हैं।

विश्व में अधिकतर सरकारी एजेंसियों के पास इन लॉजों के डिजाइन और विकास के लिये विशिष्ट नियम या न्यूनतम मानक नहीं हैं। इसलिये भू–दृश्य वास्तुकारों, वास्तुशिल्पियों और आंतरिक डिजाइनकर्ताओं पर यह दायित्व आ पड़ा है कि वे अपने डिजाइन–सिद्धान्त और आचार–संहिता बनाएँ जो पर्यावरण और समाज पर कम से कम प्रतिकूल प्रभाव डालें और भौतिक संरचना तथा आस–पास के पर्यावरण के बीच टिकाऊ और सुव्यवस्थित सम्बन्ध बनाएँ।

पारिस्थितिक लॉज उद्योग के खिलाफ इस बात को लेकर बराबर उंगलियाँ उठाई जा रही हैं कि क्या वह पर्यावरण–सुरक्षा और सामुदायिक विकास में सहायक होगा और वास्तव में टिकाऊ बन पाएगा। अपने भविष्य को लेकर उसे गम्भीर और कठिन विकल्पों का सामना करना पड़ रहा है। अगर हमें इन कठिनाइयों को निश्चित रूप से पार करना है तो लॉज–मालिकों और संचालकों को चुनौतियों का सामना करना होगा और आगंतुकों के लिये प्रदूषणरहित पर्यावरण और लगभग प्राकृतिक वातावरण का निर्माण करते रहना होगा।

अगर हमें एक ऐसी टिकाऊ दुनिया बनानी है जिसमें हम भावी मानव पीढ़ियों और सभी जीवित प्राणियों की जरूरतों को पूरा करने के लिये सही मायने में जिम्मेदार हों तो हमें यह कबूल करना होगा कि हमारी वर्तमान वास्तुकला, इंजीनियरिंग और निर्माण–कार्यों में गम्भीर कमियाँ हैं। टिकाऊ संसार की रचना के लिये हमें ये खामियाँ दूर करनी होंगी। उत्पादों, भवनों और भू–दृश्यों के डिजाइनों को हमें परिवेश की गहरी पैठ के रंग से सजाना होगा। टिकाऊपन के मूल को हमें डिजाइन के सूक्ष्मतर ब्यौरे से मजबूत बनाना होगा।

इस समय मानव जनसंख्या पृथ्वी की वहन क्षमता से कहीं अधिक है।

हम समझदार और संवेदनशील विकासकर्ता और डिजाइनकर्ता के नाते भूमि के सही–सच्चे प्रबंधक बन सकते हैं और अपने अस्तित्व को बनाए रख सकते हैं। विश्व के स्थान–विशेष की जनजातियों से और धरती माँ के साथ उनके सम्बन्धों से हम बहुत कुछ सीख सकते हैं। उनके भू–परिदृश्य वहाँ की भूमि से एकाकार हुए रहते हैं। कोई वजह नहीं कि हम पारिस्थितिक पर्यटन सुविधाओं के रूपांकन के लिये इन सिद्धान्तों का उपयोग न कर सकें।

भारत में पर्यावरणीय पर्यटन

पर्यटन आज दुनिया का सबसे बड़ा उद्योग है और पर्यावरण–पर्यटन उद्योग का सबसे तेजी से बढ़ने वाला हिस्सा है। कोस्टा रिका और बेलिज जैसे देशों में विदेशी मुद्रा अर्जित करने का सबसे बड़ा स्रोत पर्यटन ही है जबकि गुवाटेमाला में इसका स्थान दूसरा है। समूचे विकासशील उष्णकटिबंधी क्षेत्रों में संरक्षित क्षेत्र प्रबंधकों और स्थानीय समुदायों को आर्थिक विकास और प्राकृतिक संसाधनों के संरक्षण की आवश्यकता के बीच सन्तुलन कायम करने के लिये संघर्ष करना पड़ रहा है। पर्यावरण–पर्यटन भी इस महत्त्वपूर्ण सन्तुलन का एक पक्ष है। सुनियोजित पर्यावरण–पर्यटन से संरक्षित क्षेत्रों और उनके आस–पास रहने वाले समुदायों को लाभ पहुँचाया जा सकता है। सामान्य शब्दों में पर्यावरण–पर्यटन या इको टूरिज्म का अर्थ है पर्यटन और प्रकृति संरक्षण का प्रबंध इस ढंग से करना कि एक तरफ पर्यटन और पारिस्थितिकी की आवश्यकताएँ पूरी हों और दूसरी तरफ स्थानीय समुदायों के लिये रोजगार– नये कौशल, आय और महिलाओं के लिये बेहतर स्तर सुनिश्चित किया जा सके। संयुक्त राष्ट्र महासभा द्वारा वर्ष 2002 को अन्तरराष्ट्रीय पर्यावरण–पर्यटन वर्ष के रूप में मनाए जाने से पर्यावरण पर्यटन के विश्वव्यापी महत्व, उसके लाभों और प्रभावों को मान्यता दी गई है। अन्तरराष्ट्रीय पर्यावरण–पर्यटन वर्ष हमें विश्व स्तर पर पर्यावरण–पर्यटन की समीक्षा का अवसर प्रदान करता है ताकि भविष्य में इसका स्थायी विकास सुनिश्चित करने के लिये उपयुक्त साधनों और संस्थागत ढाँचे को मजबूत किया जा सके। इसका अर्थ है कि पर्यावरण–पर्यटन की खामियाँ और नकारात्मक प्रभाव दूर करते हुए इससे अधिकतम आर्थिक, पर्यावरणीय और सामाजिक लाभ प्राप्त किए जा सकें।

भारत एक ऐसा देश है जो पूरी तरह से प्राकृतिक संपदा से संपन्न है। यहां नदीं पहाड़, झरने, रेगिस्तान, एवं जगंल इत्यादि सभी कुछ है। जो इसे विविधताओं में एकता वाला राष्ट्र बनाते हैं। भारत में प्रकृति से जुड़े कई पर्यटन स्थल है जो ना केवल आपको प्रकृति के करीब ले जाने में मदद करते हैं बल्कि प्रकृति की विविधता और उसके सृजन को भी परिभाषित करते हैं। पर्यावरण पर्यटन प्रकृति से जुड़ा पर्यटन है जिसमें आप देश की संस्कृति, सभ्यता के साथ विभिन्न जीव–जंतुओं के बारे में भी जान पाते हैं।

पर्यावरण पर्यटन के लिए भारत में कुछ महत्वपूर्ण राष्ट्रीय उद्यानों में कॉर्बेट नेशनल पार्क (उत्तराखंड), बांधवगढ़ राष्ट्रीय उद्यान (मध्य प्रदेश), कान्हा राष्ट्रीय उद्यान (मध्य प्रदेश), गिर राष्ट्रीय उद्यान और अभयारण्य (गुजरात) और रणथंभौर राष्ट्रीय उद्यान (राजस्थान), गलगीबागा बीच, गोवा, टयडा आंध्रप्रदेश, चिल्का झील ,उड़ीसा, सुंदरवन नैशनल पार्क, पश्चिम बंगाल, काजीरंगा नैशनल पार्क असम, कंचनजंगा जैवमंडल रिजर्व सिक्किम, ग्रेट हिमालयन नैशनल पार्क हिमाचल प्रदेश इत्यादि शामिल हैं। इको–टूरिज्म की अवधारणा भारत में अपेक्षाकृत नई है। हालांकि, हाल के वर्षों में यह तेजी से बढ़ रहा है और अधिक से अधिक लोग अब इस धारण ा से अवगत हों रहे हैं। जागरूकता फैलाने के लिए, भारत सरकार ने देश में पर्यटन और संस्कृति मंत्रालय में पारिस्थितिक पर्यटन को लेकर विभाग भी स्थापित किया है। भारत में पर्यावरण लुप्त होने की कगार पर आ गया है जिसके लिए आज भारत वन्यजीव अभयारण्यों और संरक्षण कानून कई गया है। जानवरों और पौधों के अधिकारों के लिए लड़ने के लिए जो कई पशु और पादप अधिकार संगठन कर रहे हैं। नाजुक हिमालयी पारिस्थितिक तंत्र और लोगों की संस्कृति और विरासत को संरक्षित करने के लिए कई जागरूक प्रयास किए गए हैं। इसके अलावा, छुट्टियों के शिविर (होटल आवास के बजाय) यात्रियों के बीच बहुत अधिक प्रचलित हो कगे हैं। केरल में हाउसबोट, विथिरी के पेड़ के घर और कर्नाटक के जंगलों में गहरे घोंसले रिसॉर्ट्स आवास के लिए पर्यटकों के बीच बहुत लोकप्रिय हो रहे हैं। इसके अलावा, उन लोगों के लिए ट्रैवल कंपनियों द्वारा कई ग्रीन टूर भी पेश किए जाते हैं, जो प्रकृति का सर्वोत्तम अनुभव करना चाहते हैं।

तिरुवनंतपुरम से लगभग 72 किलोमीटर की दूरी पर स्थित तनमाला भारत का पहला नियोजित पारिस्थितिक पर्यटन स्थान है। सुंदर पश्चिमी घाटों और शेन्दुरुनी वन्यजीव अभयारण्य के सुन्दर जंगलों से घिरा हुआ, तनमाला अपने एक तरह की कामकाजी और जैव–विविधता के लिए जाना जाता है। शाब्दिक अर्थ श्हनी हिल्सश्, तम्माला भारत में एक लोकप्रिय पारिस्थितिक पर्यटन स्थल बन गया है। एक साहसिक पार्क समेत अद्‌भुत मनोरंजन आकर्षण के लिए अच्छी तरह से प्रशिक्षित कर्मचारियों और अविश्वसनीय सूचना सुविधाओं से, इस जगह में यह सब कुछ है। यह तीन प्रमुख क्षेत्रों में विभाजित है – अवकाश क्षेत्र, साहसिक क्षेत्र और संस्कृति क्षेत्रिय प्रत्येक एक विशेष विषय के अनुसार डिजाइन किया गया। यहां पर कई रिसॉर्ट्स भी स्थित हैं जहां आगंतुक शांतिपूर्वक रह सकते हैं।

महाराष्ट्र में स्थित अंजता और एलोरा की गुफाएं सबसे प्राचीन पर्यावरणीय पर्यटन का स्थल है। यह सबसे लोकप्रिय पर्यटक आकर्षणों में से एक, के रुप में जानी जाती हैं। खासकर यदि आप एक वास्तुकला प्रेमी हैं। सांस्कृतिक सौंदर्य और धार्मिक इतिहास में आपकी रुचि है तो यह जगह बिल्कुल आप ही के लिए है। यहां की गुफाएं सुंदर और उत्तम दीवार चित्रों और कला का घर हैं जो बुद्ध और हिंदू धर्म के जीवन पर आधारित हैं। यह गुफाएं महाराष्ट्र के औरंगाबाद जिले में स्थित हैं। बड़े–बड़े पहाड़ और चट्टानों को काटकर बनाई गई ये गुफाएं भारतीय कारीगरी और वास्तुकला का बेहतरीन नमूना है। अजंता की गुफाओं में ज्यादातर दीवारों पर की गई नक्काशी बौंद्ध धर्म से जुड़ी हुई है जबकि एलोरा की गुफाओं में मौजूद वास्तुकला और मूर्तियां तीन अलग–अलग धर्मों से जुड़ी हैं– बौद्ध धर्म, जैन धर्म और हिंदू धर्म का प्रतीक हैं। अजंता एक दो नहीं बल्कि पूरे 30 गुफाओं का समूह है जिसे घोड़े की नाल के आकार में पहाड़ों को काटकर बनाया गया है और इसके सामने से बहती है एक संकरी सी नदी जिसका नाम वाघोरा है। एलोरा की गुफाओं में 34 मोनैस्ट्रीज और मंदिर हैं जो पहाड़ के किनारे पर करीब 2 किलोमीटर के हिस्से में फैला हुआ है। इन गुफाओं का निर्माण 5वीं और 10वीं शताब्दी के बीच किया गया था। एलोरा की गुफाएं पहाड़ और चट्टानों को काटकर

बनाई गई वास्तुकला का सबसे बेहतरीन उदाहरण है। धार्मिक चित्रों, मूर्तियों और गुफाओं की प्राकृतिक सुंदरता पर्यावरण के अनुकूल आगंतुकों को उस समय की मौजूद संस्कृतियों में गहरी अंतर्दृष्टि प्रदान करती है।

अंडमान और निकोबार द्वीप समूह 572 छोटे द्वीपों का एक समूह है जो अपने निर्वासित जंगलों, स्पष्ट जल और सदाबहार पेड़ों के लिए जाने जाते हैं। चूंकि वे अन्य देशों के नजदीक स्थित हैं, इसलिए द्वीप विभिन्न वनस्पतियों और जीवों की एक विस्तृत श्रृंखला का एक घर हें। पर्यावरण पर्यटकों के लिए इस द्वीप के पास बहुत कुछ है। एक शांत वातावरण, स्वच्छ हवा, सुन्दर जंगल और एक समृद्ध समुद्र के साथ, अंडमान और निकोबार द्वीप समूह कपर्यावरण पर्यटन के लिए सबसे पसंदीदा स्थानों में से एक बन गए हैं। आगंतुक घोर वर्षावन के माध्यम से स्नॉर्कलिंग, स्कूबा डाइविंग और ट्रेकिंग और लंबी पैदल यात्रा जैसी गतिविधियों की एक विस्तृत श्रृंखला का आनंद ले सकते हैं। रत की मुख्य भूमि से अलग यह जगह तैरते एम्राल्ड द्वीपों और चट्टानों का समूह है। अंडमान और निकोबार द्वीप समूह नारियल और खजूर की सीमा वाले, पारदर्शी पानी वाले, आकर्षक और खूबसूरत समुद्री तटों और उसके पानी के नीचे कोरल और अन्य समुद्री जीवन के लिए मशहूर हैं। यहां की प्रदूषण रहित हवा, पौधों और जानवरों की नायाब प्रजातियों की मौजूदगी की वजह से इस जगह से प्यार हो जाता है।

नंदा देवी और फूलों की घाटी राष्ट्रीय उद्यान हिमालय में एक अविश्वसनीय जैव विविधता के साथ असाधारण रूप से सुंदर पार्क हैं। भारत के दूसरे सबसे ऊंचे पर्वत नंदा देवी का प्रभुत्व, नंदा देवी राष्ट्रीय उद्यान अपने निर्बाध पर्वत जंगल के लिए जाना जाता है और सुंदर ग्लेशियर और अल्पाइन मीडोज के पक्ष में है। राष्ट्रीय उद्यान के तौर पर नंदा देवी राष्ट्रीय उद्यान की स्थापना 1982 में हुई थी। यह उत्तरी भारत में उत्तराखंड राज्य में नंदा देवी की चोटी (7816 मी) पर स्थित है। वर्ष 1988 में यूनेस्को ने इसे विश्व धरोहर स्थल की सूची में शामिल किया था। फूलों की घाटी दुर्लभ प्रजातियों के लिए घर जाने के लिए जाना जाता है। फूलों का एक शानदार क्षेत्र यहां देखने को मिलता है। इस उद्यान में 17 दुर्लभ प्रजातियों समेत फूलों की कुल 312 प्रजातियां हैं। देवदार, सन्टी, सनौबर,

रोडोडेंड्रन (बुरांस) और जुनिपर यहां की मुख्य वनस्पतियां हैं। नंदा देवी राष्ट्रीीय पार्क में आकर पर्यटक, हिम तेंदुआ, हिमालयन काला भालू, सिरो, भूरा भालू, रूबी थ्रोट, भरल, लंगूर, ग्रोसबिक्सम, हिमालय कस्तूकरी मृग और हिमालय तहर को देख सकते हैं। इस राष्ट्रीसय पार्क में लगभग 100 प्रजातियों की चिड़ियों का प्राकृतिक आवास है। यहां आमतौर पर देखी जाने वाली चिड़ियां औरेंज फ्लैंक्डप बुश रॉबिन, ब्लू फ्रांटेड रेड स्टाौर्ट, येलो बिल्ला इड फेनटेल फ्लाईकैचर, इंडियन ट्री पिपिट और विनार्सियास ब्रेस्टौड पिपिट हैं।

राजस्थान के भरतपुर में स्थित, केवलादेव नेशनल पार्क मानव निर्मित आर्द्रभूमि है और भारत में सबसे प्रसिद्ध अभयारण्यों में से एक है जो पक्षियों की हजारों प्रजातियों का घर है। इस राष्ट्रीय उद्यान में 379 से अधिक पुष्प प्रजातियां, 366 पक्षी प्रजातियां, मछली की 50 प्रजातियां, छिपकलियों की 5 प्रजातियां, 13 सांप प्रजातियां, 7 कछुए प्रजातियां और 7 उभयचर प्रजातियां हैं। केवलादेव नेशनल पार्क देश के सबसे अमीर पक्षि विहारों में में से एक है, खासकर सर्दियों के महीनों के दौरान यहां देश–विदेशी पक्षियों का जमावड़ा लगता है। पार्क में कई किफायती आवास विकल्प उपलब्ध हैं और इसे पूरी तरह से तलाशने का सबसे अच्छा तरीका पैर, बाइक या रिक्शा पर है। यह सभी पर्यावरण–पर्यटकों और पक्षी प्रेमियों के लिए एक जरूरी जगह है। पहले भरतपुर पक्षी विहार के नाम से जाना जाता था। इस पक्षी विहार में हजारों की संख्या में दुर्लभ और विलुप्त जाति के पक्षी पाए जाते हैं, जैसे साईबेरिया से आये सारस, जो यहाँ सर्दियों के मौसम में आते हैं। 1985 में इसे यूनेस्को की विश्व विरासत भी घोषित कर दिया गया था। मानसून के मौसम के दौरान देश के प्रत्येक भागों से पक्षियों के झुंड यहाँ आते हैं। पानी में पाए जाने कुछ पक्षी जैसे सिर पर पट्टी और ग्रे रंग के पैरों वाली बतख, कुछ अन्य पक्षी जैसे पिनटेल बतख, सामान्य छोटी बतख, रक्तिम बतख, जंगली बतख, वेगंस, शोवेलेर्स, सामान्य बतख, लाल कलगी वाली बतख, और गद्वाल्ल्स यहाँ पाए जाते हैं। केवलादेव राष्ट्रीय उद्यान में पर्यटक अन्य पक्षी जैसे शाही गिद्ध, मैदानी गिद्ध, पीला भूरा गिद्ध, धब्बेदार गिद्ध, हैरियर गिद्ध और सुस्त गिद्ध देख सकते हैं। पक्षियों के अलावा पर्यटक जानवर जैसे काला हिरन, पायथन, साम्बर, धब्बेदार हिरण और नीलगाय देख सकते हैं।

उत्तरी कर्नाटक में पर्णपाती जंगलों और एक विविध वन्यजीवन से घिरा हुआ, दांदेली पर्यटकों को एक अद्वितीय प्राकृतिक सुंदरता प्रदान करता है। यह छोटा आधुनिक शहर रोमांचक वन्यजीव अभ्यारण्य, प्रकृति के चलने, आरामदायक कयाक सवारी, सफेद पानी राफ्टिंग, नौकायन, पक्षी देखने, रात शिविर, ट्रेकिंग, शांतिपूर्ण पिकनिक, मगरमच्छ और बाघ की खोज और आस–पास की गुफाओं के लिए रोमांचक यात्रा सहित अपने पर्यटकों के लिए कई आकर्षण प्रदान करता है। पश्चिमी घाट के घने पतझड़ जंगलों सो घिरा दांदेली दक्षिण भारत के साहसिक क्रीड़ा स्थल के रूप में जाना जाता है। यहाँ पर भौंकने वाले हिरन, साँभर, चित्तीदार हिरन जैसे जंगली जानवरों के साथ–साथ पीले पैर वाले कबूतरों, ग्रेट पाइड हॉर्नबिल, क्रेस्टेड सर्पेन्ट ईगल और पीफाउल जैसे पक्षियों को देख सकते हैं। यहाँ पर पक्षियों की लगभग 200 प्रजातियाँ पाई जाती हैं जिनमें ऐशी स्वालो श्राइक, ड्रॉगो, ब्राहमिनी काइट, मालाबार हॉर्नबिल और मिनीवेट शामिल हैं।

लक्षद्वीप द्वीप दुनिया में सबसे प्रभावशाली उष्णकटिबंधीय द्वीप प्रणालियों में से हैं। 4200 वर्ग किलोमीटर से अधिक में फैला हुआ लक्षद्वीर 36 द्वीपों का एक छोटा सा समूह हैं, जो समुद्री जीवन से अत्यधिक समृद्ध हैं। चूंकि इन द्वीपों की संस्कृति और पारिस्थितिकता को बेहद नाजुक पारिस्थितिक तंत्र द्वारा समर्थित किया जाता है, इसलिए केंद्रशासित प्रदेश लक्षद्वीप द्वीप समूह पर्यावरण–पर्यटन के कारण प्रतिबद्ध हैं और आस–पास के माहौल की रक्षा करते समय पर्यटन को बढ़ावा देने के लिए सावधानी से पालन किया जाता है। यहां पर प्रत्येक द्वीप सुंदरता, समृद्ध समुद्री संपत्ति, रंगीन मूंगा चट्टानों, सुनहरे समुद्र तटों, स्पष्ट जल, अप्रचलित वातावरण के संदर्भ में भिन्न है । लक्षद्वीप का सबसे बड़ा आकर्षण है– प्राचीन सुंदरता और सुकून की जिंदगी। शहरी भाग–दौड़ और व्यस्त दिनचर्या के कोलाहल से दूर, आपको यहां सिर्फ समुद्री तटों से टकराती लहरों की आवाज सुनाई देगी। इस द्वीप पर आपको स्कूबा डाइविंग, स्नोर्कलिंग, कयाकिंग, कैनोइंग, विंडसर्फिंग, याच और इसी तरह की कई अन्य रोमांचक गतिविधियां मिल जाएंगी।

राजस्थान के अलवर से 37 किलोमीटर दूर स्थित, सरिस्का टाइगर

रिजर्व भारत में प्रमुख वन्यजीव अभयारण्यों में से एक है। भले ही यह रणथंभौर से बड़ा है, लेकिन यह कम व्यावसायिक है और इसमें विविध वन्यजीवन की एक विस्तृत श्रृंखला है, जो इसे पारिस्थितिकीय सहिष्णुता का एक आदर्श उदाहरण बनाती है। एक विशिष्ट पारिस्थितिक तंत्र के साथ, सरिस्का टाइगर रिजर्व अद्वितीय वनस्पतियों और जीवों की कई प्रजातियों का घर है। अरावली पहाड़ियों के संकीर्ण घाटियों और तेज चट्टानों पर स्थित, सरिस्का टाइगर रिजर्व का शानदार परिदृश्य पर्णपाती पेड़ों और उत्कृष्ट घास के मैदानों से भरा हुआ है प्सरिस्का को वन्य जीव अभ्यारण्य का दर्जा 1955 में मिला, और जब प्रोजेक्ट टाइगर की शुरुआत हुई, तो 1978 में इसे टाइगर रिजर्व बना दिया गया। कुछ ही सालों बाद इसे राष्ट्रीय पार्क घोषित कर दिया गया। अरावली पर्वत श्रंखला के बीच स्थित यह अभ्यारण्य बंगाल टाइगर, जंगली–बिल्ली, तेंदुआ, धारीदार लकड़बग्घा, सुनहरे सियार, सांभर, नीलगाय, चिंकारा जैसे जानवरों के लिए तो जाना ही जाता है, मोर, मटमैले तीतर, सुनहरे कठफोड़वा, दुर्लभ बटेर जैसी कई पक्षियों का बसेरा भी है। सरिस्का राष्ट्रीय उद्यान विविध प्रजातियों के जंगली जानवरों–तेंदुए, चीतल, सांभर, नीलगाय, चार सींग वाला हिरण, जंगली सुअर, रीसस मकाक, लंगूर, लकड़बग्घा और जंगली बिल्लियों का शरणस्थल है।

कॉर्बेट नेशनल पार्क भारत का पहला राष्ट्रीय उद्यान और अभयारण्य है जो टाइगर परियोजना का हिस्सा बन गया है। यह वनस्पति और बड़ी संख्या में बाघों के लिए जाना जाता है, कॉर्बेट नेशनल पार्क 110 पेड़ प्रजातियों, 580 पक्षी प्रजातियों, सरीसृपों की 25 प्रजातियों और 50 स्तनपायी प्रजातियों का घर है। कॉर्बेट नेशनल पार्क वन्य जीव प्रेमियों के लिए एक स्वर्ग है जो प्रकृति की शांत गोद में आराम करना चाहते हैं। पहले यह पार्क (उद्यान) रामगंगा राष्ट्रीय उद्यान के नाम से जाना जाता था परंतु वर्ष 1957 में इसका नाम कॉर्बेट नेशनल पार्क (कॉर्बेट राष्ट्रीय उद्यान) रखा गया। यह भारत में जंगली बाघों की सबसे अधिक आबादी के लिए पूरे विश्व में प्रसिद्द है और जिम कॉर्बेट पार्क लगभग 160 बाघों का आवास है। इस पार्क में दिखाई देने वाले जानवरों में बाघ, चीता, हाथी, हिरण, साम्बर, पाढ़ा, बार्किंग हिरन, स्लोथ भालू, जंगली

सूअर, घूरल, लंगूर और रेसस बंदर शामिल हैं। इस पार्क में लगभग 600 प्रजातियों के रंगबिरंगे पक्षी रहते है जिनमें मोर, तीतर, कबूतर, उल्लू, हॉर्नबिल, बार्बिट, चक्रवाक, मैना, मैगपाई, मिनिवेट, तीतर, चिड़िया, टिट, नॉटहैच, वागटेल, सनबर्ड, बंटिंग, ओरियल, किंगफिशर, ड्रोंगो, कबूतर, कठफोडवा, बतख, चौती, गिद्ध, सारस, जलकाग, बाज, बुलबुल और फ्लायकेचर शामिल हैं। इसके अलावा यात्री यहाँ 51 प्रकार की झाडियाँ, 30 प्रकार के बाँस और लगभग 110 प्रकार के विभिन्न वृक्ष देख सकते हैं। कॉर्बेट नेशनल पार्क आने वाले पर्यटकों के लिए कोसी नदी रॉफ्टिंग का अवसर प्रदान करती है।

पर्यावरण–पर्यटन का सिद्धान्तों, दिशा–निर्देशों और स्थिरता मानदंडों पर आधारित) प्रमाणन की ओर अभिमुख होना इसे पर्यटन क्षेत्र में असाधारण स्थान प्रदान करता है। पहली बार इस धारणा को परिभाषित किए जाने के बाद के वर्षों में पर्यावरण–पर्यटन के अनिवार्य बुनियादी तत्वों के बारे में आम सहमति बनी है जो इस प्रकार हैरू भली–भाँति संरक्षित पारिस्थितिकी–प्रणाली पर्यटकों को आकर्षित करती है, विभिन्न सांस्कृतिक और साहसिक गतिविधियों के दौरान एक कर्तव्यनिष्ठ, कम असर डालने वाला पर्यटक व्यवहार, पुनर्भरण न हो सकने वाले संसाधनों की कम से कम खपत, स्थानीय लोगों की सक्रिय भागीदारी, जो प्रकृति, संस्कृति अपनी जातीय परम्पराओं के बारे में पर्यटकों को प्रामाणिक जानकारी उपलब्ध कराने में सक्षम होते हैं और अंत में स्थानीय लोगों को पर्यावरण–पर्यटन का प्रबंध करने के अधिकार प्रदान करना ताकि वे जीविका के वैकल्पिक अवसर अपनाकर संरक्षण सुनिश्चित कर सकें तथा पर्यटक और स्थानीय समुदाय–दोनों के लिये शैक्षिक घटक शामिल कर सकें। पर्यावरण–अनुकूल गतिविधि होने के कारण पर्यावरण–पर्यटन का लक्ष्य पर्यावरण मूल्यों और शिष्टाचार को प्रोत्साहित करना तथा निर्बाध रूप में प्रकृति का संरक्षण करना है। इस तरह यह पारिस्थिति–विषयक अखंडता में योगदान करके वन्य जीवों और प्रकृति को लाभ पहुँचाता है। स्थानीय लोगों की भागीदारी उनके लिये आर्थिक लाभ सुनिश्चित करती है जो आगे चलकर उन्हें बेहतर स्तर और आसान जीवन उपलब्ध कराती है। आज के समय में भारत सरकार की प्राथमिकता पर्यावरण पर्यटन है।

6

पर्यटन भूगोल का इतिहासिक विकास

पर्यटन एक मानवीय क्रियाकलाप है जो केवल आर्थिक महत्व की नहीं बल्कि सामाजिक सांस्कृतिक दृष्टिकोण से भी अत्यन्त महत्वपूर्ण है। पर्यटन विकसित एवं विकासशील दोनों प्रकार के राष्ट्रों के लिये आय का एक महत्वपूर्ण स्त्रोत है। पर्यटन विकासशील राष्ट्रों को आर्थिक विकास का मार्ग प्रशस्त करता है।

वर्तमान में पर्यटन उद्योग के अतिरिक्त अध्ययन का एक महत्वपूर्ण विषय बन गया है। विश्व स्तर पर पर्यटन प्रबंधन के अध्ययन व शोध के उपरान्त पर्यटन की विभिन्न परिभाषाऐं निरूपित हुयी है। सन 1937 ई में राष्ट्र संघ ने पर्यटन को परिभाषित करते हुए टिप्पणी करी कि पर्यटक वह है जो चौबीस घंटे से अधिक समय के लिये अपने स्थायी स्थान से निकलकर दूसरे प्रदेश अथवा देश में भ्रमण के लिये निवास करता है।

राष्ट्रसंघ के द्वारा पर्यटन को परिभाषित करने के उपरान्त अन्तर्राष्ट्रीय पर्यटक वैज्ञानिक संघ की स्थापना की गयी, जिसने पर्यटन की ओर अधिक व्यापक रूप में परिभाषित किया–''पर्यटन एक ऐसी घटना व सम्बन्धों का मिश्रण है जो किसी स्थान पर अनिवासियों की मात्रा और उनके वहां ठहरने से उत्पन्न होता है तथा जिसके अन्तर्गत व्यक्ति उस स्थान पर न तो स्थायी रूप से बसता है और न धन कमाने के लिये कार्य करता है।

राष्ट्रसंघ एवं अन्तर्राष्ट्रीय पर्यटन वैज्ञानिक संघ की पर्यटन की परिभाषा के अन्तर्गत वे यात्री आते है जो अपने निवास स्थान के बाहर

24 घंटे या उससे अधिक समय के लिये ऐसे आवासों में रहते है जो व्यवसायिक रूप से चलायें जाते हैं।

पर्यटन केवल सैर–सपाटे का उपक्रम भर नहीं है विश्व और अपने को समझने–बूझने और विस्तार देने की एक रचनात्मक प्रक्रिया है। पर्यटन जीवन से जुड़ा एक अभिन्न अंग है जिस तरह एक पक्षी को पिंजड़े में बंद कर उसे शेष दुनियां से अलग कर देते है, उसी तरह इंसान भी बिना पर्यटन के सम्पूर्णता को हासिल नहीं कर सकता है। पर्यटन पिंजड़े से मुक्ति का दूसरा नाम है कि आप ऊंची उड़ान भर सकें। चहचहा सकें। गुनगुना सकें।

पर्यटन से हमारा आशय यह है कि जब हम अपने स्थायी निवास से किसी दूसरे स्थान पर मनोरंजन के लिये निकलते हैं तो हमारी ऐसी यात्रा पर्यटन कहलाती है और हम पर्यटन, पर्यटन जब देश के भीतर ही एक राज्य से दूसरे राज्य में किया जाता है तो उसे घरेलू पर्यटन कहा जाता है। एक देश से दूसरे देश में कुछ समय के लिये घूमने आदि के मकसद से जाना अन्तर्राष्ट्रीय पर्यटन की श्रेणी में आता है। जहां अन्तर्राष्ट्रीय पर्यटन शांति के लिये पारपत्र सिद्ध होता है वहीं घरेलू पर्यटन राष्ट्रीय एकता में सहायक सिद्ध होता है।

भारतीय दर्शन में पर्यटन की अवधारणा अत्यंत प्राचीन है। मानव के विकास के साथ पर्यटन के स्वरूप एवं क्षेत्र में परिवर्तन होता गया। भारतीय आध्यात्म में सृष्टि की रचना के पूर्व भगवान शिव को पर्यटक के रूप में चित्रित किया है। भारत में ज्योर्तिलिंगों की स्थापना भगवान शिव के भ्रमण स्थानों के रूप में चिन्हित कर की गयी है।

मानव उत्पत्ति के बाद, जब मनुष्य मात्र भोजन संग्रहयक था, तब भी वह भोजन की तलाश में पर्यटन (भ्रमण) करता था। इस प्रकार पर्यटन की अवधारणा मानव की उत्पत्ति के साथ जुड़ी है। मानव जब भोजन संग्रहयक के बाद संगठित होकर निवास करने लगा तब संवर्ग में भ्रमण करने लगा।

प्राचीन भारतीय साहित्य में देशाटन की अवधारणा देखने को मिलती है। वैदिक काल में शिक्षा के लिये प्रायः दूरस्थ स्थानों पर जाना पड़ता था

अथवा जीवकोपार्जन के लिये अत्र–तत्र स्थानों पर जाना पड़ता था जो पर्यटन की श्रेणी में आता था। मौर्यकाल में वाणिज्य एवं व्यापार के कारण पर्यटन का स्वरूप बदला। गुप्तकाल में विदेशों तक ज्ञान विज्ञान एवं वाणिज्य के विकासार्थ अनेको मार्गों का उल्लेख मिलना पर्यटन विकास की ओर ध्यान इंगित करता है।

प्राचीन काल में अनेकों विदेशी यात्री भारत यात्रा पर आये और उन्होंने अपनी पर्यटन की पिपासा को पूर्ण किया। भारत में आने वाले अधिकांश प्राचीन कालीन पर्यटकों का मुख्य उद्देश्य भारतीय दर्शन को समझना था।

भारतीय अवधारणा के अनुसार पर्यटन सम्पत्ति और नियोजन के अवसर उत्पन्न करता है, यह एक ऐसा बहुपक्षीय उद्योग है जिसमें राष्ट्र का प्रत्येक अंग भाग लेता है। पर्यटन का मुख्य आर्थिक महत्व यह है कि पर्यटक अपने निवास स्थान से कमाया गया धन उस दूसरे स्थान में जाकर खर्च करता है जहां वह पर्यटन हेतु जाता है। यह दोनों अन्तर्राष्ट्रीय एवं घरेलू पर्यटन में लागू होता है। अन्तर्राष्ट्रीय पर्यटन से कमाया गया धन प्रत्येक देश, चाहे वह विकसित हो या विकासशील के लिये उसकी विदेशी मुद्रा का एक बहुमूल्य स्रोत होता है। उदाहरण के लिये 1980 में विश्व के व्यापार मात्रा में 1.5 प्रतिशत की वृद्धि हुई, जब कि अन्तर्राष्ट्रीय पर्यटन के क्षेत्र में संख्या की दृष्टि से 4.1 प्रतिशत तथा आय की दृष्टि से 16.6 प्रतिशत की वृद्धि हुई।

विश्व भर में जितने माल का सकल उत्पाद होता है उसके 6 प्रतिशत के लिये केवल पर्यटन जिम्मेदार है जो विश्व व्यापार में एक सबसे बड़ा मद है। तेल के पश्चात् यह विश्व में सबसे बड़ा व्यवसाय है। पाश्चात्य दर्शन के अनुरूप पश्चिम में पर्यटन आराम एवं आनन्द की अवधारणा पर आधारित है। भौतिकवादी जीवन क्रम को तोड़कर विश्राम एवं आनन्द के लिये की गयी यात्रा पर्यटन की श्रेणी में आती है। पर्यटन की पश्चात्य अवधारणा के अनुरूप पर्यटन के लिये आराम व आनन्द को परमावश्यक माना गया है।

पर्यटन की पाश्चात्य अवधारणा के अनुरूप भारत में पर्यटन योजना को तीन चरणों में विभक्त किया गया है :–

1. प्रथम चरण में ऐसे केन्द्रों के लिये योजनाऐं बनानी थी जो अन्तर्राष्ट्रीय पर्यटकों को आकर्षित करने की दृष्टि से महत्वपूर्ण थीं। ऐसे परियोजनाओं पर होने वाले व्यय केन्द्र सरकार द्वारा पूर्ण रूप से खर्च करना था, इनकी व्यवस्था तथा रख–रखाव भी केन्द्रीय पर्यटन विभाग द्वारा किया जाना था।
2. द्वितीय चरण में ऐसे पर्यटक केन्द्रों में सुविधाओं के विकास की योजनाऐं शामिल थी जो अन्तर्राष्ट्रीय पर्यटन की दृष्टि से व घरेलू पर्यटन की दृष्टि से होने वाले खर्च को केन्द्र व राज्य सरकारों को आधा–आधा वहन करना था और सुविधाओं की व्यवस्था तथा उनका अनुरक्षण राज्य पर्यटन विभागों द्वारा किया जाना था।
3. तृतीय चरण में ऐसे केन्द्रों की परियोजनाओं थीं जो मुख्यतया स्थानीय तथा क्षेत्रीय हित के हैं और जहां घरेलू पर्यटक बड़ी संख्या में आते हैं। राज्य पर्यटक विभागों से ही धन की व्यय व्यवस्था तथा रख रखाव का कार्य भी किया जाना था।

इस प्रकार भारत में पर्यटन की अवधारणा अत्यंत प्राचीन है जिसका विकास काल एवं परिस्थितियों के अनुरूप हुआ।

प्रकार

भारत की विशाल सांस्कृतिक विरासत पर्यटकों को आकर्षित करने की इसमें अपार संभावनाऐं विघमान है। भारत के प्राचीन ऐतिहासिक नगर व स्मारक, अजंता, एलोरा व खजुराहों की अवर्णनीय कलाकृतियां, उत्तर–दक्षिण भारत के भव्य व कलात्मक मंदिर, ताजमहल व अन्य मुगलकालीन स्मारक हमारे लिये गर्व की बात है। पश्चिम की भौतिकवादी जीवनधारा से ऊबे विदेशियों को भारत की सौम्य व सरल शैली ने अपनी और आकर्षित किया हैं धरती का स्वर्ग कही जाने वाली कश्मीर घाटी का अद्‌भुत सौन्दर्य मनोहारी समुद्र तट एवं सुरम्य वन स्थलों की प्राकृतिक सैलानियों को सहज ही आकर्षित करने में सक्षम है। पूर्व में भारत को सिर्फ प्राचीन संस्कृति की धरोहर वाला देश माना जाता था परन्तु अब ऐसे पर्यटन स्थलों के प्रति पर्यटकों की रूचि अधिक बढ़ रही है जहां वे अपना समय प्राकृतिक सौन्दर्य और सांस्कृतिक नवीनता के बीच बीता

सके। हमारा देश पर्यावरणीय विविधताओं वाला देश है इसमें 57 संरक्षित क्षेत्रों का संजाल है।

राष्ट्रीय उद्यान और 482 बाइल्ड लाइफ सेंचुरी है, हिमाचल से लेकर सुदूर दक्षिण में केरल तथा उत्तर पूर्व में अरूणाचल प्रदेश तक सभी स्थल पर्यावरण की दृष्टि से अनेक विभिन्नतायें समेटे हुए है। श्रीलंका, स्विजरलैण्ड, सिंगापुर, इंडोनेशिया, मॉरीसिस, मलेशिया, थाईलैण्ड, हॉंग–कॉंग, नेपाल सहित अनेक देशों की अर्थव्यवस्था सिर्फ पर्यटकों पर निर्भर करती है। आज पर्यटन देश और राज्यों की अर्थव्यवस्था का प्रमुख आधार बनता जा रहा है। लोगों का जीवन स्तर ऊंचा उठाने में पर्यटन उद्योग अपनी महत्वपूर्ण भूमिका निभा रहा है। इस उद्योग के माध्यम से ही ऐसे पिछडे क्षेत्रों का विकास संभव हो सका है जो अपेक्षित पड़े थे और जहां आर्थिक कार्यों में अड़चने आती थी। पर्यटकों के लिये बाईबिल कही जाने वाली पत्रिका लोनलीट प्लेनेट के सर्वेक्षण में भारत को पर्यटन के मामले में पांचवा स्थान प्राप्त है। पर्यटन उद्योग के कारण आवागमन के साधनों में जहां विस्तार हुआ है वहां लघु उद्योग एवं होटल व्यवसाय को भी वल मिला और रोजगार को नई दिशा मिली है।

पर्यटन के क्षेत्र निर्धारण में पर्यटकों द्वारा पर्यटन करने के अनेक कारण महत्वपूर्ण भूमिका निभाते हैं। पर्यटकों द्वारा पर्यटन करने के अनेक कारण होते हैं कुछ पर्यटक अपने दैनिक जीवन के रोज रोज के कार्यों से ऊबकर जैसे ही मौका मिलता है, नई जगहों पर घूमने–फिरने का मजा लेने के लिये निकल पड़ते है, कुछ व्यक्तियों को अपने व्यवसाय के सिलसिले में एक स्थान से दूसरे स्थान पर जाना पड़ता है। जब कि बहुत से व्यक्ति अपने दोस्तों और सम्बन्धियों से मिलकर सम्बन्धों में ताजगी लाने के लिये पर्यटन करते हैं। साथ ही अनेक पर्यटक तीर्थयात्रा पर जाकर पुण्य कमाने में विश्वास करते हैं। अन्य कारणों से भी पर्यटक पर्यटन करते हैं।

पर्यटन के क्षेत्र निर्धारण के लिये पर्यटन के विभिन्न आयामों का वर्गीकरण करना परमावश्यक है। जो निम्नानुसार है :–

1. **धर्मिक पर्यटन** – हमारे देश में धार्मिक पर्यटन अपनी अहम् भूमिका अदा कर रहा है। देश में सबसे अधिक धार्मिक पर्यटन से

रोजगार पैदा हो रहे हैं देशी पर्यटन तो अपनी धार्मिक भावनाओं के धार्मिक स्थलों का भ्रमण कर रहे हैं परन्तु विदेशी पर्यटक इन स्थलों पर शांति की तलाश में आ रहे हैं। अतः विदेशी पर्यटकों को इस और आकर्षित करने के लिये और अधिक सुविधाओं को बढ़ाने की आवश्यकता हे।

2. **ऐतिहासिक एवं सांस्कृतिक पर्यटन** – धार्मिक पर्यटन के बाद ऐतिहासिक एवं सांस्कृतिक पर्यटन की उन्नति की खूब संभावनायें हैं। देश में ऐतिहासिक स्थलों की कमी नहीं है परन्तु उनके उचित रख रखाव में चूक हो रही है केन्द्रीय सरकार ने इस बात को ध्यान में रखते हुए राष्ट्रीय महत्व के स्मारकों के रखरखाव के लिये यूनेस्कों की सिफारिशों के आधार पर जापान बैंक ऑफ इंटर नेशनल कॉपरेशन से आर्थिक मदद लेने का निर्णय किया है, इसके अन्तर्गत महाराष्ट्र में अजन्ता, एलोरा, तिलखेरा गुफाओं का संरक्षण और विकास के लिये जापान सरकार मदद देगी जब कि मध्यप्रदेश में सांची सतपारा स्थित बौद्ध स्मारकों के संरक्षण के लिये जापान सरकार से पहले से ही सहायता प्राप्त हो रही है।

3. **सांस्कृतिक पर्यटन** – पर्यटन के मामले में केरल नए नए प्रयोग करने की दृष्टि से अन्य राज्यों से काफी आगे है केरल ने मुख्य रूप से आयुर्वेद और अन्य भारतीय चिकित्सा पद्धतियों की मदद से अपने यहां स्वास्थ्य पर्यटन का सफल प्रयोग किया है, केरल में कई स्थानों पर विदेशी पर्यटकों को वहां के स्थानीय व्यंजन बनाना भी सिखाया जा रहा है। कुछ स्थानों पर तो उन्हें पेड़ों पर चढ़कर नारियल तोड़ने की कला भी सिखाई ग्वालियर के धार्मिक स्थलों का पर्यटन के परिप्रेक्ष्य में अध्ययन स्थलों पर्यटन परिप्रेक्ष्य में न जाती है इस सबसे विदेशी पर्यटक अच्छा खासा रोमांचित अनुभव प्राप्त कर रहे हैं। आशा है कि जल्द ही अन्य राज्य भी केरल के इस सांस्कृतिक पर्यटन के नक्शे कदम पर चलने लगेगें।

4. **पर्यावरणीय पर्यटन** – ईको टूरिज्म के लिहाज से सिक्कम

सबसे अच्छी जगह है, सिक्किम अपनी सांस्कृतिक और प्राकृतिक विविधता के कारण बहुत तेजी से प्रसिद्धि पा रहा है यहां आने वाले भारतीय पर्यटकों की संख्या प्रतिवर्ष दो लाख और विदेशी पर्यटकों की संख्या 12 हजार है। भारतीय उपमहाद्वीप में पाई जाने वाली तितलियों की किस्मों में से पचास प्रतिशत सिक्किम में पाई जाती है यहां आर्किड की किस्में मौजूद है, राज्य सरकार ने एक अलग प्रकार के पर्यटन की योजना बनाई है, जिसमें ऑर्किड पर्यटन ओर तितली पार्क भ्रमण भी शामिल है देश के दूसरे राज्य भी सिक्किम की इस पहल को अपना सकते है।

5. **साहसिक पर्यटन** – साहसिक पर्यटन विदेशी पर्यटकों को अपनी ओर आकर्षित करने का एक बेहतरीन जरिया बन सकता है परन्तु देश में साहसिक पर्यटन को बढ़ावा नहीं मिल पा रहा है। साहसिक पर्यटन में पर्वतारोहण, ट्रैकिंग, स्कैटिंग, रॉक–क्लाईबिग पैराग्लाइडिंग, वन्य जीव, जन्तुओं वाले अभ्यारण्यों तथा जंगलों की सैर आदि भी है, इसके लिये उत्तरांचल, हिमाचल, पूर्वोत्तर के राज्यों में पर्याप्त संभावनाऐं ग्वालियर के धार्मिक स्थलों का पर्यटन के परिप्रेक्ष्य में अध्ययस्थलों ʼर्टटन परिप्रेक्ष्य में न मौजूद है, साहसिक पर्यटन, पर्यटन व्यवसाय को एक नया आयाम दे सकता है। इस दिशा में और सार्थक प्रयास किये जाने की आवश्यकता है। देश में कुछ साहसिक पर्यटन स्थान निम्नलिखित है। मनाली (पर्वतारोहण ट्रेकिंग स्कीइंग) कांगडा (पैराग्लाइडिंग) ऋषिकेश (नौकायन) गढवाल मनाली,गुलमर्ग पहलगांव (स्कीइंग), कुतलू – मासनर लाहौल–स्पीती, कुमाऊँ, गढ़वाल, लद्दाक (ट्रेकिंग) लक्ष्यद्वीप अंडमानद्वीप (स्कूबा डाइविंग)।

6. **क्रूज पर्यटन** – भारत के विशाल समुद्री तटों और उसके आसपास प्राकृतिक सौन्दर्य से भरपूर स्थलों की ओर देशी–विदेशी पर्यटकों को आकर्षित करने के लिये क्रूज पर्यटन को विकसित किया जायेगा इसके अन्तर्गत सर्व सुविधाओं से युक्त छोटे जहाजों के बेडे तैयार किये जाने की योजना है ये बेडे पर्यटकों को भारत के नैसर्गिक सौन्दर्य का दर्शन करायेगें। इसके लिये पांच बंदरगाहों

की पहचान की गई है, ये है – कोचीन पोर्ट, न्यू मंगलोर पोर्ट, गोवा का मोरमुगांव बंदरगाह, मुम्बई पोर्ट और तूतीकोरिन पोर्ट है।

7. **चिकित्सा पयर्टन** – पूर्व राष्ट्रपति डॉ. अब्दुल कलाम चिकित्सा पर्यटन को बढ़ावा देने के पक्ष में है, उनका मानना है कि भारत की आयुर्वेदिक चिकित्सा पद्धति, योग और विज्ञान का तालमेल लोगों के जीवन में आनन्द भर सकता है। आज से कुछ वर्ष पहले तक लोग स्वास्थ्य पर्यटन शब्द से अनजान थे, परन्तु ग्वालियर के धार्मिक स्थलों का पर्यटन के परिप्रेक्ष्य में अध्ययस्थलों ´र्टटन परिप्रेक्ष्य में न आज यह चर्चा में है चिकित्सा पर्यटन एक ऐसा क्षेत्र है जो स्वतः विकसित हो रहा है इलाज सस्ता होने के कारण पड़ोसी देशों सहित अमरीका, ब्रिटेन से भी लोग इलाज कराने भारत आ रहे है, अर्थात सैर के साथ–साथ इलाज भी, बडे निजी अस्पतालों में 10 से 25 प्रतिशत तक विदेशी मरीज आ रहे है। भारतीय उद्योग परिसंघ (सी आई आई) द्वारा जारी आंकड़ों के अनुसार अमरीका में दिल के ऑपरेशन पर 30 हजार डॉलर का खर्च आता है। जब कि वही आपरेशन भारत में केवल 6 हजार डॉलर में ही किया जा सकता है।

चिकित्सा पर्यटन में ही आयुर्वेद की पंचकर्म क्रियाऐं भी शामिल हो चुकी है। पंचकर्म, तनाव मुक्ति मोटापा घटना और कायाकल्प चिकित्सा आदि कुछ ऐसे लोकप्रिय पैकेज है, जिन्हें पर्यटकों ने बहुत पंसद किया है केरल ने भारत में सबसे पहले पंचकर्म को चिकित्सा पर्यटन से जोड़कर प्रचारित किया जो सफल रहा हैं, पर्यटन के अग्रणी संगठन वर्ल्ड ट्रेवल एण्ड टूरिज्म कौसिल की एक रिपोर्ट के अनुसार आने वाले वर्षो में केरल में पर्यटन 11 प्रतिशत की तेजी से बहेगा वर्ष 2019 के दौरान भारत में लगभग डेढ़ लाख विदेशी पर्यटक अपना इलाज कराने आए थे जर्मनी में पर्यटन सलाह में अंतिम शब्द माने जाने वाली पत्रिका ज्यो से सॉन ने केरल को आयुर्वेद का मक्का बताया है टाईम्स मैगजीन ने तो यहां तक लिखा है कि केरल की यात्रा यानी पैसा वसूल।

प्राचीन काल से ही देशाटन ने महत्वपूर्ण भूमिका का निर्वाह किया है। देशाटन मनुष्य के लिये रूचिकर एंव ज्ञानवर्धक सिद्ध हुआ है। ऐतिहासिक

काल के प्रारंभ से ही हमारे पूर्वजों ने यात्राओं का सिलसिला प्रारंभ कर दिया था। ये यात्राऐं मुख्यतः धार्मिक, व्यापारिक शैक्षणिक एंव साहसिक उद्देश्य से की जाती थीं प्राचीनकाल से ही देशाटन व भ्रमण को बहुत महत्वता दी जाती थी। ईसा से 3000 वर्ष पूर्व मिश्र एक सम्पन्न देश था, यहां यात्रा करना अत्यधिक प्रचलित था। बेवीलोन के राजा शुल्गी ने 4000 वर्ष पूर्व राजमार्गो को सुरक्षित बनाना, यात्रियों की सुख – सुविधाओं हेतु सरायों तथा उद्यानों का निर्माण कराया। सुमेरवासियों से चाक और मुद्रा का अन्वेषण करने के फलस्वरूप यात्रा एवं व्यापार के क्षेत्र में एक नवीन युग का शुभारंभ हुआ।

पर्यटन के महत्व को बाइबिल में यात्रा के महत्व को इन शब्दों में वर्णित किया है – ''वह व्यक्ति जिसने यात्राऐं की हों, उसे अनेक विषयों और वस्तुओं का ज्ञान होता है उसका अनुभव विस्तृत होने के साथ–साथ वह विवेकशील और बुद्धिमान भी होता है जिस व्यक्ति को इस प्रकार का अनुभव प्राप्त नहीं होता, उसका ज्ञान सीमित होता है।

देश–विदेश की यात्राओं से सम्पन्न व्यक्ति दूरदर्शी होता है।'' प्राचीन यूनानियों की यात्रा कथा का उल्लेख होमर की ओडिसी में प्राप्त होता है, वे लोग छोटी छोटी नौकाओं से निकटस्थ स्थानों की यात्रा करते थे। यूनानी दार्शनिक थेल्स, पाइथागोरस और प्लेटो ने मिश्र देश का भ्रमण किया और अरस्तु ने कुछ ऐशियाई देशों की यात्रा की थी। भारतीय इतिहास के प्रारंभिक कालों में धार्मिक और व्यापारिक कार्यो के संपादन के लिये यात्राओं का प्रमुख स्थान था। यात्राओं को प्रोत्साहन देने के लिये धर्म यात्रा पर बल दिया गया। यात्राओं में व्यापार, वाणिज्य तथा पारस्परिक सम्पर्क को बढ़ावा देने के लिये स्थल और जलमार्गों से विदेशों की अनेक यात्राऐं की जाने लगी। ज्ञान की खोज के लिये विद्वान लोग धर्म और दर्शन के प्रचार–प्रसार के लिये धर्म – प्रचारक देश–विदेश की संकट पूर्ण यात्राओं में प्रसन्नता पूर्वक जाते थे, इस प्रकार की यात्राऐं सांस्कृतिक उन्नति और समृद्धि का एक महत्वपूर्ण साधन थीं। धर्म यात्राओं को प्रावधान भारतीय संस्कृति की अपनी निजी विशेषता है। नदियों, पर्वतों, और नगरों को धार्मिक महत्व प्राप्त हुआ। उत्तर में वाराणसी और हिमाच्छादित हिमालय, सुदूर दक्षिण में कांचीपुरम, पूर्वी तट में

जगन्नाथपुरी और पश्चिम में द्वारिकापुरी इत्यादि के दर्शनों के लिये यात्री दल दूर–दूर से आने लगे। महाभारत के वन पर्व में तथा स्कन्द पुराण में ऐसे धर्म स्थानों की एक विशद् तालिका दी गई है, जिन स्थलों पर शताब्दियों से भारत के प्रत्येक क्षेत्र के लोग दर्शन के लिये आया करते थे। तंत्रचूड़ामणि में ऐसे 52 धर्म स्थानों का उल्लेख है जबकि देवी भागवत में 108 नामों की गणना की गई है।

भारत में कुम्भ का मेला एक ऐसा अलौकिक अवसर है जिसमें यात्रियों का एक विराट समूह एकत्रित होता है, इतना जनसमूह विश्व के किसी मेले में एकत्रित नहीं होता। हर बारहवे वर्ष यह पर्व क्रमशः गंगा तट पर हरिद्वार में, त्रिवेणी के किनारे प्रयाग में, क्षिप्रा तट पर उज्जयिनी तथा गोदावरी तट पर नासिक में विशाल जनसमूह को आकर्षित करता आ रहा है।

प्रसिद्ध चीनी यात्री हुयेन्त्सांग ने 629–645 ई. में भारत की यात्रा की थी। प्रयाग के कुंभ मेले का उसने रोचक वर्णन किया है। इस कुम्भ के मेले ने धीरे– धीरे एक सामाजिक, आध्यात्मिक एवं सांस्कृतिक संस्था का रूप धारण कर लिया। मोहन जोदड़ों और सिन्धुघाटी के स्थलों के उत्खननों, से यह ज्ञात होता है कि 3000 ई. पूर्व में भी इस देश का पश्चिम एशिया के देशों से सम्पर्क था, यात्री यहां आते – जाते रहते थे।

इब्नबतूता 1325 ई. में अबर मैसापोटामिया, एशिया माइनर के देशों को पार कर समरकन्द होते हुए 1333 ई. में भारत पहुंचा, भारत में वह आठ वर्ष रहा। उसने मालद्वीप, लंका, सुमाया, स्पेन तथा मोरक्को की भी यात्रा की थी। इस काल में अन्य महत्वपूर्ण साहसिक यात्री अलबरूनी, बास्कोडिगामा ओर फ्रांसिस की लंबी–लंबी स्थल और जल यात्राऐं विशेष उल्लेखनीय रही हैं, उन्होंने भारत की भी यात्रा की और इनकी साहसपूर्ण यात्राएं ज्ञानवर्धक सिद्ध हुई। इस काल में यात्रियों को बहुत अधिक कठिनाईयों ओर संकटों का सामना करना पड़ता था। पर्यटन के लिये निकलने की प्रवृत्ति में दिनोदिन वृद्धि होने के कारण नये–नये क्षेत्रों और प्रदेशों का विकास होने लगा है। पर्यटन के कारण व्यापारिक केन्द्रों से बहुत दूर के भीतरी और ग्रामीण क्षेत्रों में पर्यटन के विकास स्थलों के खुलने में मदद मिली। उदाहरणस्वरूप ऐसे स्थानों के अन्तर्गत भारत में

खजुराहो, कोणार्क, अजंता एलोरा इत्यादि। खजुराहो विकसित पर्यटन स्थल का एक ज्वलंत उदाहरण है जिससे स्पष्ट होता है कि पर्यटन से किसी भी अविकसित क्षेत्र का कम समय में अच्छा विकास हो सकता है। केवल 30 वर्ष पूर्व तक खजुराहों एक अविकसित गांव था, जहां परिवहन और पर्यटक सुविधाओं का विल्कुल अभाव था। आज हजारों विदेशी पर्यटन वहां सैर के लिये जाते हैं। अब दिल्ली से खजुराहों तक प्रतिदिन एक जेट वायुयान की सेवा उपलब्ध है, वहां पर मध्यम दर्जे के तथा डीलक्स सुविधाओं से युक्त आधे दर्जन से अधिक होटल सेवारत हैं। स्थानीय सुविधाओं के अतिरिक्त एक उन्नतिशील पर्यटन उद्योग वहां पनप रहा है जो कम से कम एक हजार परिवारों को रोजगार के अवसर प्रदान कर रहा है।

किसी भी राष्ट्र के समान्य राष्ट्रीय विकास पर पर्यटन के आर्थिक लाभ के अतिरिक्त अन्य लाभदायक प्रभाव भी पड़ते है। पर्यटन भिन्न भिन्न देशों के अलग अलग पृष्ठभूमि वाले लोगों को एक दूसरे के निकट लाता है। इससे एक दूसरे को उनकी जीवनशैली तथा अलग संस्थाओं से भलीभांति परिचित होने का अवसर प्राप्त होता है। पर्यटन के लिये कोई भी गांव कस्बा या शहर जिला या राज्य, कोई द्वीप या महाद्वीप हो सकता है। पर्यटन विकास के लिये तीन बातों को होना जरूरी है :–

(1) स्थान विशेष का आकर्षण

(2) स्थान पर पहुँचने की सुगमता

(3) आधुनिक युग में अन्तर्राष्ट्रीय मानक के आधार पर उपयुक्त सुख–सुविधाऐं होना।

यदि हम यहाँ सुरक्षा को भी जोड दें जो जरूरी है। किसी भी स्थान की अच्छी स्वास्थवर्धक जलवायु और आनन्ददायक मौसम पर्यटन स्थल के आकर्षण को और अधिक बढा देता है। भारत में पर्यटन को विकास की चरमसीमा में पहुंचने के लिये पर्याप्त प्राकृतिक सौन्दर्य, स्वास्थवर्धक जलवायु, बर्फीले पर्वत, विशाल समुद्र तट तथा मैदान उपलब्ध है। पर्यटन भारत के लिये अपार रोजगार के अवसर तथा तीव्रगामी उद्योग के रूप में उपलब्ध है। सन् 1977 की आर्थिक गणना के आधार पर होटल रेस्तरा

तथा परिवहन के क्षेत्रों में पर्यटन से 15 लाख लोगों को सीधे सीधे रोजगार मिला हुआ है। सन् 1978–79 में पर्यटन के दो मुख्य क्षेत्रों में 24 लाख 30 हजार रोजगार के अवसर उत्पन्न हुए तथा प्रत्यक्ष और अप्रत्यक्ष रोजगारों की संख्या 39 लाख 50 हजार हो गई थी। सन 1980 में पर्यटन के क्षेत्र में 40 लाख लोगों को रोजगार प्राप्त हुआ, आने वाले वर्षो में रोजगारो की संख्या में और अधिक वृद्धि की संभावना है।

भारत में पर्यटन का महत्व तीर्थाटन में निहित था जिसके कारण भारत में प्राचीनकाल से ही पर्यटन का स्वरूप धार्मिक रहा और घरेलू पर्यटन का विकास हुआ। किन्तु अन्तर्राष्ट्रीय पर्यटन का प्रचलन इस देश में विगत कुछ वर्षों से ही हुआ है। अब पर्यटन आवश्यक ही नहीं बल्कि समय की जरूरत बन गया है। भारत में पर्यटन के विकास का पहला अध्याय पराधीन भारत में 1945 में शुरू हुआ। भारत के तत्कालीन सलाहकार सर जॉन सार्जेन्ट की अध्यक्षता में भारत सरकार ने एक समिति का गठन किया जिसने एक पृथक पर्यटन संगठन की स्थापना करने की सिफारिश के अलावा विदेशों में भारत के वाणिज्य दूतावासों में प्रचार–कक्ष खोलने और भारत के चार प्रमुख नगरों दिल्ली, मुम्बई, कलकत्ता तथा मद्रास में क्षेत्रीय कार्यालयों की स्थापना करने का सुझाव दिया।

सन् 1947 के बाद भारत में अन्तर्राष्ट्रीय पर्यटन में अभूतपूर्व वृद्धि हुई, जहा 1951 में भारत में आने वाले विदेशी पर्यटकों की संख्या 16829 थी वहीं 1985 में पर्यटकों की संख्या बढकर 1259384 हो गई थी। भारत में पर्यटन पर दूसरी योजना तक कोई ध्यान नहीं दिया गया। दूसरी योजना में योजना आयोग ने (1957–62) केन्द्र तथा राज्य क्षेत्रकों (सेक्टर्स) के अन्तर्गत आधारित संरचना के विकास के लिये 33 करोड़ 63 लाख रूपये का प्रावधान किया। इस समय तक पर्यटन के क्षेत्र में आर्थिक और सामाजिक महत्व के बारे में देश में जाग्रति आचुकी थी, अब पर्यटन को आधार से बहुत ऊंचे तक ले जाने के लिये भारत सरकार के भागीरथ प्रयासों की आवश्यकता थी और इस प्रयास में तत्कालीन प्रधानमंत्री श्रीमती इन्दिरागांधी ने एक स्वतंत्र केन्द्रीय पर्यटन विभाग का निर्माण किया जिसमें प्रसिद्ध राजनीतिज्ञ डॉकर्णसिंह को पहला पर्यटन मंत्री नियुक्त किया गया। कर्ण सिंह ने इस क्षेत्र में जो भी प्रयास किये

वे पूरी ईमानदारी और दृढ़ इच्छा शक्ति के आधार पर किये, जो पर्यटन की आधारशिला रखने में मजबूत नींव का पत्थर साबित हुए। देश में प्रथम चरण के योजना के अन्तर्गत अनेक पर्यटक बंगलों (प्रथम श्रेणी) का निर्माण किया गया जिनका नाम बाद में ट्रैलवस्र लॉज (पर्यटक निवास) रखा गया और बाद में इन्हें भारत पर्यटन विकास निगम को हस्तांतरित किया गया।

तृतीय पंचवर्षीय योजना – इस योजना में पर्यटन अधोसंचरना के विकास की प्रक्रिया जारी रही, इसमें उन क्षेत्रों में सुविधाओं को नेटवर्क शुरू हुआ, जहां ये नहीं के बराबर थी। बोधगया, खजुराहो, भुवनेश्वर, कोणार्क, महाबलीपुरम, सांची, तिरूचिरापल्ली, कांचीपुरम, मदुरई तथा अनेक अन्य स्थानों पर विदेशी पर्यटकों के लिये बुनियादी तथा आधुनिक सुविधाओं का जाल फैला दिया गया, इसके अतिरिक्त विदेशी पर्यटकों को आकर्षित करने के लिये पर्यटक साहित्य विकसित करना तथा प्रचार–प्रसार हेतु नवीनतम कार्य योजना तैयार की गयी।

चतुर्थ पंचवर्षीय योजना– इस योजना में द्वितीय चरण की योजनाओं की संकल्पना को राष्ट्रीय विकास परिषद् द्वारा लिये गये निर्णय के फलस्वरूप समाप्त कर दिया गया तथा विदेशी पर्यटकों के लिये बुनियादी सुविधाओं के विकास तथा उनकी योजना का कार्य केन्द्रीय पर्यटन विभाग ने पूर्ण रूप से अपने हाथ में ले लिया । राज्य सरकारों को घरेलू पर्यटन के विकास हेतु स्वतंत्र छोड़ दिया गया तथा केन्द्र ने किसी प्रकार का अनुदान नहीं दिया। इस दौरान राज्यों ने स्थानीय स्तर पर बिना केन्द्र की सहायता के पर्यटक योजनाओं का विकास करना आरंभ कर दिया था। केन्द्रीय पर्यटन विभाग तथा योजना आयोग के माध्यम से उन्हें आवश्यक परामर्श तथा मार्गदर्शन प्रदान किया जाने लगा।

पांचवी पंचवर्षीय योजना – इस योजना में पर्यटन के क्षेत्र में केन्द्र तथा राज्य सरकारों के दायित्वों की विस्तृत रूप से विवेचना की गयी और यह निर्णय लिया गया कि अन्तर्राष्ट्रीय पर्यटन को प्रोत्साहन देने के लिये मुख्य रूप से बनाई गई परियोजनाओं तथा कार्यक्रमों पर केन्द्र सरकार को पूँजी लगानी चाहिये और राज्य सरकारों को अपने सीमित साधनों के अन्तर्गत घरेलू पर्यटकों में सबसे कम आमदनी वाले वर्ग को

उच्चतम प्राथमिकता देकर पर्यटन की सुविधाओं के विकास पर ध्यान केन्द्रित करना चाहिये जिससे उन्हें प्रोत्साहन मिले।

अन्तर्राष्ट्रीय पर्यटन में होने वाले अपेक्षित वृद्धि के अनुपात में ही आवास तथा परिवहन सुविधाओं की व्यवस्था तथा जहां तक संभव हो, देश के विभिन्न पर्यटक यातायात का प्रसार बढ़ाने तथा नये पर्यटक केन्द्रों के विकास का कार्य केन्द्रीय पर्यटन विभाग ने स्वयं अपने हाथ में लिया और इस योजना को मूर्त रूप प्रदान करने तथा अन्तर्राष्ट्रीय पर्यटकों को प्राकृतिक विहार स्थल (रिजोर्ट) विकसित करने के लिये कुछ प्रमुख योजनाओं क़ी शुरूआत की गई जिसमें –

(1) कश्मीर में शीतकालीन क्रीड़ाओं के शौकीन पर्यटकों के लिये गुलमर्ग हिम क्रीड़ा परियोजना।

(2) केरल में कोवलम रिसोर्ट योजना को समुद्र तटीय पर्यटन के इच्छुक पर्यटकों के लिये शुरू किया गया।

(3) जापान तथा अन्य एशियाई देशों से बौद्ध तीर्थ यात्रियों तथा पर्यटकों को आकर्षित करने के लिये भगवान बुद्ध के जीवन से संबंधित स्थानों के विकास की परियोजना हाथ में ली गई।

भारत में सभी प्रकार के पर्यटकों का एक पहलू सांस्कृतिक पर्यटन भी है। इस दृष्टि से अधिकांश पर्यटक यूरोप तथा अमेरिका से आते हैं। इस अभिरूचि को दृष्टिगत रखते हुए संयुक्त राष्ट्र संघ के यूनेस्को विशेषज्ञों की सिफारिश के अनुसरण में केन्द्रीय समन्वय समिति ने जो पर्यटन महत्व के पुरातात्विक केन्द्रों के विकास के लिये गठित की गई थी, निम्नलिखित 10 पुरातात्विक केन्द्रों का चयन किया गया :–

(1) एलीफेन्टा, अजंता एवं एलोरा की शैलकृत गुफाएं।

(2) चुनिंदा बौद्ध केन्द्र जैसे बोधगया, नालंदा, राजगिरी, सारनाथ, कुशीनगर, श्रावस्ती तथा सांची।

(3) आइजोल, बादामी, पट्टाकल, हम्पी तथा बीजापुर के स्मारक।

(4) खजुराहो, भुवनेश्वर तथा कोणार्क के मंदिर।

(5) दिल्ली के ऐतिहासिक स्मारक।

(6) आगरा, फतेहपुर सीकरी, डींग तथा भरतपुर।

(7) जैसलमेर।

(8) काश्मीर में मार्तन्ड, अवंतिपुर तथा पंडरेथन।

(9) गोवा।

(10) महाबलीपुरम।

इस योजना में पर्यटन विभाग का एक प्रमुख कार्य यह सुनिश्चित करना था कि उपर्युक्त स्मारक समूहों की सुरक्षा हो ओर इन स्मारकों के आसपास ऐसे कोई अनाधिकृत निर्माण कार्य न हों, जिनमें इन स्मारकों को मूल स्वरूप विकृत न हो जाए। इस लक्ष्य को प्राप्त करने के लिये कुछ केन्द्रों के मास्टर प्लान तैयार करने का कार्य हाथ में लिया गया।

वन्य जीव पर्यटन – राष्ट्र के वन्य जीवन की चितांजनक दशा को ध्यान में रखते हुए भारत सरकार ने 1969 में विद्यमान राष्ट्रीय उद्यानों तथा पशु विहारों की व्यवस्था में सुधार लाने तथा नये पार्क एवं अभ्यारण्य बनाने हेतु मार्गनिर्देशिकाएं निर्धारित करने के उद्देश्य से एक विशेषज्ञ समिति का गठन किया गया। इस समिति ने कांजीरंगा, कार्बेट, हजारीबाग, भरतपुर, सरिस्कागिरी, कान्हा, बांदीपुर, मदुमलाई, पेरियार तथा तारोबा अभ्यारण्यों को विकसित करने के लिये विशेष रूप से चुना गया। बाघ चीतों तथा अन्य रक्षित जातियों को मारने पर प्रतिबंध लगाया गया तथा फोटो लेने तक ही सीमित रखा गया।

छठवीं पंचवर्षीय योजना– केन्द्रीय सरकार द्वारा अन्तर्राष्ट्रीय पर्यटन तथा राज्य सरकारों द्वारा स्वदेशी पर्यटन के विकास करने की नीति जो कि चौथी तथा पांचवी योजनाओं के दौरान लागू की गई थी, जारी रखी गयी। इस योजना में केन्द्रीय क्षेत्र में पर्यटन के विकास के लिये 72 करोड़ रूपये की स्वीकृति दी गई। इसमें 30 करोड़ रूपया पर्यटन विभाग की पर्यटक योजनाओं के लिये तथा 42 करोड़ रूपया भारत पर्यटक विकास निगम के लिये निर्धारित की गई। छंठवी योजना में पर्यटन विकास के संभावित अन्य लाभ निम्न प्रकार हैं –

1. यात्रा परिपथों का विकास जिसमें पर्यटकों को प्रोत्साहन मिले।

2. बुनियादी पर्यटकों सेवाओं को बढ़ाने में मदद करना।
3. देशी तथा विदेशी पर्यटकों को आकर्षित करने हेतु प्रचार–प्रसार का संवर्द्धन करना।
4. प्रत्येक राज्य तथा संघ क्षेत्र से संबंधित सरकार के साथ परामर्श करके दो या तीन यात्रा परिपथों को एकीकृत विकास के लिये चुना गया है। अन्तर्राष्ट्रीय पर्यटन के विकास और संवर्द्धन से संबद्ध 61 यात्रा परिपथों की सूची जिसके अन्तर्गत 441 पर्यटक केन्द्र शामिल हैं, तैयार की गई। इन पर्यटक सर्किटों में शामिल केन्द्र घरेलू पर्यटको में भी लोकप्रिय हैं अथवा उनमें उन्हें आकर्षित करने की क्षमता है।

भारत सरकार ने अपनी सातवी, आठवी, पंचवर्षीय योजनाओं में दूसरी पंचवर्षीय योजना से लेकर छठी योजना तक जिस मजबूत अधोसंरचना की नींव के ऊपर पर्यटन का विशाल बहुमंजिला भवन खड़ा दृष्टिगोचर होता है। तथा आने वाला भविष्य पर्यटन उद्योग का स्वर्णिम भविष्य होगा। इसके अतिरिक्त भारत सरकार ने पर्यटन उद्योग को विकसित करने के उद्देश्य से भारत पर्यटन विकास निगम (1966) की स्थापना तथा भारत सरकार ने पहली वार अपनी स्वतंत्र पर्यटन नीति 1982 में निर्धारित की, जो पर्यटन के विकास में मील का पत्थर सिद्ध हुई।

महान विचारक आगस्टीन के अनुसार संसार एक महान पुस्तक है, जो घर के बाहर नहीं निकले, वे इस पुस्तक का एक पृष्ठ ही पढ़ पाते है। पर्यटन के महत्व को रेखाकिंत करने के लिये सर्वोत्तम है। भारत अपने प्राचीन इतिहास और परम्पराओं के कारण विदेशी पर्यटकों के लिये आकर्षण का केन्द्र रहा है। कुछ साल पहले तक बहुत से देश समझते थे कि भारत सांपों और शेरों का देश है लेकिन आज सूचना प्रौद्योगिकी में नाम कमाने के बाद सम्पूर्ण विश्व भारतीय धरोहर की ओर आकर्षित हो रहा है।

पिछले कुछ सालों में आतंकवादी घटनाओं और कारगिल युद्ध के बावजूद पर्यटकों की संख्या में उल्लेखनीय वृद्धि हुई है। यह सही है कि भारत आने वाले विदेशी पर्यटकों के मस्तिष्क में एक ओर जहां सफेद

जगमगाते हुए ताजमहल की छवि होती है, वहीं श्रीनगर की वादियों का आकर्षण होता है। शुरू में आतंकवाद के कारण कश्मीर जाने वाले पर्यटकों की संख्या में कमी आई थी, लेकिन पिछले दो सालों में वहां फिर से चहल पहल शुरू हो गई है।

कुछ समय पूर्व तक पर्यटक को शिक्षा का एक माध्यम समझा जाता था, परन्तु आज, तेजी से उभरती नई विश्व आर्थिक व्यवस्था के अन्तर्गत जिसमें शीत युद्ध की कठिन वास्तविकता अब इतिहास के गर्त में विलीन हो गई है और आर्थिक उदारीकरण की जड़े गहरी होती जा रही है, पयर्टन एक उद्योग है और एक ऐसी शक्ति के रूप में सामने आ रहा है जो विश्व के सांस्कृतिक एकीकरण में एक मील का पत्थर साबित होगा। यात्रा और पर्यटन एक ऐसा लुभावना उद्योग है जो एक साथ स्वास्थ्य वृद्धि शिक्षा ओर मनोरंजन का अवसर प्रदान करता है। पर्यटन स्थलों को पर्यटकों के आश्रय या यहां तक कि स्वर्ग के रूप में बढ़ावा देने और उनका विकास करने के लिये सरकार की योजना कार्यक्रम और उसके क्रियान्वयन में पर्यटन को एक महत्वपूर्ण स्थान प्राप्त हो गया है सभी उद्योगों में पर्यटन एक ऐसा उद्योग है जो आसपास के प्राकृतिक वातावरण को सबसे कम प्रभावित करता है, इसके विपरीत पर्यटन व्यक्तियों को अत्यधिक लाभ पहुंचता है – जैसे मानसिक एवं शारीरिक स्वास्थ्य के रूप में प्रसन्नता शिक्षा, ज्ञान और मनोरंजन के रूप में तथा विभिन्न समाजों के सम्प्रदायों के और सामाजिक समूहों के सांस्कृतिक रंग–रूप के बारे में एक स्वस्थ्य दृष्टिकोण के रूपमें पर्यटन एक ऐसा रोमांच पैदा करता है जो जीवन भर के लिये व्यक्ति की एक अमूल्य धरोहर बन जाता है।

प्राचीनकाल से ही भारतीय परम्परा में पर्यटन का विशेष महत्व रहा है शासक वर्ग के व्यक्ति को हालांकि घूमने–फिरने की आजादी नहीं थी। फिर भी वे राज्याभिषेक शादी–विवाह तीर्थ यात्राओं पर अक्सर निकल पड़ते थे। व्यापारी वर्ग जानवरों और घोडों के लम्बे काफिले के साथ यात्राओं पर जाते थे। बुद्धिजीवी/चिंतक वर्ग ज्ञान की खोज में एक स्थान से दूसरे स्थान पर धर्म सम्मेलनों अथवा शास्त्रार्थे में भाग लेने के लिये जाते थे। आज से काफी वर्ष पूर्व से भारत का पर्यटन उद्योग विश्व के सभी भागों से यात्रियों को अपनी ओर आकृष्ट करता आ रहा है। प्राचीन

भारतीय पर्यटन का वर्णन कौटिल्य के अर्थशास्त्र से मिलता है। चीनी भारत में आने वाले पहले यात्रियों में से थे। 400 ई. से 700 ई के बीच बहुत से तीर्थ यात्री चीन से भारत आए। उनके अनुभव भारत के आरंभिक इतिहास के समृद्ध स्वरूप का परिचय देते हैं। चीनी तीर्थयात्री फाह्यान 359 ई. से 424 ई. के दौरान भारत आया। एक अन्य चीनी तीर्थ यात्री ह्वेन सांग हर्षवर्धन के शासनकाल में भारत आया। उसने 625 ई. से 645 ई. के मध्य भारत की यात्रा की।

7

पर्यटन से सामाजिक-आर्थिक विकास

प्राचीन काल में मानव जीवनगत आवश्यकताओं जैसे भूख, प्यास, यौन–सुख, क्षुदा आदि की प्राप्ति के लिए यात्रा करता था। मध्यकाल तक आते आते यात्रा के उद्‌देश्य ही बदल गए। धार्मिक, शिकार, साहसिकता, नवीनता आदि के लिए की जाने वाली प्राचीन यात्राएं अब ज्ञान, मनोरंजन, व्यापार, नवीन खोज, आराम, आनन्द आदि पर केन्द्रीत होने लगी। समय और परिस्थितियों के अनुसार यात्रा का स्वरूप निरन्तर बदलता गया, आधुनिक काल तक आते–आते यह यात्रा शब्द 'पर्यटन' बनकर उभरा। जहाँ यात्रा से पर्यटन का आनन्द लेना उच्च एवं धनाढ्‌य वर्ग तक ही सीमित था, वही आज विकसित एवं विकासशील राष्ट्रो के उच्च जीवन स्तर तथा परिवहन एवं उद्योग में क्रान्ति के फलस्वरूप विदेशों में अवकाश व्यतीत करना मध्यम वर्गीय व निम्न वर्गीय परिवारों तक भी पहुंच गया है। आज साधारण व्यक्ति भी चाहे वह निम्न एवं आम की श्रेणी में आता हो, पर्यटन आनन्द के लिए प्रयासरत रहता है। आज पर्यटन वर्ग विशेष तक सीमित ना रहकर सर्वव्यापी हो गया है। समाज का प्रत्येक व्यक्ति पर्यटन की चाह रखता है। पर्यटन की चाह ने सामाजिक एवं आर्थिक संरचना में व्यापक परिवर्तनों को अंजाम दिया है। विश्व के अधिकांश भागों में पर्यटन आर्थिक विकास का प्रमुख साधन बन गया है। कुछ देशों नें पर्यटन सम्भावनाओं का पूर्ण दोहन कर अपनी आवश्यकताओं एवं अर्थव्यवस्था को ही बदल डाला है। पर्यटन में विभिन्न तरह से व्यापक रोजगार सुनिश्चत करने की अपार क्षमता है जिससे सामाजिक एवं आर्थिक बदलाव दिखाई

देते है। पर्यटन से एक ओर जहाँ बहुत से अन्य उद्योगों एवं कर्यो को मदद मिलती है तो दूसरी ओर यह सामाजिक समानता, न्याय की स्थापना के साथ ही जीवन स्तर को बेहतर बनाने में भी विशेष रूप से सहायक है। यह माना जा सकता है कि पर्यटन आज लगभग जीवन के सभी क्षेत्रों में अपनी विशिष्ट पहचान बना चुका है और इससे पृथकता बनाए रखना लगभग असंभव है। पर्यटन विभिन्न क्षेत्रों में अपना अलग–अलग प्रभाव डालता है। इसके सुखद परिणाम सामाजिक, आर्थिक और सांस्कृतिक भी दिखाई देते हैं। आर्थिक रूप से जहाँ पर्यटन विदेशी धन प्राप्ति का बड़ा स्त्रोत, रोजगार अवसरों में वृद्धि का कारण, राष्ट्रीय आय में वृद्धि करने तथा अर्थव्यवस्था के प्रमुख आधार के रूप में अपना योगदान देता है, वही सामाजिक रूप से लोगों के जीवन–स्तर में वृद्धि करने ग्रामीण विकास को बढ़ावा देने में भी असर कारक होता है। पर्यटन से सांस्कृतिक आदान–प्रदान को बढ़ावा मिलता है। सांस्कृतिक रूप में पर्यटन जहाँ एक ओर लोक परम्पराओं, कलाओं, मान्यताओं, धरोहरों आदि के संरक्षण की दिशा में योगदान देता है। दूसरी तरफ पर्यटन के नकारात्मक प्रभावों से भी बचा नहीं जा सकता। पर्यटक सामाजिक, आर्थिक एवं सांस्कृतिक घटकों को नुकासान पहुंचाने में पीछे नहीं रहते है। विशेष रूप से विकासशील देश इसके शिकार वन जाते है। आज सरकारी कार्यवश, अन्तर्राष्ट्रीय सभा सम्मेलनों में भाग लेने के लिए, किसी प्रतिनिधि मण्डल के सदस्य बनकर या किसी ट्रस्ट–फाउण्डेशन व्यावसायिक संस्थान के प्रयोजन के फलस्वरूप लोग यात्रा करने लगे हैं। देश विदेश की सभ्यता, संस्कृति का गहराई से अध्ययन करने या अपने धर्म, संस्कृति के श्रेष्ठ सिद्धान्तों, विचारों का प्रचार प्रसार करने के उद्‌देश्य से अब प्रायः यात्रियों का आवागमन भी होता हैं अब तो वे राजनैतिक, व्यापारिक मिशन लेकर भी आते–जाते हैं। पर्यटक स्थलों पर जाना मात्र औपचारिकता रह जाती है। सम्पूर्ण खर्च सरकारी कोष, स्वायत्तशासी निगमों अथवा व्यावसायिक प्रतिष्ठानों के जिम्मे रहता है जिसका लाभ समाज अथवा आम आदमी तक कम ही पहुँच पाता है। यह निर्विवाद सत्य है कि आय की प्रत्याशा में ही तमाम पर्यटन कार्य विकसित किये जा रहे हैं। इससे रोजगार और आय में वृद्धि होती है। वस्तुतः माँग बढ़ाना पहेली प्राथमिकता है। साथ ही माँग के अनुसार आपूर्ति बढ़ाना भी उतना ही आवश्यक है। इन सभी के विकास

के लिए भारी मात्रा में पूंजी की आवश्यकता होती है। इसी के साथ सबसे चिन्तनीय पहलू सामाजिक सांस्कृतिक अनुकूलता का होता हैं। पर्यटकों की वृद्धि के साथ उनका प्रभाव भी तीव्र होता हैं। इसके प्रतिकूल प्रभाव में नकली जीवन शैली का विकास, सांस्कृतिक रूपान्तरण, उपभोग की प्रवृत्ति बढ़ना, नैतिकता तथा धार्मिक प्रवृत्ति में गिरावट, अपराध का बढ़ना आदि आते हैं। आर्थिक लाभ एवं सांस्कृतिक हानिं के मध्य तनाव उत्पन्न होता है। सांस्कृतिक अवनयन के दाम पर आर्थिक लाभ को बढ़ाने की प्रवृत्ति को रोका जाना आवश्यक होता है। बढ़ती पर्यटन प्रवृत्ति नकारात्मक भी होती है जिसका सामाजिक और पर्यावरणीय नुकसान अधिक होता है। जल, वायु एवं भूमि प्रदूषण इसके प्रमुख उदाहरण है। लाभ कमाने की कामना मानवीय अपराधों एवं प्रदूषण को जन्म देती है।

पर्यटन विकास की बात करते समय सामाजिक, आर्थिक परिवर्तनों से तो बचा ही नहीं जा सकता और इसके सकारात्मक और नकारात्मक प्रभाव होंगे ही। कारण मानव प्रवृत्ति को केवल सकारात्मक सोच के साथ आगे नहीं बढ़ाया जा सकता। इसलिए पर्यटन क्षेत्र के सामाजिक आर्थिक परिवर्तनों को सकारात्मक सोच के, साथ स्वीकार करना ही शोध के उद्‌देश्य को उचित अंजान तक पहुँचाना होगा।

पर्यटन विभिन्न क्षेत्रों में अपना अलग–अलग प्रभाव डालता हैं। आर्थिक रूप से जहाँ पर्यटन विदेशी मुद्रा प्राप्ति का बड़ा स्त्रोत, रोजगार अवसरों में वृद्धि का कारण, राष्ट्रीय आय में वृद्धि करने तथा अर्थव्यवस्था के प्रमुख आधार के रूप में अपना योगदान देता है वहीं सामाजिक रूप में लोगों के जीवन स्तर में वृद्धि करने, ग्रामीण एवं क्षेत्रीय विकास को बढ़ाना देने आदि में महत्वपूर्ण असर डालता है, इसी प्रकार सांस्कृतिक रूप में पर्यटन लोक परम्पराओं, कलाओं, मान्यताओं, धरोहर आदि के सरंक्षण की दिशा में योगदान देता है। दूसरी तरफ पर्यावरणीय आधार पर पर्यटन पारिस्थितिकी पर गहारा प्रभाव डालता है। पर्यटन पर्यावरण को तो निश्चित रूप से नुकसान पहुँचाता ही है। पर्यटन के इन परिवर्तनों का निर्धारण पर्यटकों की भिन्न–भिन्न गतिविधियों से किया जा सकता है। पर्यटन परिवर्तन (प्रभाव) कुछ हद तक स्थान विशेष के प्रति आकर्षित पर्यटकों की प्रवृत्ति पर भी निर्भर करता है। पर्यटक स्थान पर पर्यटन प्रभाव को निर्धारित करने वाले प्रमुख तत्व इस प्रकार है–

1. पर्यटक स्थल पर पर्यटकों की कम या अत्यधिक संख्या का होना।
2. पर्यटक स्थल पर पर्यटकों द्वारा की जाने वाले उचित अथवा अनुचित गतिविधियाँ।
3. पर्यटक की स्वतन्त्रता स्थान विशेष की सामाजिकता को किस प्रकार प्रभावित करेगी।
4. मेजबान और मेहमान पर्यटकों के सामाजिक सांस्कृतिक चारित्र में पाया जाने वाला अन्तर।

उपरोक्त तत्व सामाजिक आर्थिक परिवर्तन के लिए अत्यधिक जिम्मेदार होते है। इनके कारण न केवल सामाजिक सांस्कृतिक सम्बन्धों में प्रगाणता आती है वरन् आर्थिक स्थिति में सुधार भी आता है लेकिन दूसरी तरफ जब यही चीजें नकारात्मक रूप में प्रस्तुत होती हैं तो इसके दूरगामी दुष्परिणाम भी होते हैं। इसी तरह पर्यटन स्थल की राजनैतिक परिस्थितियाँ या नीतियाँ भी पर्यटन के प्रभाव निर्धारण में अहम भूमिका निभाते हैं। पर्यटन स्थल की वहन क्षमता, वहाँ वस्तुएँ ले जाने की क्षमता, परिवहन के साधन, स्थानीय लोगों का व्यवहार, पर्यटन व्यवसाय में लगे लोगों की रीति–नीतियाँ आदि ऐसे घटक हैं जो पर्यटन के विभिन्न स्तरों को प्रभावित करते हैं। समग्र रूप में बात की जाए तो स्थानीय लोग, सामाजिक ढांचा, संस्कृति, पर्यावरण, आर्थिक ढांचा, धार्मिक राजनीतिक सोच, स्थानीय संसाधनों के साथ–साथ पर्यटकों का मतंव्य उनकी विचारधारा, पर्यटन स्थल के प्रति उनकी विचारधारा आदि सामाजिक आर्थिक परिवर्तन अथवा प्रभाव के लिए जिम्मेदार होते हैं। पर्यटन से होने वाले सामाजिक सांस्कृतिक पर्यावरणीय परिवर्तन स्थान विशेष के लिए सकारात्मक और नकारात्मक दोनों हो सकते हैं। प्रश्न यह उठता है कि परिवर्तनों को किस रूप में स्वीकार किया जाता है। पर्यटन से होने वाला प्रथम लाभ स्थान विशेष के लिए आर्थिक होता है। आर्थिक समृद्धि की चाह में ही सामाजिक सांस्कृतिक नकारात्मक प्रभाव दिखाई देने लगते हैं। अविकसित और विकासशील देशों में विशेष तौर पर नकारात्मक प्रभाव देखने में आते हैं। पर्यटन से बनने वाले सम्बन्धों का दुष्प्रभाव समाज तथा स्थानीय लोगों के जीवन पर पड़ता हैं। पर्यटक अकसर पत्र–पत्रिकाओं, टी.वी. चैनलो, ट्रेवल एजेण्टों आदि से सुनकर

पर्यटन स्थल के बारे में एक सोच बना लेते हैं। उनकी सोच उस समय दम तोड़ देती है। जब पर्यटन स्थल पर वहाँ के समाज से और लोगों से उनका सामना होता है। पर्यटन स्थल पर उपलब्ध ऐतिहासिक सामग्री या धार्मिक सामग्री तो उन्हे आनन्द देती है। ट्रेवल एजेण्ट, होटल, आदि सुविधाएँ उनको आनन्द देती हैं लेकिन जब वे होटल की दुनिया से बाहर निकलते हैं तो खराब सड़के, भिखारी, दलाल, अव्यवस्थित भोजन आदि से वे घबरा जाते हैं। ऐसे

में पर्याप्त धन भी उनमें उत्साह का संचार नहीं कर पाता और वे वहाँ के समाज तथा पर्यावरण से दूरी बना लेते हैं। मि0 कोहे ने पर्यटकों को एक बेहतर और सुरक्षित पर्यावरण के बुलबुले में रहने वाले लोग कहा है जो वहाँ के जनजीवन सजुड़ नहीं पाते।8 प्राथमिक उत्साह के बाद ऐसे पर्यटकों को स्थानीय स्तर पर ठगने या लूटे जाने की प्रवृत्ति भी दिखाई देती है जो उस समाज का गलत चित्रण प्रस्तुत करता हैं। इस सम्बन्ध में श्रीमती उमा देवी जाधव लिखती हैं–

There are countless examples of tourists who have become so enthralled by a place they just do not want to leave and equally so there are other who have such bad experiences they never want to return to region. Tourism thus has such a powerful impact on the tourist and so also on the society, which receives visitors. A most powerful socio–economic multiplier effect is seen in areas where tourism thrives. It boosts an economy, enriches it

इस प्रकार पर्यटन से जहाँ समाज में विकास की गतिविधियों में वृद्धि हुई हैं वहीं कुछ सामाजिक बुराइयों में भी वृद्धि देखने को मिली हैं। इनमें भिक्षावृत्ति, ठगी, लूट, नशाखोरी, तस्करी, वैश्यावृत्ति प्रमुख हैं जिनको रोकना किसी भी सरकार और प्रशासन के लिए लगभग असम्भव ही होता हैं। बगैर कुछ किए, पर्यटक की उदारता का फायदा, भीख माँगने में किया जाता है। पर्यटक स्थलों पर कभी–कभी तो पर्यटक के साथ भिक्षा के लिए जबरदस्ती की जाती हैं। दूसरी तरफ पर्यटक भी, विशेष तौर से विदेशी पर्यटक भारतीय निर्धन वर्ग का फायदा उठाते हैं और उनको अपनी संस्कृति के अनुसार नृत्य करने, गायन करने, छोटे बच्चों को लालच देकर अर्धनग्न अवस्था में नृत्य आदि को कहते हैं। जिसकी

विडियोंग्राफी करके विदेशों मभारतीय समाज पर आघात किया जाता हैं।

देशी–विदेशी पर्यटकों से लूट हो जाना आम बात हो गई हैं। गाईड बनकर, हाकर्स बनकर, वाहन चालक बनकर और कभी–कभी तो रक्षक बनकर भी लूट की जाती हैं। अच्छे पर्यटक स्थल पर ले जाने का वादा करके मूल्यवान सामग्री लूट ली जाती हैं। मीडिया रिपोर्ट तथा पुलिस रिपोर्ट इस बात के साक्षी हैं। वस्तुओं के अधिक मूल्य वसूल करना तो आम बात हैं। नकली वस्तु देने के भी उदाहरण मिलते हैं। पर्यटकों को नशे की वस्तुएं–शराब, चरस, गांजा आदि उपलब्ध कराना, यहाँ तक कि देह व्यापार उपलब्ध कराना भी एक बड़ी बुराई बन गया है। ये समस्त क्रियाएं भारतीय समाज का विकृत चित्रण करती हैं। पर्यटन क्षेत्र में एक नया नाम 'लपका' चल निकला हैं। लपका का अर्थ होता है पर्यटक जैसे ही पर्यटन स्थल पर पहुंचे उसे लपका लिया जाए और उसकी अच्छी–बुरी सभी तरह की माँगो को पूरा किया जाए। कभी–कभी तो उन्हें बुराई में फँसाकर ब्लैकमेल किया जाता हैं इसमें नवयुवतियों का इस्तेमाल भी किया जाता हैं। ठगी, नशा, वैश्यावृत्ति से समाज, अर्थात् पर्यटक स्थल का एक बड़ा भाग जुड़ गया है। नशे की प्रवृत्ति के चलते समाज अपनी मर्यादा और परम्परा तक को विकृत करता जा रहा हैं। बगैर सोच विचार के विदेशी पर्यटकों की नकल करना भी सामाजिक बुराई बन गया हैं। जिसके कारण युवावर्ग का पहनावा, खान–पान, आचार–विचार, भारतीय संस्कृति के विरूद्ध होते जा रहे हैं। परिणामतः तात्कालीक लाभ के चलते समाज से सम्मान, आदर, सौहार्द्र, स्नेह, परम्परा, सहनशीलता आदि समाप्त होते जा रहे हैं। विदेशी आकर्षण को प्राप्त करने की होड़ में युवा वर्ग तनाव एवं कुंठाग्रस्त होता जा रहा हैं। तनाव और कुंठा सामाजिक बुराई और पतन के रास्ते को जन्म दे रही हैं।

पर्यावरण और पर्यटन

यह सही है कि पर्यटन से किसी स्थान विशेष का विकास होता है, क्योंकि वहाँ मानव एवं प्रकृति निर्मित आकर्षण के सार्वजनिक एवं निजी क्षेत्र द्वारा संरक्षण के व्यापक एवं व्यवस्थित प्रयास होने लगते हैं परन्तु पर्यटकों के दबाव से पर्यावरण को भी अत्यधिक नुकसान पहुँचता है। पर्यटन के कारण पर्यावरण को हो रहे नुकसान को लेकर आम जन से

लेकर शासन–प्रशासन तक चिन्तित नजर आने लगा हैं। डब्ल्यू.टी.ओ.तथा पाटा Pacific Asia Travel Association ने इस दिशा में कुछ कार्य किये भी है मगर वे काफी नहीं है। भारत की बहुरंगी प्राकृतिक

विरासत की विविधता एवं ऐतिहासिक स्थलों का सौन्दर्य पूंजी की तरह इस्तेमाल हो रहा हैं। इसके व्यवसायीकरण ने लाभ के स्थान पर भविष्यगत नुकसान में वृद्धि कर दी हैं। इसके प्रतिफल से प्राकृतिक सम्पदा को भारी कीमत चुकानी पड़ रही हैं।

नदी, जगंल, वनस्पति ऐतिहासिक सौन्दर्य सभी संकट में हैं। पर्यटन स्थलों पर पर्यटकों के बड़ते दबाव के कारण होटलों के निर्माण भौतिक सुविधाओं के विकास आदि ने जीव–जन्तुओं, मृदा, वायु, जल, प्राकृतिक वनस्पति, आदिवासी क्षेत्रों आदि को प्रदूषित कर दिया हैं। दूसरे रूप में कहा जाए तो किसी स्थान को पर्यटन स्थल के रूप में विकसित करने के बाद पर्यावरण संरक्षण तो फिर भी आसान और कम लागत पर हो सकता है परन्तु बिगड़े हुए पर्यावरण को सुधारे जाने का कार्य अत्यन्त दुष्कर होता है।15 इसलिए इस दिशा में विचार और प्रयास आवश्यक हो जाते हैं। पर्यावरण में केवल हवा, पानी, मिट्टी, वनस्पति ही सम्मिलित नहीं है वरन् मानव, कृतियाँ, समाज, वैचारिक सोच, परम्पराएँ संस्कृति भी समाहित होते है, इन पर आघात संस्कृति पर संकट का कारण बनता हैं। इसलिए पर्यटन किसी भी स्थान पर उपलब्ध संसाधनों के रख–रखाव को ध्यान में रखकर ही किया जाना चाहिए।

जार्ज यंग अपनी पुस्तक 'टुरिज्मब्लिस ऑर ब्लाईट' में पर्यटन के नकारात्मक पक्ष को उजागर करते है। वे सामूहिक पर्यटन से सहमत नहीं है। उनके अनुसार अनुचित पर्यटन से स्थानीय संस्कृति, जीवनशैली, म्यूजियम, पर्वत, उद्यान, समुद्रतट, नदियाँ, जगंल, प्रभावित होते हैं। आज के पर्यटकों को बार्बर कहते हैं। जो प्राचीन स्मारकों कलाकृतियों कों, प्रकृति की देन को बर्बाद कर देते हैं।

ऐसा नहीं है कि पर्यटन से केवल पर्यावरण को नुकसान ही पहुँचता हो और इसका नकारात्मक स्वरूप ही हो, वरन् पर्यावरण का सकारात्मक स्वरूप भी सामने आता हैं। जब किसी स्थान विशेष को पर्यटन की दृष्टि से विकसित किया जाता हैं तो वहाँ का विकास सभी स्तरों पर होता हैं।

ऐतिहासिक इमारतों, प्राकृतिक, सौन्दर्य और भू–दृश्यों की सुन्दरता की पहचान कर उनका विकास किया जाता है। स्थानीय जन को विरासत से जोड़कर और धरोहर के प्रति जिम्मेदारी का भाव उत्पन्न करके सकारात्मक भावों को उत्पन्न किया जाता हैं। प्रसिद्ध विद्वान कूपर ने इस दिशा संकेत करते हुए कहा हैं, ऐतिहासिक भवनों एवं स्थानों का संरक्षण राष्ट्रीय पार्क, वाइल्ड लाइफ पार्कस का संरक्षण एवं निर्माण समुद्र तट एवं नदियों का उचित रख–रखाव जगंलों का रख–रखाव आदि सकारात्मक पक्ष हैं जिन पर द्रूतगति से काम किया जाना आवश्यक हैं। पर्यटन के सामाजिक आर्थिक सकारात्मक परिवर्तन विश्व भारत के मध्यप्रदेश, उत्तरी मध्यप्रदेश अथवा किसी भी स्थान विशेष के पर्यटन की बात करें तो मानव निर्मित नकारात्मक और सकारात्मक दोनों ही पक्ष सामने आ जाते हैं विकास और विज्ञान में नकारात्मक विचार और नुकसान तो छिपा ही रहता है, उससे बचने का उपाय ही सकारात्मक पक्ष को दृढ़ता देता है। कुछ करने से नुकसान होगा, इसलिए किया ही ना जाए यह तो उचित नहीं होगा। इसी रूप में जब वैश्वीकरण और आर्थिक स्मृद्धि की बात करते हैं तो पर्यटन को एक उद्योग के रूप में लिया जाने लगा है। इसके सामाजिक एवं पर्यावरणीय स्वरूप को तो हमने देख लिया लेकिन विश्वव्यापी पर्यटन से समाज और अर्थव्यवस्था के साथ परम्परागत संस्कृति को कितनी सुदृंण ाता और पहचान मिलती है प्राप्त तथ्यों से उसकी अनदेखी नहीं की जा सकती। आज पर्यटन एक विस्तृत उद्योग बन चुका है, जीवन और रोजगार की एक पहचान बन गया है। पर्यटन से सामाजिक एवं आर्थिक संरचना में व्यापक परिवर्तन देखने को मिल रहे हैं। दूसरी तरफ इनसे विश्वव्यापी पहचान भी स्थापित होती हैं। यदि हम समग्र रूप से विचार करेंगे तो पर्यटन से लाभ की मात्रा अधिक ही दिखाई देती है।

वर्ल्ड ट्रेवल एण्ड टूरिज्म कौंसिल का कहना है कि Tourism generated 6.4 trillion or 6.6% of the nation's GDP in 2012. It supported 39.5 million jobs, 7.7% of its total employment18 the sector is predicted to grow at an average annual rate of 7.9% till 2023 making India the third fastest growing tourism destination over the next decade. India has a large medical tourism sector wich is expected to grow at an estimated rate of 30% annually to reach about ....95 billion by 2015. अब देखें कि पर्यटन के लिए विदेशी यात्री कितने आते है–About 22.57, million tourist arrived in India in 2014, compared to 19.95 million in 2013. दूसरी तरफ घरेलू या भारतीय पर्यटकों का पर्यटन इस प्रकार रहा–

Domestic tourist visits to all states and union territories numbered 1036.35 million in 2012, an increase of 16.5% from 2011.21 ट्रेवल एण्ड टूरिज्म की तुलनात्मक रिपोर्ट 2013 के अनुसार भारत में हवा, पानी, परिवहन, अधोसंरचना, आदि विकसित अवस्था में हैं। 144 देशों में इसका नम्बर (रैंक) 39 पर आता है।22 इसी बात को ध्यान में रखकर पर्यटन मन्त्रालय पर्यटन के विकास एवं Promotion के लिए एक राष्ट्रीय नीति बना रहा है।

वस्त्र उद्योग एवं हीरे तथा जवाहरात के बाद पर्यटन से सबसे अधिक विदेशी मुद्रा प्राप्त होती है। घरेलू पर्यटन की दृष्टि से भी भारत विश्व के सर्वाधिक देशों में है। पर्यटकों के आगमन से भारत और उससे जुड़े पर्यटन प्रदेशों को सामाजिक आर्थिक लाभ प्राप्त होते हैं। विशेष तौर पर उत्तरी मध्यप्रदेश के पर्यटक स्थलों का काफी लाभ देखने में आये हैं इन परिवर्तनों अथवा लाभों को इस प्रकार समझा जा सकता है–

1. विदेशी मुद्रा का अर्जन
2. रोजगार के अवसरों में वृद्धि
3. वैचारिक, सांस्कृतिक एवं धार्मिक धरातल पर आदान–प्रदा
4. राष्ट्रीय एवं अन्तर्राष्ट्रीय सद्भाव में वृद्धि
5. जीव शैली, सभ्यता, संस्कृति एवं कलाओं का आदान–प्रदान
6. ऐतिहासिक धरोहरों, प्राचीन, कलाकृतियों,दुर्लभ पुरातातविक सामग्रियों एवं संग्रहालयों का संरक्षण या अनुरक्षण
7. विदेशी मुद्रा प्राप्ति से भुगतान सन्तुलन को सुधारंने में मदद मिलती हैं।
8. पर्यटकों द्वारा पर्यटन स्थल पर किया जाने वाला व्यय (आवास, खान–पान, परिवहन, मनोरंजन, शॉपिंग आदि पर) उस स्थान

विशेष की आय का हिस्सा बन जाता हैं। ऐसे में क्षेत्रीय आर्थिक विकास को बल मिलता है।

9. पर्यटन उस पूंजी को अर्जित करने में सहायक होता है जिसे लोग विनियोग करने के लिए निर्णय नहीं कर पाते हैं।

10. पर्यटन से उन क्षेत्रों का भी विकास होता है जहाँ उद्योगों का विकास नहीं हो पाता हैं।

पर्यटन से बैंकिंग सेक्टर में भी वृद्धि होती है। पर्यटन के आर्थिक महत्व को देखते हुए ही पर्यटन को एक उद्योग के रूप में स्वीकार किया गया है। सही अर्थों में स्वीकार करें तो पर्यटन अर्थतन्त्र से जुड़ा ऐसा क्षेत्र है जिसमें प्राकृतिक, मानव और तकनीकी परिसम्पत्तियों तथा संसाधनों की उत्पादकता बढ़ाने की क्षमता विद्यमान हैं। इसमें सेवाक्षेत्र से जुड़ी सफलता से लाभ बढ़ाने की क्षमता तथा घरेलू अथवा विश्व अर्थव्यवस्था या राजनीतिक परिस्थिति से जुड़े दूसरे आर्थिक क्षेत्रों की कार्यक्षमता बढ़ाने के साथ–साथ सतत् आर्थिक विकास बनाए रखने की क्षमता हैं। दूसरे क्षेत्रों से घनिष्ठता के कारण पर्यटन में अधिकाशं आर्थिक क्षेत्रों को प्रोत्साहित करने की सम्भावना विद्यमान रहती हैं। इससे सर्वाधिक लाभ फुटकर व्यापार क्षेत्र में प्राप्त होता हैं। जिसका असर, परिवर्तन एवं प्रभाव समाज के अन्तिम व्यक्ति तक़ पहुँचता हैं।

पर्यटन व्यवस्था से सबसे अधिक रोजगार जनन का उदय होता है। कहा जाता है कि एक पर्यटक के आने से सात लोगों को रोजगार मिलता हैं पर्यटकों की माँग पूर्ति के लिए सेवाओं की आवश्यकता पड़ती है और इनकी पूर्ति रोजगार के अवसरों में वृद्धि करती हैं। हिल स्टेशनों में तो लोगों के जीविकोपार्जन का साधन पर्यटन ही हैं। होटल, रेस्तरां, ट्रेवल एजेन्सी, टूर ऑपरेटर, परिवहन, मनोविनोद, गाइड, हस्तशिल्प, हाउस कीपर, पर्यटक विशेषज्ञ, माली, हाकर्स सभी लाभान्वित होते हैं। प्रभावी पर्यटन योजना देश के व्यापक वर्ग को अत्यधिक उपयोगी और उत्पादक बना देता है। इस दृष्टि से समाज की एक महत्वपूर्ण कड़ी के रूप में पर्यटन का क्रियान्वयन समय की आवश्यकता बन जाता है।

पर्यटन की लोकप्रियता को देखकर ही पर्यटन की शिक्षा को पाठ्यक्रम

में सम्मिलित किया गया है। ग्वालियर में पर्यटन सम्भावना के कारण ही IITTM की स्थापना हुई और जीवाजी विश्वविद्यालय के अन्तर्गत पर्यटन विभाग की अलग से स्थापना की गई।

पर्यटन व्यवसाय से स्थान विशेष के लोगों के जीवन–स्तर में भी वृद्धि देखने को मिलती हैं। पर्यटन आगमन समाज को प्रेरित करने, जीवन स्तर को ऊँचा उठाने, व्यक्तिगत विकास को बढ़ाने चाल–चलन पहनावा, बोल–चाल, शैक्षणिक विकास में भी सहायक बन जाता है। पर्यटन के जरिए प्राप्त विभिन्न स्तरों की आय यथा केन्द्रीय तथा स्थानीय कर प्राप्तियों से निर्धनता उन्मूलन, प्राथमिक शिक्षा, पंयजल सफाई, स्वास्थ्य आदि आधारभूत आवश्यकताओं की पूर्ति से जीवन–स्तर में वृद्धि होती है।

8

पर्यटन प्रबन्ध

वैश्विक स्तर पर पर्यटन एक बड़ा उद्योग है। यह कई क्षेत्रों में अवसर सृजित करता है। अर्थव्यवस्था को तेजी से बढ़ने में मदद करता है। बड़े पैमाने पर नौकरियां प्रदान करता है। इसे प्रमुख उदीयमान क्षेत्रों में गिना जाता है और वर्ष 2014 में वैश्विक अर्थव्यवस्था में पर्यटन की हिस्सेदारी 9.4 प्रतिशत थी। वहीं मॉरीशस, सिंगापुर और दुबई जैसी जगहों पर जीडीपी में योगदान के लिहाज से पर्यटन उद्योग दूसरे स्थान पर रहा। पर्यटन के विस्तार के साथ ही होटल एवं रेस्टोरेंट, विमानन, रेल, वाहन, मनोरंजन और हस्तशिल्प जैसे उद्योगों को भी बहुत फायदा पहुंचता है। अनुभवों के आधार पर तमाम शोध दर्शाते हैं कि पर्यटन में रोजगार सृजन का अनुपात 4:1 का है। इसका अर्थ यही है कि चार पर्यटक एक व्यक्ति को रोजगार प्रदान करते हैं। इसकी एक और विशेषता यह है कि पर्यटन से महिलाओं के लिए भी रोजगार के तमाम अवसरों की खिड़की खुलती है जो तमाम पारिवारिक बंदिशों के चलते काम के लिए बाहर नहीं जा सकतीं। वे तमाम स्थानीय महत्व के उत्पादों के माध्यम से आजीविका चला सकती हैं।

भारत एक प्राचीन सभ्यता है। उसकी समृद्ध विरासत एवं इतिहास रहा है। यहां प्राचीन कला, अवशेष और तमाम स्मारक हैं। विविधता भरी वनस्पतियों से यहां के प्राकृतिक सौंदर्य की छटा बस देखते ही बनती है। तमाम संस्कृतियों और जायकों का भी यहां संगम है। अफसोस की बात यही है कि भारत में पर्यटन की संभावनाओं को उचित रूप से नहीं भुनाया

जा सका है। जबकि हमारी उप–महाद्वीपीय भौगोलिक अवस्था दुनिया की सबसे ऊंची पर्वत शृंखलाओं से लेकर समंदर के नायाब किनारों, दुनिया में सबसे ज्यादा वर्षा वाली जगह से लेकर रेगिस्तान जैसे इलाकों को समाहित किए हुए है, लेकिन इन्हें अपेक्षित रूप से भुनाया नहीं गया। भारत में सिंगापुर और दुबई से भी कम सैलानी आते हैं। वहीं भारतीय पर्यटन उद्योग में दो करोड़ से अधिक रोजगार सृजन की क्षमता है और यह जीडीपी में अतिरिक्त दो प्रतिशत का इजाफा कर सकता है।

मौजूदा केंद्र सरकार ने इस दिशा में गंभीर रूप से ध्यान केंद्रित किया है। उसने अंतरराष्ट्रीय स्तर के 50 पर्यटन स्थल विकसित करने की दिशा में पहल की है। विश्वस्तरीय सुविधाएं विकसित करने के लिए दिल्ली के लाल किले जैसे स्थलों को निजी क्षेत्रों को लीज पर दिया जा रहा है। पर्यटन वीजा भी बेहद सुगम हो गया है। देश में पर्यटकों की आवाजाही में वृद्धि के रूप में पर्यटन उद्योग में प्रगति स्पष्ट रूप से नजर भी आ रही है। वर्ष 2017 में भारत में 1.4 करोड़ विदेशी पर्यटक आए जबकि 2014 में यही आंकड़ा 76.8 लाख था। इस लिहाज से भारत में पर्यटन के मोर्चे पर 14 प्रतिशत वार्षिक वृद्धि दर्ज की गई जो वैश्विक औसत 6.8 प्रतिशत और एशियाई औसत 5.7 प्रतिशत से काफी अधिक है। हालांकि घरेलू पर्यटन की वृद्धि महज 2.3 प्रतिशत रही। यह बढ़िया बुनियादी ढांचे के अभाव और लागत के मोर्चे पर नाकामी को दर्शाता है।

भारत के किसी पर्यटन स्थल की तुलना में अक्सर थाईलैंड या मलेशिया जाकर सैर–सपाटा करना भारतीयों के लिए कहीं अधिक किफायती होने के साथ ज्यादा आरामदेह और सुकून भरा साबित होता है। भारत में पर्यटन के मामले में विदेशी पर्यटकों की बढ़ती आवक एक अच्छा संकेत जरूर है, लेकिन हम अभी भी इस उद्योग की पूरी संभावनाओं को भुना नहीं पा रहे हैं।

इसके लिए 'अतुल्य भारत' और 'अतिथि देवो भवरू' जैसे स्लोगनों को व्यापक योजनाओं के साथ सिरे चढ़ाना होगा। इसके तहत बड़ी संख्या में किफायती होटलों का निर्माण, मनोरंजन के लिए भी नई किस्म के विकल्प तैयार करने होंगे। म्यूजियम और आर्ट गैलरी बनानी होंगी। विरासत स्थलों की दशा सुधारनी होगी। कनेक्टिविटी बढ़ानी होगी।

गाइड्स, म्यूजियम एवं आर्ट गैलरी कर्मचारियों और सुरक्षाकर्मियों को प्रशिक्षित करना होगा। केंद्र एवं राज्य सरकारों के अलावा निजी क्षेत्र के बीच बेहतर जुड़ाव की जरूरत है। इन सबसे बढ़कर पर्यटकों की सुरक्षा सुनिश्चित करनी होगी। पर्यटक ऐसी सुखद स्मृतियों के साथ वापस लौटें कि वे देर–सबेर उस स्थान पर दोबारा आने की योजना बनाएं।

पर्यटन प्रबन्धन का आशय पर्यटन के क्षेत्र में की जाने वाली समुचित व्यवस्था से है। प्रबन्धन प्रत्येक क्षेत्र और कार्य में अनिवार्य होता है। इसके द्वारा किसी भी कार्य को व्यवस्थित रूप दिया जा सकता है। पर्यटन के क्षेत्र में प्रबन्धन का काफी महत्त्व है। पर्यटन एक प्रकार का उद्योग है जो सही प्रबन्ध न होने पर बिखर सकता है। देश–विदेश से आने वाले पर्यटक उपयुक्त सुविधा मिलने की इच्छा रखते हैं जो पर्यटन प्रबन्ध के द्वारा ही सम्भव है। इसके द्वारा सभी प्रकार की सुविधाएँ पर्यटन क्षेत्र में उपलब्ध कर सैलानियों को आकर्षित किया जा सकता है। प्रबन्धन कार्य को संचालित करने के लिए एक कुशल व अनुभवी प्रबन्धक की आवश्यकता होती है। इसके अलावा कुछ और भी कार्यकर्ता इस कार्य में संलग्न होते हैं, जिन्हें इस कार्य में पूर्णतः पांरगत होना चाहिए। इन कार्यकर्ताओं को प्रबन्धन के बारे में प्रशिक्षित भी किया जाता है। जिसके लिए देश के विभिन्न हिस्सों में प्रशिक्षण केन्द्रों की स्थापना की गई है। इस समय कई निजी व सरकारी संस्थाएँ इस कार्य में सहयोग कर रही हैं। ये इसके लिए धन जुटाने हेतु भी कई तरीके अपनाती हैं।

आर्थिक स्रोत

सरकार को पर्यटन विकास के संचालन की ज्यादातर राशि का भुगतान करना चाहिए। सरकार द्वारा पर्यटन को वित्त प्रदान करने के अंशदान के पक्ष में बहुत से तर्क प्रस्तुत किए जाते हैं। वैश्विक पर्यटन प्रत्यक्ष रूप में सरकार की कठिनाइयों का समाधान करता है तथा इसका ज्यादातर लाभ देश के अन्य आर्थिक क्षेत्रों की अपेक्षा सरकार को प्राप्त होता है। सरकार को प्रत्यक्ष तथा अप्रत्यक्ष करों के द्वारा पर्यटन से एक बहुत बड़ी आय प्राप्त होती है। पर्यटक का गुणक हर साल करीबन 3.2 है तथा सरकार इस अतिरिक्त व्यापार के तकरीबन 10 फीसदी कर आय के रूप में प्राप्त करती है। पर्यटन विकास कार्यक्रमों के संचालन में कुल

व्यय की तुलना करने से यह प्रतीत होता है कि करों से सरकार को आवास–इकाइयों परिवहन एजेन्सियों एवं ट्रेवल एजेन्ट्स द्वारा अपार्जित आय से भी ज्यादा आय प्राप्त होती है।

पर्यटन के आर्थिक लाभ प्रत्यक्ष एवं अप्रत्यक्ष रूप में समस्त क्षेत्र तथा समस्त जनसंख्या को प्राप्त होते हैं। सरकार के पर्यटन में योगदान से समुदाय की भौतिक सम्बन्धी सुख में बढ़ोतरी होती है।

सरकार पर्यटन संवर्धन हेतु वित्त प्रदान करने का प्राथमिक उत्तरदायित्व ले सकती है। सरकार द्वारा इस तरह किए गए खर्च से निजी, संचालकों द्वारा किए गए खर्च संवर्धन के कार्यों पर अच्छा प्रभाव पड़ता है।

सरकार द्वारा कोष स्वयं उपयोग किए जाते हैं या इनको अनुदान ऋण अथवा वित्तीय सहायता के तौर पर पर्यटक संगठनों के लिए प्रवाहित किया जाता है। स्थानीय स्तर पर स्थानीय सरकार के अनुदान को आनुपातिक स्थानीय करों के रूप में बढ़ाया जा सकता है। कुछ परिस्थितियों में अन्य हितों से एक निर्धारित योगदान की जरूरत होती है जिससे सरकार के योगदान की सीमा निश्चित की जा सकती है। सरकार के योगदान का एक और तरीका है प्रोत्साहन प्रदान करना। इस दिशा में सैलानियों को कुछ विशेष करों द्वारा छूट दे दी जाती है।

सरकार स्थायी पर्यटन आकर्षण के निर्माण हेतु दीर्घकालीन विनियोजन के रूप में वित्त प्रदान कर सकती है। यह सीधे एक सरकारी संचालन को शुरू करके 27 निजी उद्योग को ऋण देकर किया जा सकता है। विकसित उद्देशित पर्यटन उद्देशित स्थानों में सरकारें अवसर पर्यटन विनियोग से लेकर विभिन्न तरह के वित्तीय प्रबन्धों की समस्त क्रियाओं में शामिल होती हैं। प्रारम्भिक अवस्था में एक जरूरी आधारिक संरचना के लिए बहुत ही पूँजी की जरूरत होती है। निजी उद्यमी बैंक व साख संस्थाएँ इस पहलू में एक प्रमुख भूमिका अदा करते हैं। सरकारी वित्त सहायता निजी उद्यमों के द्वारा किए गए योग्य व किए जाने वाले कार्यों की बजाय निजी उद्यमों को उत्तेजित एवं पूर्ण करती है। पर्यटन के ऊपर सरंचना में सरकार का प्रत्यक्ष विनियोजन निजी विनियोजन को उत्तेजित करने हेतु किया जाता है।

विकासशील देशों में पर्यटन के कुछ विनियोजन एवं लाभ सम्बन्धी समस्याएँ पैदा होती हैं। ऐसे में भारत सरकार को विदेशी पूँजी विनियोजन के मौकों की तलाश है, जिन्हें उन क्षेत्रों की तरफ प्रवाहित करना चाहिए जो पर्यटन विकास के लिए चुने गये हैं। पर्यटन के क्षेत्र में किए गए, विनियोजनों का लाभ अर्थव्यवस्था के दूसरे क्षेत्रों को भी प्राप्त होना चाहिए। कोई भी कदम जो सुविधाओं की सीमितता को खत्म करे उसे त्याग देना चाहिए। पृथक और लघु आकार की सुविधाएँ जो दीर्घ समय में अन्य उपयोगों में न आ सकें बिल्कुल ही अनुमति नहीं देनी चाहिए। विशेषतः उन देशों में जो पूँजी की कमी से परेशान हैं।

इन देशों के लिए एक उत्तम समाधान यह है कि सरकार पर्यटन विकास निगम जैसी कम्पनियों के द्वारा विनियोजन करने वाली कम्पनियों के साथ एक अल्पसंख्यक अंशधारी बन सकती है। इस तरह निगम निर्माण की उन्नति एवं उससे निश्चित अवधि में पूर्ण करने में नियंत्रक के रूप में निरंतर कार्य करेगा। इस तरह की नीति जो किसी किस्म के ऋण एवं गारन्टी से वंचित है, कि सफलता इस बात पर निर्भर करती है कि होटल विनियोजन का अच्छा लाभांश सैलानी वर्ष भर फैले हुए सैलानी यातायात की लगातार बढ़ोतरी पर निर्भर करता है। निर्माण कार्यक्रमों की सीमितता कम्पनी की प्रशासनिक, तकनीकी, वित्तीय विकास में सहायक एवं प्रभावशाली ढंग से संचालित होने चाहिए। पर्यटक उद्योग की सहायताएँ निम्न सिद्धान्तों पर आधारित होनी चाहिए :

1. होटल विनियोजकों को ऋण पूँजी प्राप्त करने में मदद की जरूरत।
2. सम्बन्धित पूँजी की दीर्घकालीन अवधि होनी चाहिए।
3. यह ब्याज की निम्न दरों पर सुलभ होनी चाहिए।

इस आधार पर सरकारी सार्वजनिक कोष से होटल एवं पर्यटक उद्योग को दिए जाने वाले ऋण का एक आकार निर्मित किया जा सकता है।

पर्यटन उद्योग को वित्त प्रदान करने की पद्धति के निर्धारण से पूर्व सरकार का एक प्राथमिक एवं आवश्यक कदम यह है कि सम्भावित

सैलानी के विश्लेषण के आधार पर प्राथमिकता के उद्देश्यों को निर्धारित किया जाए तथा पर्यटक नीति का सृजन किया जाय जिसका अर्थ एक योजनाबद्ध कार्यक्रम से है। यह भी जरूरी है कि किसी भी संस्था को ऋण स्वीकृत करने की क्रिया को उसके हर स्तर पर प्रबन्ध कार्यकारी कर्मचारियों को प्रशिक्षित करने के साथ जोड़ा जाय।

जहाँ तक ऋणों के प्रशासन का प्रश्न है, यह उचित होगा कि यह किसी अलग संस्था को किया जाय। आधारित एवं ऊपरी सरंचना हेतु लिये गए कदमों का यह समायोजन कर सकती है तथा यह देख सकती है कि निश्चित नीति का उचित तरह पालन हो रहा है अथवा नहीं। यह देखना कि सरकारी नियंत्रण का ठीक से पालन हो रहा है, इस तरह की संस्था सरकारी विभाग की शाखा होनी चाहिए अथवा विशेष तकनीकी संस्था होनी चाहिए। किसी भी परिस्थिति में एक प्रभावशाली नियंत्रण वित्तीय मदद के अनुदान से पूर्व तथा कार्यान्वित करने के बाद दोनों ही दशाओं में होना जरूरी हैं।

ऋण भुगतान करने हेतु अनुदान नाजुक समस्या है। यह ऋण की रकम की सीमा का फीसदी 40 से 60 तक होता है, इससे अधिक होने पर समस्यायें उत्पन्न होंगी तथा उद्यमों के लाभ गम्भीर रूप में प्रभावित होते हैं तथा विनियोजकों का उत्तरदायित्व भी कम हो जाता है।

किसी भी व्यापार की पूर्ण लागत के किसी विशेष फीसदी को ऋण के रूप में निश्चित न करने की नीति, उदाहरणार्थ, जो स्पेन में प्रचलित है, विकासशील देशों में काफी स्वीकार की जाएगी। इसके तहत यह राशि निर्माण किए गए कमरों की लागत जो उन्नति प्रदान किए गए आराम के स्तर पर निर्भर करती है, से ज्यादा नहीं होनी चाहिए। विनियोजन एवं इसके वित्त प्रदान करने की पद्वति का विचार पृथक रूप में होना चाहिए। प्रत्यक्ष लाभान्वित व साधारण अर्थव्यवस्था पर होने वाले प्रभावों के आधार पर इसका मूल्यांकन होना चाहिए। ये नियम पर्यटन के क्षेत्र में जरूर दुहराने चाहिए, क्योंकि इनमें विनियोजन बहुत ज्यादा होता है।

सरकार व सार्वजनिक संस्थायें विनियोजन खर्च का कतिपय अंश स्वयं सहन करती हैं ताकि कुल व्यय में कमी आ सके। इस तरह की नीति विकसित क्षेत्रों का विकास करने हेतु कुछ औद्योगिक राष्ट्रों में

अपनाई जाती है। सरकार या तो प्रत्यक्ष तौर पर स्वयं अथवा विशेष बैंकों के द्वारा ऋण प्रदान कर सकती है। आवश्यक रूप में सार्वजनिक बजट में से निर्गमित किए जाते हैं। इन ऋणों को निजी समूहों द्वारा नियोजित पूँजी के अनुसार अलग–अलग अनुपातों में शामिल कर दिया जाता है। इस तरह का तरीका बहुत से राष्ट्रों में प्रचलित है।

कोष के असली स्रोत भिन्न–भिन्न हो सकते हैं। इन ऋणों में से कुछ तो सरकार के आय बजट में से आते हैं और कुछ एकपक्षीय एवं द्विपक्षीय विदेशी सहायता कार्यक्रमों के तहत आते हैं जैसे कि प्रचलित मार्शल प्लान। सरकार के द्वारा स्वयं कोष का वितरण न करके एक विशेष बैंक को अधिकार दिया जाता है कि वे उन विनियोजकों को ऋण प्रदान करें जो पर्यटन जैसे प्राथमिक क्षेत्रों में रुचि रखते हैं। ये कोष देश के तहत अथवा विदेशों में एक या ज्यादा बैकों द्वारा भी आ सकते हैं। वापसी भुगतान की गारंटी तो रिजर्व बैंक अथवा किसी विशेष संस्था द्वारा दी जाती है। अनुदान की गारंटी का संरक्षण या तो सरकार स्वयं देती है अथवा इनके द्वारा अधिकृत वित्तीय संस्था द्वारा दी जाती है। अन्य मदद एवं प्रोत्साहन में वार्षिक खर्चों में रियायतें आदि हैं।

पर्यटन उद्योग के विचार द्वारा सृजित एवं विस्तृत तौर पर समझी जाने वाली योजना, जिसे कोई भी देश अपने पर्यटन विकास के संतुलित विनियोजन कार्यक्रमों के लिए अपना सकता है, एक महत्त्वपूर्ण कदम है।

राष्ट्रीय कार्यक्रम के उद्देश्य तथा सार्वजनिक विनियोजन की सीमा का स्पष्टीकरण होना चाहिए। निजी विनियोजक यह आश्वासन देते हैं कि सरकार द्वारा आधारिक संरचना में किया जाने वाला विनियोजन विशेष रूप से इनके द्वारा पर्यटकों की सुविधाओं में किए गये विनियोजन को उत्साहित करे। वे यह जानकारी प्राप्त करना चाहते हैं कि सरकारें होटल, आवास एवं सम्बन्धित पर्यटक सुविधाओं में कितना सार्वजनिक विनियोजन करना चाहती हैं। स्पेन व ग्रीक दोनों ही देशों में सार्वजनिक एवं निजी विनियोजकों में संतोषपूर्ण संतुलन स्थापित करने में सफल रहे हैं।

जब पर्यटन में सार्वजनिक विनियोजन प्रत्यक्ष तौर पर नहीं होता तो यह संचालकों के सामान्य व्यावसायिक दशाओं के अन्तर्गत होना चाहिए ताकि निजी व्यवसायी यह महसूस न करें कि वे सरकारी शक्ति के

मुकाबले अलाभकारी स्थिति में हैं। एक प्रथम आवश्यकता यह है कि जब कोई नियम स्थापित किया जाता है तो उससे राष्ट्रीय सैलानी कार्यालय व अन्य सार्वजनिक एजेन्सियों से स्वतंत्र होना चाहिए। इसके अतिरिक्त सार्वजनिक नियम पर समस्त ब्याज के खर्च का उत्तरदायित्व होना चाहिए तथा मूल्य हेतु भी प्रबन्ध करना चाहिए। इसके प्रशासनिक नियम भी ठीक उसी प्रकार होने चाहिए जैसे कि निजी होटल व्यवसाय के होते हैं।

होटल मालिकों को अपनी स्वयं की भाड़े की दरें हर वर्ष निर्धारित करने की स्वतन्त्रता देनी चाहिए एवं इनकी इच्छानुसार विभिन्न कारणों से पृथक–पृथक दरें निर्धारत करने की भी स्वतन्त्रता होनी चाहिए। एक बार होटल पूरे साल हेतु अपनी मूल्य तालिका बना लेता है तो वह सरकारी सूची में समय से पूर्व ही प्रकाशित हो जानी चाहिए। इसके बाद होटलों को सम्पूर्ण वर्ष में प्रकाशित दरों का अनुसरण करने हेतु बाध्य करना चाहिए। इन निर्धारित मूल्यों का उल्लंघन करने पर उचित दण्ड देना चाहिए।

पर्यटक सेवायें विशेष तौर पर, होटल आवास से सम्बन्धित सेवाओं का विस्तार, माँग की गति के अनुरूप होना चाहिए। पर्यटन में अधिकतम विनियोजन का रूप निर्धारण एक बहुत ही नाजुक काम है। समस्त सम्भावित माँग की इच्छा की सन्तुष्टि उद्योग व क्षमता समावेश के अनुसार सन्तुलित होना चाहिए एवं इसका प्रयोग सुविधाओं की उचित संख्या गुण प्रदान करने हेतु होना चाहिए ताकि दीर्घकालीन माँग कायम रहे। जल्दबाजी व धनी बनने के तीव्र विनियोजन जिनमें निम्न स्तर के निर्माण, अपूर्ण प्रशिक्षण तथा बिना सम्बन्धित सुविधाओं एवं मनोविनोद के प्रबन्ध के पर्यटन स्थल के सम्मान को दूषित कर देंगे तथा इनके दीर्घकालीन विकास के भविष्य को बुरी तरह आघात पहुँचा देंगे।

पर्यटन में विनियोजन को प्रोत्साहित करने का एक प्रमुख तरीका साख की व्यवस्था है। भारतीय पर्यटन की विशेष प्रवृति होने के कारण एक भिन्न पर्यटन साख कोष की भी जरूरत है। इसका संचालक एक वर्तमान साख द्वारा किया जा सकता है एवं एक विशेष कक्ष के रूप में इसका निर्माण किया जा सकता है जिससे इस क्षेत्र में जरूरी कुशलता विकसित की जा सके। इसकी क्रियायें विस्तृत होने उचित अनुभव प्राप्त

करने पर इस कोष को एक स्वामित्व संस्था के तौर पर परिणीत किया जा सकता है। होटल वित्त प्रदान करने के उत्तरदायी हों उन्हें भूमि तथा सम्पति की असली धरोहर के रूप में देखने की बजाय व्यापार को एक बढ़ते हुए व्यवसाय की नजर से देखना चाहिए। देश के पर्यटन विकास का निर्माण करते समय साख के विस्तरण में रियायतें देना बहुत ही जरूरी है, क्योंकि किसी भी परियोजना के संचालन में नकदी एक सीमित पहलू है। अतः ऋण पूँजी का अनुपात एक महत्त्वपूर्ण तरीका हो सकता है। सार्वजनिक साख संस्थायें कुल विनियोग जो किए गए ऋण के रूप में देना चाहते हैं, के अनुपात में बढ़ोतरी कर सकते हैं।

चाहे कितनी ही साख की रियायतें प्रदान की जायें यह उचित नहीं है कि बहुत ही कम ब्याज दरें वसूल की जायें। यदि कोई परियोजना आर्थिक दृष्टि से उचित है तो इसे प्रोत्साहन की जरूरत नहीं है, इसके विपरीत इससे स्रोतों का अलग विभाजन होता है। होटल साख संस्थाओं का कार्य नहीं कि वे बाजार दर से कम दर पर ऋण दें, उन्हें सार्वजनिक कोष को उद्योगों में प्रवाहित करके होटल विनियोजन के आकार में बढ़ोतरी करनी है। सार्वजनिक कोष के उचित प्रयोग द्वारा अधिकृत संस्थायें यह आश्वासन दे सकती हैं कि होटल आवास में विस्तार ठीक उस क्षेत्र में हो रहा है जहाँ इसकी अत्यधिक जरूरत है। पर्यटन विस्तार कोष सर्वप्रथम वर्तमान सैलानी क्षेत्रों में केन्द्रित होने चाहिए जहाँ उपभोक्ताओं के पूर्वाधिकार पहले से ही प्रदर्शित हैं तथा जहाँ मूलभूत सुविधायें विद्यमान हैं। इन क्षेत्रों में कम विनियोजन से शीघ्र एवं उच्च लाभ प्राप्त हो सकता है। यदि इस प्रकार के कोषों का विस्तार समस्त राष्ट्र में बिना किसी माँग की आकृति से किया जाय तो कुछ क्षेत्रों में अतिरिक्त आवास का पूर्ण उपयोग नहीं किया जा सकता है। जबकि अन्य विख्यात क्षेत्रों में होटलों की कमी को पूर्ण करने के योगदान में आनुपातिक कमी की जा सकती है। इसका अर्थ यह नहीं कि नये पर्यटन क्षेत्र जिनकी सम्भावित लाभ स्पष्ट नहीं है, न खोले जाएँ। अतः पर्यटन हेतु सार्वजनिक धन, अन्य कोष की तरह, सर्वप्रथम इस क्षेत्रों की तरफ उपलब्ध होना चाहिए जिससे कि अधिकतम लाभ प्राप्त हो सके।

विशिष्ट वित्तीय संस्थाएँ

अन्तर्राष्ट्रीय पुनर्निर्माण एवं विकास बैंक

द्वितीय महायुद्ध के बाद ब्रेटन वुडस समझौते के आधार पर स्थापित आइ बी आर डी एक अन्तर्राष्ट्रीय वित्त संगठन है जो संयुक्त राष्ट्रसंघ से सम्बन्धित है। इसका उद्देश्य उन सदस्य देशों को सहायता करना है जिनका प्रयास अन्तर्राष्ट्रीय मुद्रा कोष का सदस्य बनना है। आर्थिक प्राथमिकता एवं उत्पादक विकास परियोजनाओं हेतु वित्त प्रदान करना तथा जहाँ उन्हें उचित शर्तों पर धन किसी अन्य स्रोतों से सुलभ नहीं है, उन्हें दीर्घकालीन ऋण प्रदान करना है।

शुरुआत में इस बैंक की स्थापना का मुख्य उद्देश्य उन देशों को मदद प्रदान करना था जो युद्ध के बाद आर्थिक दृष्टि से पुनर्जीवित किए गए थे। तत्पश्चात् मार्शल प्लान के प्रभाव के कारण इसने अपनी क्रियायें विकासशील देशों की सहायता की तरफ निश्चित ढाली हैं। आई.बी. आर.डी. सक्षम फर्मों एवं सरकारों को उचित ब्याज पर विशेष लाभान्वित संचालनों हेतु ऋण प्रदान करती है। ये ऋण परियोजना लागत की सिर्फ आंशिक राशि पूर्ण करने के लिए ही निर्मित किए गये हैं। पर्यटन के क्षेत्र में प्रदान की गयी प्रत्यक्ष एवं विशेष मदद बिल्कुल सीमित रहती है, परन्तु इसके द्वारा आधारिक संरचना, जो सम्बन्धित क्षेत्र का प्रतिनिधित्व करती है परिवहन, संचार व बिजली को वित्त प्रदान करने के अंशदान का पर्यटन के विकास में काफी महत्त्वपूर्ण स्थान रहा है।

अन्तर्राष्ट्रीय वित्त निगम (आई.एफ.सी.)

इस निगम की स्थापना 1956 में विकासशील देशों में उत्पादित निजी उद्यमों में प्रत्यक्ष रूप में बिना किसी सरकारी अनुदान जो आइ. बी. आर. डी. नहीं कर सकती, के लिए की गयी थी। 30 जून, 1965 में इसकी अंश पूँजी 110 मिलियन थी जिसमें से 99 मिलियन 78 सरकारों द्वारा प्रदान की गयी है।

आई.एफ.सी. पूँजी में अंशदान ऋण लाभांश की साझेदारी के रूप में मदद प्रदान करती है, स्वयं सहायता के अतिरिक्त आइ एफ सी राष्ट्रीय एवं विदेशी विनियोजकों को एक साथ लाकर विनियोजन को प्रोत्साहित

करती है। सदस्य में निजी पूँजी के उत्पादक विनियोजन में मार्ग दर्शन निश्चित करने का भी कार्य यह सदस्य देशों में करती हैं।

अन्तर्राष्ट्रीय विकास संघ (आई.डी.यू.)

उपरोक्त दो संगठनों की क्रियाओं की कमी को पूर्ण करने हेतु 1960 में स्थापित आइ. डी. ए. लाभान्वित या उत्पादकता के बगैर ही समस्त विकासशील परियोजनाओं को वित्त प्रदान कर सकती है। इसके कारण यह सामाजिक विशेषता को ग्रहण करती है, हालांकि आधारिक सरंचना, परिवहन, जल, आपूर्ति, शक्ति साधन जो पर्यटन विकास हेतु यह जरूरी है, के लिए वित्त प्रदान करना इसकी एक महत्त्वपूर्ण क्रिया है।

विनियोजक

विनियोजक का आशय उनसे है जो विनियोजन के कार्य में काफी हद तक पूँजी का योगदान देते हैं और इनमें न्यूनतम् हिस्से की पूर्ति निर्णयक करते हैं। प्रमुख बात तो यह है कि ऋण का भी कुछ हिस्सा व्यक्तिगत पूँजी के रूप में प्राप्त होता है। इस प्रकार के समूह आमतौर पर कम विकसित देशों में गारण्टी की माँग करते हैं। ये देश विनियोजक के भी काफी इच्छुक होते है।

जमानत का हस्तांतरण

स्वतन्त्र रूप में व्यापार के लाभ का विदेशी पूंजी के द्वारा हस्तांतरित करना सर्वप्रमुख है। यह आम तौर पर स्पष्ट है कि निजी विदेशी समूह जो विकासशील राष्ट्रों में विनियोजन करना चाहते हैं, यह आश्वासन चाहेंगे कि वे विनियोजन किए गए देशों में मुद्रा के उतार–चढ़ाव को ध्यान में न रखते हुए अपनी पूँजी से अर्जित लाभ को वापस हस्तांतरित कर सके। इसमें कोई सन्देह नहीं कि अन्तर्राष्ट्रीय वित्त के विनियोजन की सीमा ज्यादातर सम्बन्धित राष्ट्र के द्वारा दिए गए आश्वासनों की मर्यादा पर निर्भर करती है।

मदद के तरीके

सहायता करने के लिए कई प्रकार के तरीके अपनाए जा सकते हैं। हस्तांतरण की प्रत्याभूति की वजह से देश यह समझ लेते हैं कि यदि

विनियोजकों को सहायता व सुविधा प्रदान की जाएगी तो देशी व विदेशी निजी पूँजी के विनियोजन को आकर्षित करने में सहायता मिलेगी। इस प्रकार की मदद की आवश्यकता महसूस किए जाने का प्रमुख कारण निजी पूँजी विनियोजन के अन्तिम शुद्ध लाभान्वितता में बढ़ोतरी करे या विनियोजन की लागत कम करके भूमि आबंटन व वस्तुओं के रूप में सेवा प्रदान करे एवं आर्थिक सहायता, विनियोजन, बोनस अथवा ऋण पूँजी की ऋण सेवाओं को कम ब्याज, कटौती, कम ब्याज दर पर ऋण किया जा सके। इस प्रकार की सहायता व प्रोत्साहन का स्तर निश्चित होता है। इनको नियम के अनुसार लघु रूप से शुरू करने की वजह से यह नितान्त आवश्यक हो गया है कि इसे शुरू करने वाली सरकार को उपयुक्त राष्टीय संस्थाओं व तकनीकी सहायता संगठनों से इसका अध्ययन करवाए। यदि सैद्धान्तिक रूप से देखा जाए तो इस प्रकार की सहायता को निश्चित करने के लिए न्यूतम दो प्रकार की विधियों को अपनाया जा सकता है।

मदद का निर्धारण नियमन

सरकार पर्यटन जैसे क्षेत्र का विकास करना चाहती है। अक्सर हर विनियोग के लिए दी जाने वाली सहायता की मद व किस्म को प्रकाशित अथवा आदेशित करती है क्योंकि वह उस विशेष क्षेत्र में होटल, अवकाशकालीन कैम्पस, नाविका विहार, क्रीड़ा एवं मनोरंजन की सुविधायें मुहैया करना चाहती है। यह मदद विभिन्न तरीकों जैसे भौगोलिक स्थितियों प्रतिष्ठान की तकनीकी विशेषताओं एवं क्षमता व प्रबन्ध पद्धति आदि के अनुसार संशोधित की जाती है, परन्तु फिर भी हर दशाओं में उद्देश्य के आधार पर आर्थिक मदद का पूर्ण निर्धारण होना बहुत ही आवश्यक है।

एतदर्थ तरीके की एकमात्र समर्पण के द्वारा सरकार या इसका एक विशेष विभाग परियोजनाओं की सभी विशेषताओं के मद्देनजर स्थिति आकार, वित्तीय प्रणाली, लाभान्वितता की अकांक्षाओं, किसी विशेष परियोजना की सहायता की किस्म अथवा आकार का निर्धारण कर सकती है। सैद्धान्तिक दृष्टि से इस तरह की तकनीकी सहायता को उच्चतम सीमा तक पहुँचाने के परिणाम प्राप्त हो सकते हैं। सामान्य रूप

में इसके लिए सरकार को एक विस्तृत व गहन अध्ययन की जरूरत होती है। इसके अतिरिक्त यह अनिश्चितता की दशाओं में सबसे उत्तम है। अतएव जो लोग विनियोजन करना चाहते हैं उनको उत्तेजित करता है। विकासशील देशों में तो निजी समूहों से कठिन समझौते के दरवाजे खोलना अलाभकारी होगा क्योंकि ये ज्यादा शाक्तिशाली होते हैं।

प्रथम तरह की सहायता में वे योजनाएँ आती हैं जो प्रारम्भिक विनियोजन की लागत को कम करने हेतु ढाली जाती हैं। वस्तुओं के तौर पर सहायता प्रदान करने का विचार इसलिए बनाया जाता है ताकि प्रारंभिक विनियोजन की लागत में कमी की जा सके। इसमें सार्वजनिक संस्था अथवा सरकार द्वारा स्वयं के विशेष शारीरिक तत्वों के द्वारा एक निजी विनियोजक को दी गयी पूर्ति सम्मिलित होती है तथा इसमें सबसे ज्यादा भूमि आवंटन का मामला सामने आता है।

विकासशील देशों में ऋण की लागत विशेष अधिक नहीं है। सरकार द्वारा प्रदान की गई मदद अधिकतर आधारिक संरचना की निर्माण लागत का एक बहुत बड़ा अंश प्रदान किए जाने के रूप में है।

उद्योग

पर्यटन संगठनों के बड़े स्तर के सहपाठी, सरकार एवं निजी पर्यटक के हित हैं। जिन संचालनों का भौगोलिक क्षेत्र पर्यटन संगठन के स्तर के अनुरूप है, वे भी सैलानी संगठन के उचित स्तर केन्द्रीय राजकीय स्थानीय संस्था को वित्त प्रदान करते हैं। पर्यटन से मुख्य वित्तीय लाभ परिभ्रमण उद्योग को प्राप्त होते हैं। पर्यटन में सहयोगी कम्पनियाँ तथा उद्योग अंशदान अथवा दान के रूप में पर्यटक, संगठनों को वित्त प्रदान करने में योगदान करते हैं। वे स्वयं, सहयोग, शोध निजी संवर्धन की परियोजनाओं में हिस्सा लेते हैं और इन योजनाओं की लागत में भागी होते हैं। इन निजी कम्पनियों एवं उद्योगों का योगदान उनके संचालन के स्तर से निर्धारित किया जाता है। स्थानीय सरकारें, जिलों, पर्यटन स्थलों, एवं शहरों में एक महत्त्वपूर्ण काम करती हैं।

क्षेत्रीय स्तर पर गठित पर्यटक संगठनों को राज्य सरकार द्वारा भी काफी सहायता प्राप्त होती है। होटल व अन्य स्थानीय संचालक भी

स्थानीय पर्यटक संगठनों में सहयोगी के रूप में शामिल होते हैं। इसका योगदान भी काफी होती है। साथ ही इन क्षेत्रों में संचालित होने वाले सभी परिवहन और कोच आदि भागीदार होते हैं। इन पर्यटन संगठनों को धन मुहैया कराने के उद्देश्य से केन्द्र सरकार भी राष्ट्रीय स्तर पर कई प्रकार की योजनाएँ बनाती है।

सैलानी

पर्यटन के सम्वर्धन, विकास एवं प्रबन्ध का प्रमुख उद्देश्य पर्यटकों को ज्यादा लाभ पहुँचाना है। ये पर्यटक सेवाओं को लाभ प्राप्त करने वाली मुख्य इकाइयाँ हैं। इन्हें पर्यटन के वित्त में अंशदान करना चाहिए, पर्यटक संगठनों की वित्तीय जरूरत का एक अंश सैलानी से प्रत्यक्ष रूप में प्राप्त किया जाता है। वे क्रय करने वाली संस्थाओं हेतु भुगतान करते हैं तथा विभिन्न सेवाओं का क्रय करने के साथ–साथ करों का भुगतान करते हैं। इस तरह पर्यटन–वित्त प्रदान करने में उनका मुख्य योगदान होता है। विविध देशों में इन पर विशेष किस्म के कर लगाये जाते हैं यथा, स्विटजरलैंड आस्ट्रिया, जर्मनी आदि में। ये कर पर्यटक संगठनों हेतु आय का एक अच्छा स्रोत हैं। इस तरह एकत्रित किए गए करों को विभिन्न उपयोग में लाया जा सकता है–जैसे सैलानियों द्वारा निर्मित लागत की क्षतिपूर्ति के लिए। स्थानीय लोगों एवं सम्बन्धित क्षेत्र में आये सैलानियों द्वारा उपभोग की गयी सुविधाओं की मरम्मत की लागत को उचित तौर पर करना तथा विदेशी पर्यटकों को कुछ अप्रत्यक्ष करों का भुगतान करना होता है। विदेशी सैलानी निवासित जनसंख्या के मुकाबले एक उच्च दर भुगतान करते हैं। इन आकलन का योगदान निवासित लोगों की अपेक्षा ज्यादा होता है। आयरलैंड में यह आकलन किया गया है कि कुल पर्यटक प्राप्ति में 10 मिलियन डालर की बढ़ोतरी से जो गुणक द्वारा निर्मित होती है, करों की आय में स्वतः 5 मिलियन डालर की बढ़ोतरी होती है।

होटल कर एवं पर्यटन कर

विदेशी पर आगमन के केन्द्र अथवा निर्देशित स्थान से गमन के समय पर कर लगाने का तरीका प्रचलित है। इससे विदेशी पर्यटक तथा आगन्तुकों में अन्तर स्पष्ट हो जाता है। आगन्तुकों पर कर लगाने का एक दूसरा तरीका यह है कि जो व्यक्ति उद्देशित स्थान के होटलों में कम से

कम एक रात व्यतीत करते हैं, उन पर टैक्स लगाया जाय। ब्रिटेन तथा अमेरिका में इन करों को होटल कर अथवा पर्यटक कर के नाम से जाना जाता है। यदि आगन्तुक टैक्स कहा जाता है अगर इन्हीं करों को आवास इकाइयों पर लगाया जाता है तो इसे होटल कर कहा जाता है। होटल या सैलानी से प्राप्त राशि सरकार द्वारा या तो सामान्य उद्देश्य के लिए रखी जाती है या प्रदान की जाने वाली सुविधाओं हेतु सुधार या मरम्मत व पर्यटकों की सुविधाओं या सामान्य के उद्देश्य से पर्यटक संगठनों को वित्त के रूप में प्रदान की जाती है। इस तरह पर्यटन के वित्त में पर्यटक महत्त्वपूर्ण योगदान करते हैं क्योंकि वे स्पष्ट रूप में किसी विशेष उद्देश्य हेतु सुविधाओं के सुधार में योगदान करते हैं।

सरकारी एवं स्थानीय अधिकारी भी अक्सर पर्यटक एवं पर्यटक सुविधाओं के व्यापार पर विविध प्रकार के कर लगाते हैं ताकि पर्यटकों की सुविधाओं एवं सेवाओं के निर्माण की लागत के वित्त को वसूल किया जा सके। यह विचार कि उपभोग करने वाला अपनी इच्छानुसार भुगतान करें, करीब–करीब सभी पर्यटक क्षेत्रों में लागू हैं। इन करों को जरूरी करने की उचित प्रणाली का होना अत्यन्त ही जरूरी है जो पर्यटकों हेतु सुविधाजनक हो, भेदभाव न करती हो तथा साथ ही इकट्ठा किए गए धन को पर्यटन सुविधाओं के विस्तार एवं सुधार में प्रवाहित करे।

वृद्धिकर

इस प्रकार के कर आर्थिक व्यवस्था में काफी उपयोगी हैं। इनको हवाई यात्राओं पर लगाया जा सकता है। इस कर के माध्यम से अत्यधिक धन इकट्ठा किया जा सकता है। इस प्रकार अधिक आय होने से हवाई अड्डों का विकास व विस्तार किया जा सकता है। अभी भी कई पर्यटन क्षेत्र ऐसे हैं, जो वायु यातायात से बहुत दूर हैं उन क्षेत्रों को इससे जोड़ा जा सकता है। इस प्रकार का कर विदेशों में काफी प्रचलित हैं। इसे भारत में भी लगाने की सलाह दी गई, जिससे यहाँ के वायु यातायात को सुदृढ़ बनाया जा सके और इंडियन एअर लाइन्स की सहयोगी कम्पनियों को वित्त प्रदान करके तीसरी सेवाओं का संचालन किया जा सके तथा नागरिक उड्डयन की संरचना के सुधार की जरूरत को पूर्ण किया जा सके। नागरिक उड्डयन के महानिदेशक को आशा है कि 10÷ बढ़ोतरी

कर लगाने से यह अगले वर्षों में अच्छा धन प्राप्त कर सकते हैं। वे यह महसूस करते हैं कि विभाग द्वारा प्रदान की गयी सेवाओं का उपभोग करने वाले लोगों से लागत वसूल करने का एक औचित्य है।

विगत कुछ सालों के दौरान इसकी सुविधाओं में सुधार किया गया और आधुनिकीकरण का मूल्य बढ़ा है, परन्तु यह आशा के अनुरूप नहीं है। भारत में संचार व्यवस्था व नवीन वाहनों के अभाव नागरिक उड्डयन की संरचना का आधुनिकीकरण जैसे मुद्दे पर टाटा आयोग ने सरकार को आकर्षित करने का प्रयास किया है। फलस्वरूप सरकार ने इस दिशा में कुछ महत्त्वपूर्ण कदम भी उठाए हैं।

अन्तर्राष्ट्रीय नागरिक उड्डयन संगठन तथा अन्तर्राष्ट्रीय हवाई यातायात संगठन के द्वारा नागरिक उड्डयन विकास पर दबाव डाला गया ताकि भूमि और नौवहन मदद को अन्तर्राष्ट्रीय सेवाओं हेतु पुनः प्राप्त किया जाय। अन्तर्राष्ट्रीय व आन्तरिक हवाई कम्पनियाँ भूमि पर उतरने व रास्ते के बीच नौवहन खर्चे की बढ़ोतरी को तथा कोष की बढ़ोतरी के अन्य तरीकों का विरोध करती हैं। इन खर्चों में बढ़ोतरी करके उन्होंने अपनी वार्षिक आय में बढ़ोतरी की है। अतः यह इस बात को महसूस करती है कि वृद्धि कर लगाने से निर्धारित उद्देश्य हेतु उचित कोष उपलब्ध हो जायेंगे।

इण्डियन एअर लाइन्स वृद्धि कर के खिलाफ है। इसका विचार है कि इस प्रकार के टैक्स से इसकी किराया में बढ़ोतरी करने की योजना सीमित होती है। कुछ वर्ष पूर्व से हवाई कम्पनियाँ तेल में वृद्धि, कल–पुर्जे आयात करने, बिक्री कर, उत्पादन कर व वेतन बिलों में बढ़ोतरी के कारण कुछ वित्तीय समस्याओं में उलझी रही हैं। वे यह दावा करती है कि किसी भी विदेशी कम्पनी के मुकाबले इसके किराया का ढाँचा कम है।

हाल ही में भूमि में उतरने एवं रास्ते के मध्य में नौवहन के खर्चे में बढ़ोतरी के कारण इसके उपर एक अतिरिक्त बोझ पड़ा है। इण्डियन एयर लाइन्स ने समय–समय पर किराये में वृद्धि की आशा व्यक्त की है। यह महसूस करती है कि वृद्धि टैक्स लगाने से उसकी वृद्धि की योग्यता सीमित हो सकती है।

सैलानी संगठन

यह सैलानी करने का एक प्रमुख साधन है। एक पर्यटक संगठन अपने विविध उद्देश्यों की प्राप्ति हेतु अन्य स्रोतों से आय प्राप्त कर सकता है, क्योंकि वह कुछ विशेष सेवाओं के प्रबन्ध द्वारा आय को अर्जन करने की क्षमता रखता है। वित्त प्रदान करने के तीन तरह के साधन हैं :

अनुदान

बहुत से देशों में केन्द्रीय संगठन, राज्य संगठनों को उत्तेजित करते हैं एवं राज्य संगठन स्थानीय संगठनों को उत्तेजित करते हैं। इस उद्देश्य की प्राप्ति हेतु उच्च स्तरीय संस्था किसी विशेष अथवा साधारण उद्देश्य प्राप्ति हेतु या किसी अन्य अथवा पूर्ति हेतु वित्त अनुदान के रूप में प्रदान करती है।

ये उच्च संस्था के निर्देशों को कार्यान्वित करने हेतु बहुत बड़ा प्रभाव डालते हैं। कुछ परिस्थितियों में यह वित्तीय सहायता तब तक जारी रहती है जब तक कि निम्न स्तरीय संगठन पूर्ण तौर पर स्थापित नहीं हो जाते हैं।

कर–वित्त जुटाने का एक दूसरा तरीका है जिसमें निम्न स्तरीय संगठन उच्चस्तरीय संगठन को वित्त प्रदान करता है जिससे एक शक्तिशाली एवं उच्चस्तरीय संगठन का निर्माण किया जा सके। जो देश पर्यटन विकास के उच्च स्तर पर हैं उनमें खड़े ढाँचे पर निम्न स्तरीय संगठन से उच्च स्तरीय संगठन को कर के तौर पर योगदान की पद्धति होती है।

आय अर्जन–पर्यटन के माध्यम से आय प्राप्त करने के लिए प्रत्येक देश विभिन्न प्रकार के तरीके अपनाते हैं। जैसे सूचना सम्बन्धी सामग्रियों की बिक्री कर, पर्यटन में निःशुल्क रूप से सेवा प्रदान करने वाली व्यक्तिगत और गैर सरकारी संस्थाओं को सुझाव से सम्बन्धित सेवाएँ प्रदान कर, संचालकों व दूसरे इच्छुक लोगों का अनुसंधान कार्यों व प्रमुख सामग्रियों को उपलब्ध कराना। इस सब के अलावा पर्यटन संगठनों के आय का एक प्रमुख साधन इनके द्वारा प्रकाशित की जाने वाली पुस्तकें है। इन पुस्तकों में विभिन्न प्रकार के विज्ञापन देकर अतिरिक्त आय भी प्राप्त करते हैं।

लोक और निजी वित्त

परिभ्रमण में सार्वजनिक एवं निजी वित्त की मिश्रित व्यवस्था है। यदि सार्वजनिक एवं निजी कोष का निर्माण एक तर्कसंगत नीति द्वारा निर्धारित किया जाए तो मिश्रित व्यवस्था उत्तम समझी जाती है। पर्यटन कार्यक्रमों का आधार सरकार व निजी व्यापार के घनिष्ठ सहयोग पर निर्भर करता है। सार्वजनिक एवं निजी प्रतिष्ठान जैसे होटल, सामान वाहन संघ, ट्रेवल एजेंट, टूर आपरेटर, देश विख्यात व्यापार संस्थायें सक्रिय निजी योगदान करेंगे।

पर्यटन में सार्वजनिक निजी वित्त की दरों का निर्धारण देश की आर्थिक और राजनैतिक व्यवस्था, राष्ट्रीय अर्थव्यवस्था में पर्यटन की महत्ता राष्ट्र के विकास की सीमा, ऐतिहासिक एवं इसके अन्य प्रभावों पर निर्भर करती है।

सार्वजनिक कोष संवर्धन एवं प्रबन्ध के लिए तथा निजी उद्यमों द्व ारा विकास के लिए प्रदान किए गए वित्त पर व्यय जाते हैं। संवर्धन एवं अन्य उद्देश्यों हेतु प्राप्त सार्वजनिक कोषों हेतु निजी कोष पूरे होते हैं। सार्वजनिक वित्त पर्यटक संगठनों के केन्द्रीय स्तर पर एकमात्र वित्त का स्रोत है एवं निजी कोष क्षेत्रीय एवं स्थानीय स्तर पर प्रयोग किए जाते हैं।

आन्तरिक तथा विदेशी धन

पर्यटन हेतु वित्त आन्तरिक एवं बाह्य दोनों ही स्रोतों से प्राप्त होते हैं। पर्यटन संगठन अन्य स्तर के संगठनों अथवा स्वयं के क्षेत्र के बाहर के संगठनों से वित्तीय मदद प्राप्त करते हैं। संगठन उन परिवहन उद्योगों जो उद्देशित स्थानों का यातायात संचालित करते हैं, की उन्नति हेतु आय प्राप्त करते हैं। भारत जैसे विकासशील देश में स्थानीय पूँजी बहुत ही कम होती है एवं विदेशी पूँजी का पर्यटन उद्योग को निर्मित करने में बहुत बड़ा योगदान रहा है। पर्यटन की वैदेशिक विशेषता अन्तर्राष्ट्रीय स्वामित्व एवं पर्यटन उद्योग के निजी संचालन में परिदर्शिता होती है। निजी सुविधाओं हेतु तो विदेशी पूँजी की प्रचुर उपलब्धता है। विशेष रूप में जबकि हमारे क्षेत्रों ने पर्यटन उन्नति को संतोषजनक एवं विदेशी टूर संचालक होटल विकास हेतु बढ़ते हुए कोष के स्रोतों के प्रतिनिधि हैं। विदेशी वित्त के मूल

स्रोत हैं। अंतर्राष्ट्रीय एजेन्सियाँ तथा विदेशी टूर संचालक तथा विदेशी विनियोजक एक होटल परियोजना को अपना सकते हैं।

किसी स्थानीय पूँजी, निजी या सार्वजनिक, से साझेदारी कर सकते हैं। विदेशी विनियोजन की संरचना का एक मुख्य स्रोत विश्व बैंक एवं उससे सम्बन्धित विकास बैंक है।

सहयोग एवं समन्वय

पर्यटन प्रबन्धन को सफल व उत्कृष्ट बनाने के लिए सहयोग की आवश्यकता होती है। यह सहयोग राष्ट्रीय व अन्तर्राष्ट्रीय स्तर पर होना चाहिए। अन्तर्राष्ट्रीय उड्डयन हेतु एक समान नीति तैयार करने के लिए आवश्यक है कि राज्य स्तरीय अधिकारीगण संयुक्त रूप से सहयोगत्मक भावना के साथ कार्य करें। पर्यटन क्षेत्र से सम्बन्धित राज्य अधिकारियों और उपभोक्ता संरक्षण संगठन को पर्यटकों के प्रति सही दृष्टिकोण अपनाना चाहिए, जिससे पर्यटक उस क्षेत्र के प्रति बार–बार आने हेतु लालायित रहे। साथ ही उन्हें प्रत्येक सरकारी व गैर सरकारी संस्थाओं का यात्रियों व पर्यटकों को सही सुविधा व पर्यटन को प्रोत्साहित करने के लिए व्यापक रूप से एक साथ आगे आना चाहिए और मिल–जुलकर कार्य करना चाहिए। सरकार को पर्यटन उद्योग में संगठनकर्ता के महत्त्व को स्पष्ट तौर पर परिभाषित एवं नियमित करना चाहिए ताकि पर्यटन उद्योग का समुचित विकास हो तथा जनता के हित को संरक्षण मिल सके। कम्पनियों को पूर्व निश्चित मापदण्ड से योग्यताएँ प्रदान करनी चाहिए। यह एक उत्तम विचार होगा कि संगठन एवं परिवहन के बीच एक अनुबन्ध का प्रबन्ध किया जाय तथा उसके साथ ही एक निर्धारित समझौता हो और संगठनकर्ता द्वारा निर्धारित दरों पर नियंत्रण हो।

पर्यटन के क्षेत्र में सरकार को कुछ महत्त्वपूर्ण कदम उठाने की आवश्यकता है। पर्यटन उद्योग का समुचित विकास और लोगों के हितों की सुरक्षा हेतु सर्वप्रथम सरकार को चाहिए कि वो पर्यटन उद्योग के महत्त्व व आशय को स्पष्ट कर उसे नियमित करे। उसके बाद कम्पनियों को पूर्व निश्चित मापदण्ड से योग्यताएँ प्रदान कर संगठन एवं परिवहन के बीच एक अनुबन्ध का प्रबन्ध किया जाय तथा उसके साथ ही एक निश्चित समझौता कर संगठन कर्ताओं द्वारा मनमाने तरीके से तय किये जाने वाले दरों को नियन्त्रित करे।

9

भारत के धार्मिक पर्यटन

भारत अनादि काल से संस्कृति, आस्था, आस्तिकता और धर्म का महादेश रहा है। इसके हर भाग और प्रान्त में विभिन्न देवी–देवताओं से सम्बद्ध कुछ ऐसे अनेकानेक प्राचीन और (अपेक्षाकृत नए) धार्मिक स्थान (तीर्थ) हैं, जिनकी यात्रा के प्रति एक आम भारतीय नागरिक पर्यटन और धर्म–अध्यात्म दोनों ही आकर्षणों से बंधा इन तीर्थस्थलों की यात्रा के लिए सदैव से उत्सुक रहा है। पर्यटन भूगोल का यह एक प्रमुख भाग सदियों से रहा है। यही कारण है कि ह्वेनसांग जैसे पर्यटक भी इस देश में आये और यहाँ के सभ्यता, सांस्कृतिक तथा कला से अवगत हुए।

हिन्दू धर्म

धर्म – प्राचीन काल से भारतीयों का जीवन धर्मगत उत्कंठा से अनुप्राणित रहा है। समस्त मानव समाज सदैव धर्म की विशाल छाया में क्रियाशील रहा है। धर्म का व्यावहारिक महत्व कर्तव्य का समुचित पालन करना था, जिसके माध्यम से प्राणी लौकिक उत्कर्ष के साथ–साथ आध्यात्मिक उत्कर्ष करता था। जन्म से ले कर मृत्यु तक प्रत्येक प्राणी का जीवन धर्मप्रवण था। अतः उसके समस्त कर्तव्य और कर्म धर्म से ही उत्प्रेरित होकर गतिमान होते थे, जो उसके परिवार और समाज को गठित करने में बहुमूल्य योग प्रदान करते थे। डा. राधाकृष्णन के अनुसार धर्म की अवधारणा के अन्तर्गत हिन्दू उन स्वरूपों तथा प्रक्रियाओं को लाते हैं, जो मानव जाति को गति तथा जीवन प्रदान करते ब्राह्मण ग्रन्थों में कर्मकाण्ड को ही धर्म समझा जाता था । अतः उन्होंने ही समस्त धार्मिक

आचार–विचारों की व्यवस्था की। धार्मिक कृत्य, यज्ञ आदि सम्पन्न कराने के उपलक्ष्य में उन्हें बहुत ही मूल्यवान वस्तुओं के साथ–साथ विस्तृत भूमि भी दान में प्राप्त होती थी, जो बहुधा करमुक्त रहा करती थी। अपने इसी विशेषाधिकार को बनाये रखने के लिए उन्होंने अनेक धार्मिक नियम बनाये, जो उनके हित मे और अन्य वर्गों के विरूद्ध थे, अर्थात समाज में किसी भी प्रकार का धार्मिक उत्सव केवल ब्राह्मण ही करा सकता था। इस प्रकार विभिन्न धार्मिक कृत्य कराना और दान दक्षिणा के रूप में अत्यधिक धन प्राप्त करना ब्राह्मणों का एकाधिकार बन गया, जो 12वीं सदी तक अनवरत चलता रहा ।

12वीं सदी के शासकों के भौतिक वैभव एवं विलासमय वातावरण में भी धार्मिक भावना सर्वोपरि बनी रही। शासक एवं प्रजा निरन्तर ही धार्मिक कृत्यों में व्यस्त रहे । इसका साक्ष्य उस काल के निर्मित हिन्दू मंदिर हैं । तत्कालीन कवियों ने राम और कृष्ण के अनन्त रूपों की व्याख्या की और चित्रकारों ने धार्मिक गाथाओं के आधार पर अनेकानेक चित्रों का निर्माण किया । साहित्यकारों ने समसामयिक समाज के आध्यात्मिक दृष्टिकोण, धार्मिक क्रियाकलाप और तत्संबंधी आचार–विचारों का भी विस्तृत वर्णन किया, जिसके आधार पर हिन्दू धर्म एवं उनके प्रति तत्कालीन प्रशासकों की नीति की विवेचना प्रस्तुत है।

बहुदेववाद – बहुदेववाद के प्रति भारतीयों की आस्था अत्यन्त प्राचीन है। धार्मिक ग्रन्थों में प्रत्येक वस्तु के अधिष्ठाता देवता माने गये हैं। उनके विना वस्तु का अस्तित्व ही नहीं रहता। इन देवताओं की संख्या तैंतीस करोड़ कही गई है। 12वीं सदी में भी इनमें से कुछ मुख्य देवता परम्परागत रूप से वन्दना के पात्र एवं पूज्यनीय थे । देवताओं में त्रिदेव ब्रह्मा, विष्णु, महेश, उनकी तीन शक्तियों – सरस्वती, लक्ष्मी, दुर्गा या पार्वती, सूर्य, चन्द्र, गणेश एवं अग्नि के नाम लिये जा सकते हैं । परम्परागत रूप से दस अथवा चौबीस अवतारों का वर्णन तत्कालीन साहित्यों में मिलता है ।

अवतारवाद के विषय में हिन्दुओं की मान्यता है कि जब–जब पृथ्वी पर धर्म की अवनति और अधर्म का उत्थान होने लगता है एवं समस्त मानव जाति त्राहि–त्राहि करने लगती है, उस समय भगवान धर्म के संरक्षण एवं पृथ्वी को पापियों से छुटकारा दिलाने के लिए अवतार लेते

हैं। अवतार में उन्हें इस संसार में रहने के उपयुक्त एक शरीर ग्रहण करना पड़ता है । रामायण और महाभारत में जगन्नियन्ता देवाधिदेव विष्णु के अवतार और पृथ्वी पर सत की प्रतिष्ठा की व्याख्या मिलती है । राम और कृष्ण . विष्णु के ही अवतार माने गये हैं ।

उपयुक्त प्रमुख देवताओं के अतिरिक्त भी अनेक देवी देवता पूज्य थे। यहाँ तक कि प्रत्येक हिन्दू परिवार में अपने इष्टदेवता के साथ–साथ कुलदेवता, ग्रामदेवता एवं ग्रामकाली मान्य होते थे। राजपूतों में यह मान्यता बहुत प्रबल थी। देवी देवताओं की स्थापना मंदिरों में की जाती थी और लोग वहाँ पूजा–अर्चन करते थे। गुर्जर प्रतीहार नरेश भोजदेव ने अपने अंतःपुर में भगवान विष्णु का मंदिर बनवाया था। प्रशासक तथा जनता अपनी आस्थानुसार इन मंदिरों में धार्मिक अनुष्ठान सम्पन्न करते थे।

सूर्य ग्रहण एवं चन्द्र ग्रहण रू प्राचीन काल से ही हिन्दू समाज में ग्रहण के अवसर पर पवित्र नदियों में स्नान, पूजा एवं दान देने की परम्परा चली आ रही है । ग्रहण के अवसर पर गंगा स्नान करने वाला व्यक्ति ब्रह्म लोक को प्राप्त होता है । चन्द्र ग्रहण का स्नान लाख गुना तथा सूर्य ग्रहण का स्नान उससे भी दस गुना अधिक पुण्य का कहा गया है11 द्य ग्रहण प्रारम्भ होते ही हिन्दू लोग नदी के जल में प्रवेश कर स्नान, पूजा–अर्चन करना शुरू करते हैं और जब तक ग्रहण समाप्त नहीं होता, जल में ही पूजा–पाठ में व्यस्त रहते हैं । ग्रहण समाप्त होने पर जल से बाहर आकर नये वस्त्र धारण कर ब्राह्मण एवं गरीबों को दान देते हैं । 23 अक्टूबर 1093 को आश्विन माह में सूर्य ग्रहण के अवसर पर गाहड़वाल शासक चन्द्रदेव ने अयोध्या में सरयू नदी में स्नान किया था।

भारतीयों में प्रत्येक शुभ कार्य के समय दान देने की परम्परा थी। रोगमुक्त होने तथा मृतक आत्मा की शान्ति के लिए अनेक दान किये जाते थे । चंदेल राजा देववर्मदेव ने कोटि तीर्थ में स्नान करके एक ब्राह्मण को यमुना के किनारे स्थित एक गाँव का दान किया था। इसी प्रकार 1055 ई. में धार के जयसिंह ने अमरेश्वर के ब्राह्मणों की सहायता के लिए एक गॉव को दान के रूप में दिया था।

आज भी सूर्य ग्रहण एवं चन्द्र ग्रहण के अवसर पर हिन्दुओं में स्नान,

पूजा एवं दान देने की परम्परा प्रचलित है। तीर्थस्थल रू प्राचीन काल से ही तीर्थों के प्रति भारतीयों की अगाध श्रद्धा रही है। 12वीं शताब्दी में भी हिन्दुओं के सांस्कृतिक एवं धार्मिक जीवन में तीर्थों का महत्वपूर्ण स्थान था। अधिकांशतः ये तीर्थ पहाड़ियों की चोटियों, जंगल, नदियों के संगम, या समुद्र अथवा गर्म जल के स्रोतों के पास स्थित थे । ये स्थल ध्यान और चिन्तन के लिए बहुत ही उपयोगी थे और इसीलिए ये ऐसे लोगों को अपनी ओर आकर्षित करते थे, जिनमें आध्यात्मिक जीवन की तीव्र लालसा होती थी, जबकि सन्यासी एवं तपस्वी तीर्थ स्थलों पर धार्मिक तपस्या करते थे।

तीर्थस्थलों पर लोगों की जो भीड़ एकत्रित होती थी, उसमें भिन्न–भिन्न भाषाओं और बोलियों को बोलने वाले होते थे। उनकी वेश–भूषा में भिन्नता होती थी और उनके रीति–खिाज अलग होते थे। अधिकांश तीर्थस्थल जो ज्ञान के केन्द्र तो थे ही, व्यापार एवं उद्योगों के भी उल्लेखनीय केन्द्र बन गये, जहाँ सामान्य जन तीर्थस्थलों से आते समय अपनी यात्रा के चिह्न स्वरूप कोई वस्तु ले आना चाहते थे। हिन्दू संस्कृति के अनुसार तीर्थों में जाने वाले यात्रियों के पाप उनके सिर के बालों पर आ जाते हैं, अतः उन्हें सिर का मुण्डन करा देना चाहिये16 द्य विभिन्न तीर्थों के सम्बन्ध मे पर्याप्त विवरण तत्कालीन ऐतिहासिक तथ्यों से भी उपलब्ध होते हैं।

प्रयाग : गंगा, यमुना एवं अदृश्य सरस्वती नदियों का संगम स्थल होने के कारण इसे त्रिवेणी भी कहा गया है। प्रयाग को तीर्थराज भी कहा जाता है। समस्त तीर्थों के ये अधिपति हैं । 12वीं शताब्दी में यह एक पवित्र तीर्थ स्थल था और आज भी हिन्दुओं के लिए श्रद्धा का केन्द्र है। यहाँ मुण्डन के पश्चात त्रिवेणी में स्नान का विशेष महत्व है। प्रयाग में माघ महीने में प्रति वर्ष मेला लगता है, बहुत से श्रद्धालु यात्री गंगा–यमुना एवं अदृश्य सरस्वती तट पर कल्पवास करते हैं। यहाँ प्रति बारहवें वर्ष जब बृहस्पति वृष राशि में और सूर्य मकर राशि में होते हैं, कुम्भ पर्व का आयोजन होता है। कुम्भ से छठे वर्ष अर्धकुम्भ का आयोजन होता है।

त्रिवेणी संगम से थोड़ी दूर पर एक वट वृक्ष था (वर्तमान में किले के अंदर) जो अक्षय–वृक्ष के नाम से प्रसिद्ध था। पुराणों में अक्षय–वृक्ष के बारे में उल्लेखित है कि यहाँ आत्म–हत्या करने वाले व्यक्तियों को स्वर्ग

मिलता है । कलचुरि शासक गांगेयदेव विक्रमादित्य ने प्रयाग के अक्षयवृक्ष के नीचे अपना स्थायी निवास बना लिया था और यहीं उन्होंने अपने 100 रानियों के साथ मोक्ष (आत्महत्या द्वारा) प्राप्त किया था । अयोध्या रू उत्तर भारत के प्रमुख तीर्थ स्थलों में अयोध्या का स्थान है।

यह फैजाबाद जनपद के अन्तर्गत घाघरा तट पर बसा हुआ है । इसका नाम प्राचीन काल से मध्यकाल के बीच बराबर बदलता रहा । कोशल, साकेत, अयोध्या, अवध तथा वर्तमान समय में पूरा विश्व राम जन्म भूमि और बाबरी मस्जिद के विवाद और विघटन के वजह से जानती है । यह हिन्दू धर्म के प्रमुख संतों का समागम स्थली रहा है। स्कन्दपुराण के अनुसार अयोध्या भगवान विष्णु के सुदर्शन चक्र पर बसी है । सप्तपुरियों में प्रथम पुरी अयोध्या है । इसे ब्रह्मा, विष्णु और शंकर – इन तीनों का समन्वित स्वरूप कहा गया है। भगवान विष्णु ने श्री राम के रूप में अवतार ले कर धर्म की स्थापना किया था। वर्तमान समय में यहाँ प्राचीनता के नाम पर केवल भूमि और सरयू बची है ।

गया : हिन्दुओं के अतिरिक्त यह बौद्धों का भी प्रमुख तीर्थ स्थल है। फल्गु नदी के किनारे विष्णु यद यहाँ का प्रधान मंदिर है। मंदिर के बाहर सभामण्डप है। हिन्दु लोग यहाँ आकर अपने पित्रों के आत्मा की शान्ति के लिए पिण्डदान तथा अर्पण देते चले आ रहे हैं, जो उत्तर भारत के निवासियों के लिए कर्मकाण्ड के लिए लोकप्रिय रहा है। यह विचारधारा 12वीं शताब्दी में भी विद्यमान थी। विष्णु पद मंदिर से कुछ दूर फल्गु नदी के किनारे गदाधर मंदिर है, जिसमें भगवान गदाधर की चतुर्भुज मूर्ति है। 1174 ई. में विमलाशिव नामक एक शैव शिक्षक, जिन्हें कलचुरि राजाओं का . संरक्षण प्राप्त था, गया में धार्मिक क्रिया–कर्म सम्पन्न किये थे।

मथुरा : यह यमुना तट पर बसा हुआ अत्यन्त प्राचीन नगर है । इसका प्राचीन नाम मधुरा या मधुवन था। भक्त बालक ध्रुव ने यहाँ तपस्या करके भगवान विष्णु के दर्शन प्राप्त किये थे। श्री कृष्ण की जन्म स्थली होने के कारण यह हिन्दुओं का पवित्र तीर्थ स्थल रहा है । महमूद गजनवी ने भगवान श्री कृष्ण की जन्म स्थली पर निर्मित श्री केशव देव मंदिर को ध्वस्त करवा दिया था।

वृन्दावन : मथुरा से 6 मील उत्तर वृन्दावन है । ब्रजभूमि भगवान

श्री कृष्ण की लीला भूमि होने के कारण हिन्दुओं के आकर्षण का महत्वपूर्ण केन्द्र था। 12वीं शताब्दी में भी यहाँ वैष्णव सम्प्रदाय की शाखाएँ विद्यमान थी। मथुरा की भांति वृन्दावन में गोविन्द देव का मंदिर भी ध्वस्त किया गया था। बद्रीनाथ रू प्राचीन काल से ही यह हिन्दुओं का प्रमुख तीर्थ स्थल रहा है। यह स्थल उत्तर प्रदेश के गढ़वाल जिले में एक उच्च पर्वत शिखर पर स्थित, विष्णु से सम्बन्धित है तथा बदरिकाश्रम या बद्रीनाथ के नाम से प्रसिद्ध है। 12वीं शताब्दी में भी यह एक पवित्र तीर्थ स्थल था और आज भी प्रति वर्ष बड़ी संख्या में हिन्दू श्रद्धालु पहुंचते हैं। यहीं से भागीरथी पर्वत शिखर से निकल कर ऋषिकेश और हरिद्वार में प्रवेश करती है।

पुरी : श्री जगन्नाथ पुरी चार परम पावन धामों में एक है। इसे श्री क्षेत्र, पुरूषोत्तम पुरी तथा शंख क्षेत्र भी कहा जाता है, क्योकि इस पूरे पुण्य क्षेत्र की आकृति . शंड्.ख के समान है। 12वीं शताब्दी में यह हिन्दुओं का प्रमुख तीर्थ स्थल था और वर्तमान में भी श्रद्धालु हिन्दू तीर्थ यात्रा के लिए जाते हैं । 1137 ई. के एक शिलालेख के अनुसार पुरूषोत्तम विहार के कवि गंगाधर के पिता मनोरथ ने इस तीर्थ स्थल की यात्रा की थी।

काशी : ऐतिहासिक दृष्टि से यह संसार की सबसे प्राचीन नगरी है । वरूणा और असी नामक नदियों के बीच स्थित होने के कारण इसे वाराण ासी भी कहते हैं। इसके विषय में चर्चित है कि यह पुरी भगवान शंकर के त्रिशूल पर बसी है और प्रलय में भी इसका नाश नहीं होगा। इसे मंदिरों का नगर भी कहा जाता है। यहाँ 12 ज्योतिर्लिंगों में भगवान शंकर का विश्वनाथ नामक ज्योतिर्लिंग है और 51 शक्तिपीठों में से एक शक्तिपीठ (मणिकर्णिका पर विशालाक्षी) है। कमौली दानपत्र के अनुसार गाहड़वाल शासक जयचन्द्र ने वरूणा एवं गंगा के संगम (वर्तमान में वरूणा संगम घाट) में स्नान के पश्चात भगवान आदि केशव के समक्ष कई गाँव दान किये थे।

1150 / 51 ई. के ताम्रपत्र के अनुसार गोविन्द चन्द्र और उसकी रानी गोसल देवी ने सूर्य देव लोलार्क मंदिर के पास (वर्तमान में तुलसी घाट) गंगा में स्नान करके भगवान लोलादित्य के समक्ष एक गॉव ब्राह्मण को दान दिया था।

कन्नौज : फर्रुखाबाद जिले का कन्नौज नगर अश्वतीर्थ कहा गया है। महाभारत के अनुसार यहाँ राम ने कालिन्दी के तट पर वामन की एक मूर्ति स्थापित की थी। महमूद गजनवी के आक्रमण के समय यहाँ लगभग 10000 मंदिर थे। सुल्तान महमूद ने इन मंदिरों को तुड़वा कर टुकड़े–टुकड़े कर दिया था। इसके बाद कन्नोज पुनः तीर्थस्थल के रूप में प्रतिष्ठित नहीं हो सका।

कुरूक्षेत्र : प्राचीन काल से ही हिन्दुओं का प्रमुख तीर्थ स्थल रहा है । सुल्तान महमूद ने जिस थानेश्वर राज्य को नष्ट–भ्रष्ट किया तथा लूटा था वह पवित्र कुरूक्षेत्र ही है, जिसे धर्मक्षेत्र भी कहा गया है। यह सरस्वती नदी के तट पर बसा हुआ है। इस क्षेत्र में सात पवित्र बन तथा सात पवित्र नदियों मानी जाती हैं । हिन्दुओं का विचार है कि सोमवती अमावस्या के अवसर पर यहाँ स्नान करने से सब तीर्थों के स्नान का फल प्राप्त होता है । 12वीं शताब्दी में यह एक पवित्र तीर्थ स्थान था और वर्तमान में भी हिन्दुओं के श्रद्धा का केन्द्र है । इसी पवित्र क्षेत्र में श्रीमद् भागवत गीता की रचना हुई थी तथा पाण्डवों एवं कौरवों के बीच महाभारत का प्रसिद्ध युद्ध लड़ा गया था । वायु से उड़ती हुई यहाँ की धूलि भी किसी पापी के शरीर पड़ जाय तो वह उसे श्रेष्ठ गति की प्राप्ति करा देती है, ऐसी आस्था हिन्दुओं की है।

उपर्युक्त वर्णित तीर्थों के अतिरिक्त भी 12वीं सदी में उत्तर भारत में विभिन्न तीर्थ स्थल थे, जहाँ देश के कोने–कोने से प्रति वर्ष तीर्थ यात्री पहुंचते थे ।

राजा महाराजा भी इन तीर्थ स्थलों में अपार श्रद्धा रखते थे और समय–समय पर दर्शनार्थ हेतु जाया करते थे। चंदेल राजा देववर्मदेव जो विद्याधर देव के पौत्र थे, पूर्णिमा के दिन कोटि तीर्थ में स्नान के पश्चात शिव की पूजा–अर्चना की थी। गंगा का माहात्म्य रू वर्तमान समय की भांति उस समय भी तीर्थ स्थलों में बहने वाली नदियाँ भी पुण्यदायिनी मानी जाती थी। इनमें गंगा, यमुना एवं सरयू का विशेष महत्व था । इन नदियों की पवित्रता की चर्चा तत्कालीन साहित्यों में भी मिलती है। सभी नदियों में गंगा का विशेष माहात्म्य रहा है। गंगा के समान पापनाशक तीर्थ इस भूमण्डल पर नहीं है। वे देश, जनपद, पर्वत और आश्रम भी धन्य हैं,

जिनके समीप सदा पुण्यसलिला भगवती गंगा बहती है। आज भी दूरस्थ प्रान्त के यात्री गंगा जल को अपने घर ले जाते हैं और इसका उपयोग पूजा–पाठ एवं अन्य शुभ अवसरों पर करते हैं । जन्म से मृत्यु तक सम्पन्न होने वाले धार्मिक कृत्यों के लिए गंगा ही एकमात्र आधार है। इतना ही नहीं, गंगा जी के दर्शन मात्र से ही मनुष्य के पाप कट जाते हैं। विष्णु पुराण के अनुसार – गंगा जल में स्नान करने से पाप का नाश होता है तथा अपूर्व पुण्य की प्राप्ति होती है, इसके प्रवाह में 'पुत्रों' द्वारा पितरों के लिए किया गया तर्पण उन्हें सौ वर्ष तक दुर्लभ तृप्ति प्रदान करता है ।

महाभारत में गंगा माहात्म्य का वर्णन इस प्रकार से है, जहाँ भी कहीं स्नान किया जाय गंगा कुरूक्षेत्र के बराबर है, किन्तु कनखल की अपनी विशेषता है और प्रयाग में तो इसकी परम महत्ता है। यदि सैकड़ों पाप करके भी गंगा जल का अवसिंचन करता है तो इससे व्यक्ति के दुष्कृत्य उसी प्रकार जल जाते हैं, जैसे अग्नि में ईंधन। नाम लेने मात्र से गंगा पापियों को पवित्र कर देती है, इसे देखने से सौभाग्य प्राप्त होता है और जब इसमें स्नान किया जाता है तो सात पीढ़ियों तक कुल पवित्र हो जाती है। अब तक उत्तर भारत के लोगों के मन में यह बात चली आ रही है कि 'का कहि सकत प्रयाग प्रभाऊ' ।

विभिन्न धर्मिक सम्प्रदाय तथा शासक

नाथ सम्प्रदाय : भारत में योगियों की परम्परा प्राचीन काल से ही विद्यमान रही है और योग–साधना का अस्तित्व वैदिक युग से ही माना जाता रहा है । तत्कालीन योगियों में से कई एक रूद्र की उपासना करते थे और ये प्राणायाम को अत्यधिक महत्व देते थे।

उनके ध्यान की साधना आज के योगाभ्यास से बहुत कुछ मिलती–जुलती थी। कालान्तर में योग–मार्गी साधक शिवोपासक हो गये। उनमें और आज के योगियों में कोई बहुत अन्तर न रहा । ये लोग लम्बे–लम्बे बाल अथवा जटा धारण करते, धुनी रमाते और किसी विष–तुल्य वस्तु का वमन करते थे। ये अपने शरीर पर मटमैले पीले वस्त्र लपेटते थे और योग–साधना के द्वारा हवा में ऊपर उठ जाते थे । योग शास्त्र के विद्वान भगवान शिव को ही उसका प्रवर्तक मानते हैं, इसीलिए शिव को 'योगीश्वर' के नाम से भी पुकारा गया तथा शिव की

अनेक मूर्तियों में उन्हें योगासन पर बैठे हुए समाधिस्थ के रूप में प्रदर्शित किया जाता है।

नाथ–योगी सम्प्रदाय के मूल प्रवर्तक गुरू गोरखनाथ थे । विद्वानों में इनके अविर्भाव का समय तथा जन्म स्थान के विषय में बहुत मतभेद हैं। गोरखनाथ के शिष्यों तथा अनुयायियों का अविर्भाव 11वीं–12वीं सदी माना जाता है, अतः इनके जीवन–काल के लिए 10वीं सदी अथवा अधिक से अधिक 11वीं सदी के प्रारम्भ में ही किसी समय को निश्चित किया जा सकता है । सम्भवतः इनका जन्न पश्चिमी भारत अथवा पंजाब प्रान्त के किसी स्थान में हुआ था40 । इनका शरीर आकर्षक, सुगठित तथा बाल्यरूप रहा और ये अपनी युवावस्था से ही वैराग्य की भावना से ओत–प्रोत थे। इनका सम्पूर्ण जीवन ब्रह्मचर्यमय था ।

गोरखनाथं ने उत्तरी भारत, आसाम, नेपाल, महाराष्ट्र तथा सिन्ध आदि प्रान्तों में भ्रमण करके अपने सम्प्रदाय के आध्यात्मिक साधना का प्रचार करते हुए गुरू भक्ति, अनुशासन, सेवा भाव, सात्विक तथा संयमशील जीवन के उपदेश दिये थे । इसीलिए इनके अनुयायियों में विभिन्न जाति तथा धर्म के अनेकानेक व्यक्ति सम्मिलित थे। कालान्तर में इन्हें पौराणि ाक गाथाओं में प्राचीन अवतारों अथवा महापुरूषों की भाँति स्थान दिया जाने लगा तथा इनके विषय में यहां तक कहा गया कि ये अमर हैं और सतयुग में पेशावर, त्रेतायुग में गोरखपुर, द्वापर में हुरभुज तथा कलियुग में गोरखमंडी में इन्होंने अवतार धारण किया था।

गुरू गोरखनाथ योगी सम्प्रदाय के सर्वप्रधान नेता थे, जिन्होंने कनफटा योगियों की परम्परा चलायी थी और हठयोग की साधना को प्रचलित किया था। परन्तु आठवीं शताब्दी में रचित वाणभट्ट की ष्कादम्बरीष में कनफटा जैसे योगियों के उल्लेख मिलते हैं। गोरखनाथ के प्रयत्नों तथा प्रभावों के कारण इसकी अनेक भिन्न–भिन्न शाखाएं हो गयी, जिनमें कम से कम बारह वर्तमान में भी अत्यधिक प्रसिद्ध हैं । नाथों की परम्परा में अनेक ऐसे नाम मिलते हैं, जो प्रसिद्ध नाथ पंथियों के हैं। ऐसें नामों में चौरंगीनाथ, विचारनाथ, वैरागनाथ आदि हैं, जो क्रमशः पूरनभगत, भर्तृहरि तथा गोपीचन्द्र के लिए प्रयुक्त हुए हैं । इन नाथ–पंथियों के सम्बन्ध में अनेक रहस्यमयी कथाएं भी प्रचलित हैं, जिनमें उनके चरित्रों का वर्णन

अलौलिक शक्ति एवं चमत्कारों से परिपूर्ण हैं । इस सम्प्रदाय के कई नाथों की रचनाएं अभी तक अप्रकाशित रूप में पड़ी हैं। केवल गोरखनाथ तथा अन्य ऐसे सिद्धों की कुछ वानियों का प्रकाशन अभी तक हुआ है। । इनके अतिरिक्त चर्पटीनाथ के 'सलोक' और 'सषाया' तथा गोपीचन्द्र अथवा वैरागनाथ की एक ष्गाथाष् भी प्रकाशित रूप में मिलती है ।

बौद्ध धर्म : 12वीं सदी में उत्तर भारत में हिन्दू धर्म से अलग हट कर नये धर्म की शुरूआत हुई, वह था बौद्ध धर्म । इस धर्म के सिद्धान्त हिन्दू धर्म से पूर्णतः पृथक हैं। इसके प्रवर्तक महात्मा बुद्ध थे, जिन्होंने अपने विचारों द्वारा न केवल उत्तर भारत, बल्कि विश्व के तमाम देशों को अपने उपदेशों से प्रभावित किया। इनका जन्म लुम्बिनी में हुआ था। यह स्थान नेपाल की तराई में स्थित है, जो कपिलवस्तु से 14 मील की दूरी पर है । इनके जन्म के सातवें दिन इनकी माता महामाया का देहावसान हो गया, अतएव उनका पालन–पोषण उनकी मौसी महाप्रजापति गौतमी ने किया।

युवराज सिद्धार्थ को उन सब चीजों से बचा कर रखा गया, जिनसे उनका जीवन दुखी हो सकता था, जैसे कि रोग, जरा और मृत्यु । परन्तु वे उनकी ओर से आंख नहीं मींच सके । जगत के दुख और क्लेश उन्हें निवृत्ति की ओर प्रेरित करते थे और वे सर्वदा इस समस्या पर चिन्तन किया करते थे कि कैसे सांसारिक मोह माया से निवृत्ति पायी जाय। अतः सिद्धार्थ ने 29 वर्ष की आयु में अपनी पत्नी और पुत्र को सोते हुए छोड़ कर गृह त्याग दिया।

सिद्धार्थ सन्यासी का जीवन अपना कर ज्ञान की खोज में भ्रमण करने लगे। उन्होंने ब्राह्मण तपस्वियों के साथ छह वर्षों तक तप करके अपने शरीर को कष्ट दिया, किन्तु उनके जिज्ञासाओं का समाधान न हुआ। तत्पश्चात वे गया पहुंच कर घट–वृक्ष के नीचे साधनालीन हो गये । सात दिन और सात रात समाधिस्थ हो कर उन्होंने निरन्तर निर्विघ्न तप किया तथा आठवें दिन वैशाख पूर्णिमा को उन्हें सत्य और ज्ञान का आलोक प्राप्त हुआ और वे 'तथागत' एवं 'बुद्ध' कहे गये। गया से वे सारनाथ पहुंचे, जहां उन्होंने सर्वप्रथम उन पाँच तपस्वियों को दीक्षा दी, जिन्होंने उनके साथ उरुवेला में तपस्या की थी। बौद्ध साहित्य में इसे धर्मचक्र प्रवर्तन कहा गया। गौतम बुद्ध जीवन के अन्तिम काल तक अपने मत एवं उपदेशों

का अनवरत प्रचार करते रहे तथा लोगों को शान्ति और सत्य का मार्ग दिग्दर्शित करते रहे ।अन्त में अस्सी वर्ष की आयु में वे निर्वाण को प्राप्त हुए, अर्थात उन्होंने इस संसार से शारीरिक मुक्ति पाई। पूर्वमध्यकाल में उत्तरी भारत के विभिन्न राजवंशों के शासक बौद्ध धर्मानुयायी थे। थानेश्वर के सम्राट राज्यवर्धन ने अपने पिता के देहान्त के पश्चात राज़्य सुख को त्याग कर बौद्ध धर्मानुयायी हो गया था और ऐसा ही विचार उसके छोटे भाई सम्राट हर्ष का भी था, जो बौद्ध धर्म में विशेष रूचि रखता था। श्वानच्वांग के अनुसार हर्ष ने जीव हत्या और मांस भोजन अक्षम्य अपराध बता कर मना कर दिया तथा गंगा के किनारे कई हजार स्तूपों का निर्माण कराया, जिनमें प्रत्येक सौ फुट ऊंचे थे। उसने बुद्ध के सभी स्मारक स्थानों पर संघाराय निर्मित कराया था।

पाल शासकों के शासन काल में बौद्ध धर्म का अत्यधिक प्रसार हुआ। इन्होंने बौद्ध धर्म के विकास के लिए अनेक बौद्ध मंदिरों एवं विहारों का निर्माण कराया। धार्मिक दृष्टि से धर्मपाल बौद्ध था, किन्तु वह दूसरे धर्मों का भी सम्मान करता था। उसने विक्रमशिला विहार नामक प्रसिद्ध विश्वविद्यालय के अतिरिक्त वारेन्द्री में सोयपुर नामक प्रसिद्ध विहार की स्थापना की थी। अपने पिता की भांति देवपाल बौद्ध धर्मानुयायी था। उसने नालन्दा और विक्रमशिला के विहारों के पल्लवन और विकास में विशेष रूचि दिखाई तथा अनेक बौद्ध विहारों को दान प्रदान किया था। पाल शासक प्रथम महीपाल भी बौद्ध मतावलम्बी था, इसने बनारस, सारनाथ, बोधगया और नालंदा में सैकड़ों बौद्ध विहारों और हिन्दू मंदिरों का जीर्णोद्धार एवं निर्माण कराया था।

कलचुरि शासक कर्ण के शासन काल में सारनाथ स्थित बौद्ध विहारों में बौद्ध अनुयायियों को अन्य धर्मावलम्बियों के समान ही सुविधाएं प्राप्त थी और उन्हें अपने साहित्य की रक्षा और विकास का पूर्ण अवसर प्राप्त था। बारहवीं शताब्दी के अंत तक बौद्ध धर्म मगध और बंगाल को छोड़ कर उत्तरी भारत के प्रायः सभी राज्यों में नष्ट प्राय हो चुका था और वैदिक धर्म ने उसका स्थान ले लिया था।

जैन धर्म : बौद्ध धर्म की तरह जैन धर्म का भी उदय हिन्दू धर्म के प्रतिपक्षी धर्म के रूप में हुआ था। इस सम्प्रदाय की स्थापना ऋषभदेव

ने की थी। इस धर्म के प्रवर्तक तीर्थंकर कहलाते हैं और वेदों की दैवी उत्पत्ति को अस्वीकार करते हैं । इस सम्प्रदाय के 23वें तथा 24वें तीर्थंकर. पार्श्वनाथ और महावीर अत्यधिक लोकप्रिय हुए। जैन धर्म के अंतिम तीर्थंकर वर्धमान महावीर का जन्म वैशाली के समीप कुंडग्राम वासी विख्यात ज्ञातृक क्षत्रिय सरदार सिद्धार्थ के यहां 599 ई.पू. में हुआ था। उनकी माता का नाम त्रिशला था, जो लिच्छवि शासक चेटक की बहन थी। वर्धमान महावीर का सम्बन्ध उस काल के शक्तिशाली राजवंशों से था, जिनका उत्तर भारत की राजनीति में महत्वपूर्ण स्थान था। उनके पत्नी का नाम यशोदा था, जिससे प्रियदर्शना नामक एक पुत्री उत्पन्न हुई थी। माता–पिता के मृत्युपरांत उन्होंने तीस वर्ष की आयु में अपने अग्रज नंदिवर्धन से अनुमति लेकर संसार त्याग दिया और केश मुंडित करा कर भिक्षु बन गये।

महावीर स्वामी परिव्राजक बन कर सच्चे ज्ञान की खोज में भ्रमण करने लगे। एक वर्ष बाद वे अपने मूल्यवान वस्त्रों और आभूषणों को फेंक कर निर्वस्त्र हो कर घूमने लगे। इस प्रकार उन्होंने अपने बारह वर्ष का जीवन नग्नावस्था में अत्यन्त कष्ट और क्लेश पूर्वक व्यतीत किया, जिसमें उन्होंने अपने शरीर की पूर्णतरू उपेक्षा की। तत्पश्चात तेरहवें वर्ष में उन्हें जम्भिग्राम के निकट ऋजुपालिक नदी के तट पर शाल वृक्ष के नीचे 'कैवल्य' प्राप्त हुआ। उन्होंने अपनी इन्द्रियों को जीत लिया अतः वे जिन कहलाये । महावीर तीस वर्ष तक विभिन्न प्रदेशों और राज्यों में भ्रमण करते रहे और अपने उपदेश देते रहे। वे केवल वर्षाकाल में ही किसी स्थान पर रूकते थे ।इस प्रकार घूम–घूम कर लोगों को उपदेश देते हुए 72 वर्ष की आयु में राजगृह के समीप पावा में 523 ई.पू. में उन्हें निर्वाण प्राप्त हुआ।

आगे चल कर जैन धर्म भी दो सम्प्रदायों – दिगम्बर एवं श्वेताम्बर में विभक्त हो गया। दिगम्बर साधु नग्न रहते हैं और श्वेताम्बर सफेद वस्त्र पहनते हैं । इन दोनों सम्प्रदायों के सिद्धान्तों में विशेष अन्तर नहीं है । दिगम्बर लोग स्त्रियों का मोक्ष स्वीकार नहीं करते, परन्तु श्वेताम्बर मानते हैं। दिगम्बर तीर्थंकरो की प्रतिमा पूजते हैं, परन्तु श्वेताम्बरों की तरह पुष्प, धूप और वस्त्राभूषण से पूजा नहीं करते। इनका मानना है कि तीर्थंकर

वीतराग थे, इसीलिए रागयुक्त द्रव्यादि से सेवा कर उनको सरागी बनाना महापाप है। बारहवीं शताब्दी तक उत्तरी भारत में जैन धर्म के अनुयायियों में शासक, उच्च पदस्थ अधिकारी तथा जन सामान्य विशाल संख्या में थे। कुछ जैन मतावलम्बियों के विवरण प्रस्तुत हैं।

हेमचन्द्र : हेमचन्द्र का जन्म गुजरात में एक श्वेताम्बर वैश्य के यहाँ 1084 ई. में हुआ था। वह संस्कृत और प्राकृत भाषाओं का विद्वान था। हेमचन्द्र चालुक्य शासक जयसिंह सिद्धराज के राज दरबार में था । उसने द्वयाश्रय महाकाव्य, देशीनाममाला तथा संस्कृत एवं प्राकृत व्याकरण आदि के अनेक ग्रन्थ लिखे। जयसिंह सिद्धराज मे सिद्धहेम नामक व्याकरण ग्रन्थ लिखने पर विद्वान हेमचन्द्र की अपनी राजधानी की सड़कों पर हाथी पर बिठा कर सवारी निकाली थी। हेमचन्द्र ने अपने समय में जैन धर्म एवं दर्शन को अग्रणी बना दिया था।

कुमार पाल : यह गुजरात का चौलुक्य शासक था और इसी के शासन काल (1143–1172 ई.) में चौलुक्य सत्ता का चरमोत्कर्ष हुआ । जैन लेखकों के अनुसार कुमार पाल ने जैन धर्म ग्रहण किया था। जैन धर्म के संरक्षक के रूप में उसके जीवन से सम्बद्ध अनेक वर्णन जैन ग्रन्थों में प्राप्त होते हैं । जैन विद्वान हेमचन्द्र के चारित्रिक गुणों और विद्वता के प्रभाववश कुमार पाल ने अपने संपूर्ण राज्य में जीव हिंसा, मांस भक्षण छूत और वेश्यावृत्ति पर पाबंदी लगा दी थी। उसने जैन धर्म की उन्नति के लिये बहुत प्रयत्न किया, जिससे गुजरात, काठियावाड़, कच्छ तथा राजपूताना में इस धर्म का बहुत प्रचार हुआ। पूर्व मध्यकाल में उत्तरी भारत के अधिकांश शासक वैदिक धर्म के अनुयायी होने पर भी दूसरे धर्मों के प्रति सहिष्णुता रखते थे। चंदेल शासक धंग धार्मिक रूप से शैव होते हुए भी अपने राज्य में जैनियों को धर्म प्रसार और जैन मंदिरों के निर्माण की पूरी सुविधाएं दी थी। अपने धार्मिक विश्वासों में शैव होते हुए भी चाहमान शासक विग्रह राज हिन्दुओं के अन्य सम्प्रदायों का ही नहीं, अपितु जैन धर्म का भी आदर करता था । उसकी धर्म सहिष्णुता का एक प्रमाण यह है कि धर्मघोषसूरि नामक एक जैन आचार्य के कहने पर उसने एकादशी को जीव हिंसा बन्द करा दी थी । इसी प्रकार चाहमान शासक प्रथम पृथ्वीराज ने रणथम्भौर के जैन मंदिर के उपर 'कनक–कलशों' को निर्मित

कराया था। इस प्रकार स्पष्ट है कि उत्तरी भारत में विभिन्न धर्मावलम्बी जनता परस्पर प्रेम से मिल–जुल कर रहती थी और साधारणतरू शासक भी अपने आचरणों में एक–दूसरे के प्रति कोई भेदभाव नहीं रखते थे।

वैष्णव सम्प्रदाय : भगवान विष्णु को अपना आराध्यदेव मानने वाले भक्त वैष्णव कहे गये तथा तत्सम्बन्धी धर्म वैष्णव धर्म। वैष्णव मतावलम्बियों के अनुसार यह विशाल विश्व उस ऐश्वर्यशाली विष्णु के ही शक्तियों की अनेकानेक अभिव्यक्ति है। सम्पूर्ण विश्व उन्हीं की विलक्षण कृति है। उनमें (विष्णु अथवा हरि) और जगत में कोई भेद नहीं है । वैष्णव धर्म का प्रारम्भिक स्वरूप भागवत धर्म के अन्तर्गत भगवान वासुदेव के पूजन में दर्शित होता है, जो चौथी सदी ई.पू. में स्थापित हो चुका था । वासुदेव, जो कृष्ण का प्रारम्भिक नाम था, पाणिनि के युग में भी प्रचलित था । अतः भागवत सम्प्रदाय तथा मूर्ति पूजा उससे भी प्राचीन थी।

वैष्णव सम्प्रदाय ने वैदिक धर्म के यज्ञ–यागादि नहीं छोड़े। इसके मतावलम्बी भी अश्वमेघादि बड़े–बड़े यज्ञ करते थे, जिनमें पशु–हिंसा अनिवार्य थी। तदन्तर वैष्णवों ने बौद्ध धर्म से प्रभावित होकर अहिंसा को प्रधानता दी । भागवत सम्प्रदाय का मुख्य ग्रन्थ पच्चरात्रसंहिता है। वैष्णव मतावलम्बी अभिगमन (मंदिरों में जाना), उपादान (पूजा की सामग्री एकत्र करना), इज्या (पूजा), स्वाध्याय (मंत्रों को पढ़ना) और योग के द्वारा भगवान से साक्षात्कार मानते हैं । वैष्णवों ने विष्णु के अधिकतम चौबीस अवतारों की कल्पना की, जिनमें से दस अवतार – मत्स्य, कच्छप, बराह, नृसिंह, बामन, परसुराम, राम, बलराम, बुद्ध और कल्कि मुख्य माने गये। इन अवतारों में कृष्ण का नाम नहीं है, क्योंकि कृष्ण स्वयं भगवान के साक्षात स्वरूप है। हिन्दुओं के अवतारों में बुद्ध और ऋषभ को सम्मिलित करने से निश्चित है कि हिन्दू धर्म पर बौद्ध एवं जैन धर्म का प्रभाव बढ़ गया था, इसीलिए उनके प्रवर्तकों को विष्णु के अवतारों में शामिल किया गया । सम्भवतः विष्णु के चौबीस अवतारों की यह कल्पना भी बौद्धों के 24 बुद्ध और 24 तीर्थंकरों की कल्पना के अनुकरण पर हुई हो।

पूर्वमध्ययुग में वैष्णव धर्म का प्रसार उत्तरी भारत में निरन्तर प्रवाहमान थी। तत्कालीन युग में विष्णु अथवा नारायण पूजा और मूर्ति निर्माण अत्यधिक प्रचलित थी। स्थापत्य एवं साहित्य दोनों में विष्णु के विभिन्न

रूपों का चित्रांकन है । इस युग । के अधिकांश शासक वैष्णव मतानुयायी थे, इसीलिए वैष्णव स्थापत्य और साहित्य का अधिकाधिक विकास होना स्वाभाविक था।

सम्राट हर्ष के सभापंडित वाणभट्ट ने पांचरात्रिक और भागवत सम्प्रदायों का उल्लेख किया है, जिसके अनुयायी दिवाकर मित्र के आश्रम में रहते थे। सम्राट हर्ष के समकालीन प्राग्ज्योतिषपुर के शासक भाष्कर वर्मा के कुटुम्ब के लोग भी वैष्णव धर्म के अनुयायी थे। इस काल में विष्णु का पूजन ष्ओम नमो नारायणष के नाम से किया जाता था, कहीं–कहीं ष्ओम नमो भगवते वासुदेवायष भी कहा गया?तत्कालीन युग में विष्णु अपने सहस्त्र नामों से समाज में पूजित एवं आदृत थे, जिनमें वासुदेव, नारायण, कृष्ण, मुरारी, आदि केशव, हरि, माधव आदि नाम अत्यधिक प्रचलित थे। उनकी स्तुति अत्यन्त मनोनिवेश पूर्वक की जाती थी। प्रतिहार शासक भोन के अभिलेख में विष्णु को निर्गुण एवं सगुण का प्रतीक मानते हुए 'हृषिकेश' के रूप में दर्शाया गया

12वीं शताब्दी तक उत्तरी भारत में अनेक विष्णु गंदिरों और मूर्तियों के निर्माण के उल्लेख प्राप्त होते हैं । सेनवंशी शासक अपने को परम वैष्णव कहते थे ।

चेदि शासक लक्ष्मण राज के मंत्री सोमेश्वर ने एक विष्णु मंदिर निर्मित कराया था। चंदेल शासकों के संरक्षण में खजुराहो में अनेक देव मंदिरों के निर्माण कार्य हुए, जिनमें विष्णु के भी अनेक मंदिर थे । खजुराहो अभिलेख में भी विष्णु मंदिर का स्पष्ट उल्लेख है,जो समकालीन वैष्णव धर्म–भावना की व्यंजना करते हैं ।

... तत्कालीन समाज में वैष्णव धर्म सम्बन्धी अनेकानेक समारोह और त्यौहार भी प्रचलित हो गये थे। भगवान विष्णु की मूर्तियाँ शंख, चक्र, गदा और पद्म को धारण किये हुए पारम्परिक आधार पर निर्मित हुआ करती थी। दसवीं सदी में राजस्थान के एक अभिलेख में बराह अवतार का उल्लेख है । इसके अतिरिक्त नृसिंह अवतार के भी अनेक अभिलेख प्राप्त होते हैं। गुजरात में चालुक्य शासक जयसिंह सिद्धराज ने दशावतार का मंदिर निर्मित कराया था, जो सहस्त्रलिंग तालाब के किनारे स्थित था ।

शैव सम्प्रदाय

शिव से सम्बन्धित धर्म को ष्शैव धर्मष कहा गया और इस धर्म के अनुयायियों को 'शैव'। शैव धर्मावलम्बियों के प्रधान इष्टदेव भगवान शिव हैं। इस मत के मानने वाले विभिन्न प्रकार के शिव की मूर्तियों को पूजते हैं। वे शिव की मूर्ति के या तो छोटे स्तम्भ की आकृति का गोल लिंग, अथवा उपर का भाग गोल और चारो तरफ चार मुख बनाने लगे ।इनके अनुसार उपर का भाग विश्व का सूचक और चारो तरफ के मुखों में से पूर्व वाला सूर्य का, उत्तर वाला ब्रह्मा का, पश्चिम वाला विष्णु का और दक्षिण वाला रूद्र का सूचक होता था।

शैव मत की आधारभूत संकल्पना यह है कि एक परिवर्तनशील ब्रह्मडीय शक्ति विश्व का सृजन भी करती है और विनाश भी। शैव सम्प्रदाय सामान्य रूप से पाशुपत सम्प्रदाय कहलाता था, फिर उसमें लकुलीश सम्प्रदाय का प्रादुर्भाव हुआ। शैव मतावलम्बियों के अनुसार भगवान शिव ने लकुलीश नामक एक ब्रह्मचारी के रूप में अवतार धारण किया था। हाथ में लकुट लिये होने से वे लकुटीश कहलाए और जिस स्थान पर बे अन्नतरित हुए यह कायावतार काढलाया, जो लालीपों का मुख्य स्थान माना गया । लकुलीश के चार शिष्यों–कुशिक, गर्ग, मित्र और कौरूष्य के नाम से चार श्रौत्र उप सम्प्रदाय बन गये थे।

पाशुपत सम्प्रदाय के अनुयायी अपने इष्टदेव शिव को ही सृष्टि का कर्ता, धर्ता और हर्ता मानते हैं। वे योगाभ्यास और भस्मस्नान को आवश्यक मानते हैं। ये छह प्रकार हास, गान, नर्तन, हुडुक्कार (बैल की तरह आवाज करनां), साष्टांग प्राणिपात और जपक्रियाएं करते हैं। शैव मतावलम्बियों के अनुसार शिव एक शक्तिशाली, क्रोधी एवं जल्दबाज, परन्तु उदार दानी देवता हैं, जो प्रसन्न हो जाने पर कुछ भी शेष नहीं रखते और अपने भक्तों को वरदान लुटा देते हैं । शिव प्रकृति की शक्तियों का मूर्तरूप हैं। उन्हें सृजन का अध्यक्ष होने के कारण अर्धनारीश्वर कहा गया है। वह महादेव अर्थात महान देवता है, वह हर अर्थात पकड़ लेने वाला है, भैरव अर्थात भयंकर, भवेश अर्थात संसार का स्वामी और पशुपति अर्थात पशुओं का स्वामी है।

शैव धर्म के अन्य दो सम्प्रदाय कापालिक और कालामुख के अनुयायी

शिव के भैरव और रूद्र रूप की उपासना करते हैं । ये अपने माथे पर काला तिलक लगाते थे। इन दोनों में विशेष भेद नहीं हैं । इस सम्प्रदाय के छह चिह्न माला, भूषण, कुन्डल, रत्न, भस्म और उपवीत प्रमुख हैं। इन दोनों सम्प्रदायों के साधुओं का जीवन बहुत भयंकर था । इस सम्प्रदाय के मानने वाले मनुष्य की खोपड़ी में खाते हैं, श्मशान की राख से शरीर मलते हैं और एक डंडा तथा शराब का प्याला अपने पास रखते हैं ।

इन बातों को वे इहलोक और परलोक में इच्छापूर्ति का साधन समझते हैं। राजस्थान से प्राप्त दो अभिलेखों में भी कापालिकों का उल्लेख मिलता है। काश्मीर में भी शैव धर्म का प्रचार विशुद्ध रूप में था। इसके प्रवर्तक वसु गुप्त माने जाते हैं, जो मवीं शताब्दी के उत्तरार्द्ध में वर्तमान थे । वसु गुप्त ने इस सम्प्रदाय का मूल ग्रन्थ 'स्पन्द शास्त्र' लिखा, जिसकी टीका उसके शिष्य कल्लट ने 'स्पन्दकारिका' के नाम से की। इनका मुख्य सिद्धान्त यह है कि परमात्मा मनुष्यों के कर्मफल की अपेक्षा न कर अपनी इच्छा से ही किसी सामग्री के विना सृष्टि को पैदा करता है। वसुगुप्त के दूसरे शिष्य सोमानंद ने ष्प्रत्यभिज्ञाष मत को प्रवर्तित किया, और शिवदृष्टि नामक ग्रन्थ की रचना की। इन दोनों आचार्यों के दार्शनिक विचार मूलतः एक ही प्रकार के थे। इनका दार्शनिक मत 'ईश्वराद्वयवाद' के नाम से विख्यात था।

पूर्वमध्ययुग में शैव धर्म विभिन्न सम्प्रदायों के रूप में विकसित हुआ। शैव कालामुख या कारूक, पाशुपत–लकुलीश और कापालिक जैसे सम्प्रदायों के अनुयायी समाज में व्याप्त हो गए थे। इस काल में उत्तरी भारत के अधिकांश शासक शैव धर्मानुयायी थे। उन्होंने शैव धर्म के विकास के लिए अनेकानेक शिव मंदिरों तथा शैव मठों को निर्मित कराया। श्वानच्यांग के अनुसार वाराणसी शैव धर्म का प्रधान केन्द्र था, जहाँ एक सौ शिव मंदिर थे।

गुजरात के चालुक्य शासक भी शिव–भक्त थे। जयसिंह सिद्धराज शैव मतानुयायी था, इसने भगवान के प्रति अपनी अगाध श्रद्धा प्रदर्शित करते हुए सिद्धपुर में एक रूद्र महालय का निर्माण कराया था। इसके अतिरिक्त उसने सहस्त्रलिंग सरोबर का निर्माण कराया, जिसके चारो ओर शिवलिंगों से युक्त एक हजार आठ मंदिर थे। जयसिंह ने सोमनाथ के दर्शन के लिए

जाने वाले तीर्थयात्रियों पर वाहुलोडनगर में लगने वाले तीथ यात्री कर को समाप्त किया था, जिससे गरीब तीर्थ यात्री भी भगवान सोमनाथ का दर्शन कर सकें । भीम प्रथम भी शिवोपासक था । उसने सोमनाथ मन्दिर का प्रस्तर निर्मित कराया था, जो कालान्तर में महमूद गजनवी द्वारा ध्वस्त किया गया था, तत्पश्चात कुमार पाल ने उसका पुनर्निर्माण कराया था। भगवान शिव की अत्यन्त भावभीनी वन्दना और स्तुति की जाती थी, इनका स्तवन 'ओम नमो शिवाय' के साथ प्रारम्भ होता था।

विजयसेन के देवपाड़ा अभिलेख में उल्लेखित है कि महाराज ने प्रद्युम्नसर नामक तालाब के किनारे प्रद्युम्नेश्वर शिव का एक विशाल मंदिर निर्मित कराया था। पाल शासक नारायण पाल ने बौद्ध होते हुए भी अपने शासनकाल में एक सहस्त्र शिव मंदिरों का निर्माण कराया था। कलचुरि शासकों ने भी अनेक शिव मंदिरों को निर्मित करा कर पूजा–अर्चना की थी। रतनपुर अभिलेख में उल्लेखित हैकि कुमरकोट में दो शिव–मंदिरों का निर्माण हुआ था। समकालीन अभिलेखों में शैव मठों का उल्लेख मिलता है। इन मठों में शेव धर्मानुयायी योगी के रूप में रहते थे । ये मठ जन–कोलाहल से दूर निर्जन और एकान्त स्थलों पर निर्मित किये जाते थे । सन्यासियों की सुविधा के लिए मठों के पास तालाब एवं उद्यान भी बनाये जाते थे तथा उन मठों के व्यय के लिए अनेकानेक गाँव दान में दिये जाते थे । कलचुरि शासक रत्नदेव तृतीय के एक मंत्री ने 1181 ई. में एक मठ का निर्माण कराया था। राजस्थान में अनेक ऐसे मठ थे, जिनकी आर्थिक सहायता स्थायी रूप से की जाती थी।

शंकर का अद्वैतवाद

शंकराचार्य का जन्म 788 ई. में केरल प्रान्त के पूर्णा नदी के तट पर स्थित कलान्दी नामक गाँव में एक नाम्बूद्री ब्राह्मण परिवार में हुआ था। इन्होंने वेद–शास्त्र के अध्ययन में चमत्कारिक सफलता प्राप्त की और किशोरावस्था में ही सम्पूर्ण अध्ययन समाप्त करके मुख्य ग्रन्थों के पारंगत विद्वान हो गए थे । इनका मुख्य उद्देश्य हिन्दू धर्म ग्रन्थों के सहारे एक ऐसे अकाट्य मत का प्रतिपादन करना था, जिसके कारण बहुरूपता का अंत हो जाय और सभी हिन्दू एक मार्ग पर चल सके। इन्होंने ज्ञानकांड और अहिंसा के सिद्धान्तों का आश्रय लेते हुए वेदों का प्रचार किया तथा

सन्यास मार्ग को अत्यधिक प्रधानता प्रदान की। उन्होंने ब्रह्म का अस्तित्व स्वीकार करते हुए देवी–देवताओं के पूजा का विरोध नहीं किया । उन्होंने वेद–वाक्यों के भिन्न–भिन्न प्रकार से अर्थ किये और उन्हीं अर्थों को वेद–सम्मत सिद्ध किया। इस प्रकार वेदों की एकवाक्यता प्रतिपादित करते हुए शंकराचार्य ने एक नवीन धर्म प्रवर्तन किया जो अद्वैतवाद के नाम से जाना जाता है। इनके विचार धारणा के अनुसार 'श्रुति के मूल सिद्धान्तों द्वारा एक, नित्य, शुद्ध, वुद्ध, सत एवं आनंद स्वरूप मुक्त स्वभाव ब्रह्म का प्रतिपादन होता है। इसके अतिरिक्त कुछ भी सत्य नहीं है और इसी यथार्थ का ज्ञान प्राप्त कर लेना ही वास्तविक मोक्ष है।'

स्वामी शंकराचार्य ने अपने विचारों तथा सिद्धान्तों के प्रचारार्थ सारे भारतवर्ष का भ्रमण किया और विभिन्न मतों के प्रधान आचार्यों को शास्त्रार्थ में पराजित करके दिग्विजय प्राप्त की । तदनन्तर उन्होंने देश के चारो कोनों में – उत्तर में बदरिकाश्रम, दक्षिण में श्रृंगेरी, पूर्व में पुरी और पश्चिम में द्वारिका में चार मठ स्थापित किये100 और अपने अनुयायी सन्यासियों को धर्म–प्रचार का आदेश दिया । इनका प्रधान उद्देश्य वैदिक धर्म का पुनरूद्धार करना था, किन्तु अपना दृष्टिकोण मूलतः होने के प्रतिवेदन में ही किया ।इसके लिए उन्होंने खंडन–मंडन की तर्क प्रणाली का सहारा लिया, जिसका अधिकांश प्रभाव समाज के केवल शिक्षित वर्ग पर ही पड़ा। इस वर्ग के लोगों के लिए उन्होंने 'भगवदगीता', 'वेदान्त सूत्रों' तथा कुछ ष्उपनिषदोंष पर अपने भाष्यों की भी रचना की, जिनमें उनके पांडित्य का पूर्ण परिचय प्राप्त होता है। इसके अतिरिक्त सर्वसाधारण हिन्दुओं के लिए उन्होंने अपना एक स्मार्त सम्प्रदाय भी संगठित किया, जिसके सिद्धान्तों को स्वीकार कर सर्वसाधारण हिन्दू अपने को एक वृहत आर्य–धर्म का अनुयायी मान सकता था।

शंकराचार्य के मतानुसार ष्सत्य केवल एक वस्तु है, वह है आत्मस्वरूप ब्रह्म। सभी ज्ञेय पदार्थ ब्रह्म के ही सगुण, सोपाधि अथवा मायात्मक रूप है। जीव और ब्रह्म में कोई अन्तर नहीं है। जगत और सृष्टि के सम्बन्ध में वेदान्तियों का मानना है कि जगत ब्रह्म का कल्पित रूप है'। यह जगत न तो ब्रह्म का वास्तविक रूप है और न उसका कार्य ही। माया के कारण ही ब्रह्म भिन्न–भिन्न रूपों में दिखता है। ब्रह्म के साथ माया का संयोग

होने से जीव का निर्माण होता है । ज्ञान से ही माया नष्ट हो सकती है और ब्रह्म शेष रह जाता है।

अद्वैतवाद या मायावाद पर बौद्धमत का पर्याप्त प्रभाव था, इसीलिए अधिकांश दार्शनिक शंकराचार्य को ष्प्रच्छन्न बौद्धष कहते हैं। शंकराचार्य के प्रचार के कारण बौद्ध धर्म का शीघ्रता के साथ लोप होने लगा। 32 वर्ष की आयु में इनका वदरिकाश्रम में देहावसान हुआ। उन्होंने अपनी छोटी अवस्था में ही वैदिक धर्म के लिए इतना महान कार्य किया कि हिन्दुओं ने उन्हें ष्जगत गुरूष की उपाधि से सम्मानित किया।

इस्लामिक धर्म स्थल

दरगाह हजरतबल, जम्मू और कश्मीर

डल झील के पश्चिमी किनारे पर स्थित, कश्मीर में हजरतबल तीर्थ सबसे महत्वपूर्ण इस्लामी धार्मिक स्थान है। हजरतबल तीर्थ का मुख्य महत्व इस तथ्य में निहित है कि यह पैगंबर मोहम्मद के बाल के किनारे पर स्थित है और यह बड़ा कारण है कि भारत में पूजा के सबसे इस्लामी पवित्र स्थान में दरगाह गिना जाता है। 'हजरतबल' का मतलब एक ऐसी जगह है जो सम्मान और उच्च संबंध रखता है। इसकी प्राचीन सफेद संगमरमर की सुंदरता दल झील के जल में परिलक्षित होती है। हजरतबल मस्जिद का इतिहास 17वीं शताब्दी के समय की याद में शाहजहां के एक प्रसिद्ध उपकार सादिक खान ने दाल झील के तट पर एक बाग रखी और इशरत महाल के नाम से एक शानदार इमारत का निर्माण किया। यह 1623 में बनाया गया था और बाद में कुछ मामूली परिवर्तनों के साथ एक प्रार्थना घर में परिवर्तित किया गया था। यह विशेष मंदिर एक और कारण के लिए कश्मीर में अन्य सभी से भी अलग है। यह केवल एक ही है, जो कि एक गद्देदार छत के साथ बाकी की तरह है, जिसकी छत पैगोडों जैसी है। हजारों तीर्थयात्रियों और पर्यटकों ने पवित्र मस्जिद का दौरा किया। पूरे साल पूरे मंदिर में भी रंगीन मेले हैं।

अजमेर शरीफ, राजस्थान

भारत में सबसे पुराना और प्रसिद्ध दरगाह में से एक ख्वाजा मोइनुद्दीन चिस्ती की दरगाह, जिसे दरगाह शरीफ, अजमेर दरगाह के नाम से भी

जाना जाता है, प्रसिद्ध सूफी संत का एक तीर्थस्थल और कब्र है, जिसे गारीब नवाज भी कहा जाता है। अजमेर शरीफ सेंट ख्वाजा मोइनुद्दीन चिस्ती की कब्र है। अफगानिस्तान में चिस्ती क्षेत्र में जन्मे, संत मोइनुद्दीन चिश्ती सामग्री और सांसारिक चीजों से ऊपर थे। मानवता को सिखाने की अपनी प्रक्रिया में, जीवित रहने का राजमार्ग वह भारत आया और अजमेर में बस गया। अजमेर में, उन्होंने सूफी आइ–ए–कुल्ह का अभ्यास किया जो हिंदू–मुस्लिम एकता पर बल दिया। दरगाह मुसलमानों के सबसे प्रतिष्ठित मंदिरों में से एक है। भारत में इस्लाम का सबसे लोकप्रिय स्थान माना जाता है, राजस्थान में अजमेर शरीफ दरगाह वास्तव में एक धार्मिक गंतव्य है जिसे किसी को याद नहीं करना चाहिए। ऐसा कहा जाता है कि इस दरगाह पर कोई भी प्रार्थना कभी अनुत्तरित नहीं होती है और यही वजह है कि कोई भी वर्ष भर में भीड़ को देख सकता है। यह दक्षिण एशिया में सबसे पुराना और सबसे बड़ा दर्गा है

हाजी अली दरगाह, मुंबई

हाजी अली दरगाह, भारत में एक प्रसिद्ध सूफी मजार है जो दक्षिण मुंबई में एक द्वीप पर स्थित है, अरब समुद्र से घिरा है, यह धार्मिक दरगाह मुंबई के सबसे उल्लेखनीय आकर्षण में से एक है। भारत में प्रसिद्ध मुस्लिम संत पीर हाजी अली शाह बुखारी को यह दरगाह समर्पित है, जिन्होंने इस्लामी सबक के प्रचार के लिए दुनिया की यात्रा की। उन्होंने भौतिकवाद को छोड़ दिया और फिर मक्का की ओर तीर्थयात्रा के लिए नेतृत्व किया। जब वह मक्का के लिए जाने की योजना बना रहा था, तो उसका स्वास्थ्य काफी कम हो गया। उसने अपने अनुयायियों को मृत शरीर में अपने शरीर को एक शव में डाल दिया जब वह मर गया। जल्द ही उन्होंने दुनिया को छोड़ दिया और उनके अनुयायियों ने पूछा कि वे क्या चाहते थे ऐसा कहा जाता है कि कफन चट्टानों के ढेरों पर फंस गया था, और यही वह है जहां उसकी दरगाह आज खड़ा है। मस्जिद मुगल वास्तुकला में बनाया गया है और मीनारों और गुंबद के साथ अलंकृत है। यह एक व्यस्त मस्जिद है, जहां 40000 से अधिक तीर्थयात्रियों और आगंतुक वहां नियमित रूप से वहां जा रहे हैं। उर्स और ईद–ए–मिलाव–ना–नबी के दौरान विशेष इस्लामी अनुष्ठान किए जाते हैं।

शेख सलीम चिश्ती दरगाह, फतेहपुर सीकरी

सफेद संगमरमर से सजी, शेख सलीम चिश्ती की कब्र भारत में इस्लाम के पवित्र स्थानों में एक प्रमुख स्थान पर है। यह फतेहपुर सीकरी के शाही परिसर में स्थित है यह सम्राट अकबर द्वारा 1580 और 1581 के बीच बनाया गया था और यह माना जाता है कि यहां निश्चिंत महिलाओं को संत का आशीर्वाद प्राप्त करने के लिए। इतिहास के अनुसार, सम्राट अकबर संतों की खोज के लिए सिकरी गए थे, जब उनकी सभी आशीषों के लिए पूछे जाने पर सभी असफल हो गए। सूफी संत जो सम्राट अकबर के सलाहकार और शिक्षक ने भविष्यवाणी की थी कि राजा तीन बेटों के पिता होंगे। भविष्यवाणी सही हुई, और अकबर के बेटे जहांगीर को सलीम नामित किया गया। सेंट 1571 में निधन हो गया। संत की स्मृति जारी रखने के लिए, अकबर ने अपनी जगहों, न्यायालयों, स्नान और उद्यानों के साथ सिकरी परिसर के बीच एक सुंदर मस्जिद का निर्माण किया। यह सफेद संगमरमर कब्र भारत में इस्लाम के पवित्र स्थानों में एक प्रमुख स्थान पर है। मुगल सम्राट अकबर की अदालत द्वारा नियुक्त किया गया, यह इस क्षेत्र में सबसे महत्वपूर्ण सूफी मंदिरों में से एक है और यह मुसलमानों और हिंदुओं के बीच एक बहुत ही पवित्र स्थान के रूप में माना जाता है। हर गुरुवार, हजारों लोग इस महान संत को अपनी प्रार्थना देने के लिए इस मंदिर की यात्रा करते हैं।

निजामुद्दीन दरगाह, दिल्ली

निजामुद्दीन दरगाह दुनिया के सबसे प्रसिद्ध सूफी संतों, निजामुद्दीन औलिया (1238–1325) में से एक की दरगाह है, जो मुगल सम्राट अकबर के समय दिल्ली में रहते थे। वह दुनिया के सबसे प्रसिद्ध सूफी संतों में गिने जाते हैं यह मुहम्मद बिन तुगलक द्वारा बनाया गया था हजरत निजामुद्दीन दरगाह दिल्ली के लोकप्रिय आकर्षणों में से एक है और इसलिए सैकड़ों लोगों द्वारा रोजाना आते हैं। भव्य हजरत निजामुद्दीन कब्र में जेल, संगमरमर के मेहराब और आंगनों जैसे लैटीस स्क्रीन हैं। भक्तों ने इन स्क्रीनों के धागे को एक विश्वास के साथ टायर किया था कि उनकी इच्छाओं को प्रदान किया जाएगा। दर्गा परिसर के भीतर, प्रसिद्ध कवि, अमीर खुसरो और जहान आरा बेगम की कब्रें, एक मुगल राजकुमारी भी

स्थित हैं। इसके अलावा, आप कई अन्य कब्रों को मिलेंगे, जिनकी मृत्यु के बाद सूफी संत के बगल में दफन होने की इच्छा है, दरगाह परिसर में। हजरत निजामुद्दीन दर्गा पूरे देश में अनूठे अनुभव के लिए प्रसिद्ध हैं– यह सुनने का मौका है और सुफी संगीत का आनंद उठाता है। गुरुवार शाम के कव्वाली सत्र अविश्वसनीय रूप से लोकप्रिय हैं और जीवन के सभी पहलुओं से लोग भव्य आत्मा–क्रियाशील संगीत के जादू में बहने के लिए बड़ी संख्या में आते हैं। यह रॉकस्टार, दिल्ली 6, और बजरंगी भाईजान सहित कई बॉलीवुड फिल्मों में चित्रित किया गया था। इस्लामिक त्यौहार उर्स और सूफी संत, निजामुद्दीन औलिया और अमीर खुसरो की पुण्यतिथि यहां मनाए जाते हैं।

हाजी पीर दरगाह, कच्छ

हाजी पीर दर्गा गुजरात के कच्छ जिले की एक अद्वितीय पहचान है। यह प्रसिद्ध संत का मंदिर है, जिसे हाजी पीर नाम से जाना जाता है। ऐसा कहा जाता है कि अली अकबर शहाबुद्दीन घोरी का एक सैनिक था। उनकी सेवा खत्म होने के बाद वह नारा नाम के एक स्थानीय गांव में बस गए और लोगों और जानवरों की मदद करना शुरू कर दिया। वह उन गायों को बचाने के लिए इस्तेमाल करते थे जिन्हें स्थानीय गुंडों और डकैतों ने हटा दिया था। बाद में, इस्लाम धर्म के हज के अनुयायियों की सबसे बड़ी तीर्थ यात्रा के बाद वे "हाजी" बनने के हकदार थे। स्थानीय लोग उसे हाजी पीर और जिंदा पीर कहते थे। यहां पर लोगों का मानना है कि हाजी पीर दरगाह का दौरा करने और एक ऐसी इच्छा पूरी करते हैं जो सच हो। हाजी पीर रणनीतिक और सांस्कृतिक रूप से एक महत्वपूर्ण मंदिर है। यह एक मूर्ति का आदर्श उदाहरण है जो धार्मिक मतभेदों की सीमाओं से परे जाता है।

जामा मस्जिद, दिल्ली

भारत में सबसे बड़ी मस्जिद और दिल्ली में सबसे प्रसिद्ध दरगाह माना जाता है मुस्लिम सम्राट शाहजहां ने 1644 और 1656 के बीच इस मस्जिद का निर्माण किया था। मस्जिद को डिजाइन किया गया है– उस्ताद खलील, जो अपने समय का महान मूर्तिकार था। यह मुगल स्मारक 100 गुंबदों के साथ एक ठेठ संरचना हैय स्तंभों और पीले बलुआ

पत्थर में निर्मित मस्जिद में बनाई गई नक्काशी असाधारण है और मुख्य आकर्षण यह है कि कोई भी गुंबे समान ऊंचाई के नहीं हैं, प्रत्येक गुंबद दूसरे से अलग है। मस्जिद के आंगन में 250000 लोगों तक पहुंच हो सकती है और हर साल लाखों लोगों का दौरा किया जाता है।

ताज उल मस्जिद, भोपाल

ताज–उल–मस्जिद का अर्थ "क्राउन ऑफ मस्जिद" का अनुवाद करता है, और शानदार आर्किटेक्ट केवल यही दर्शाते हैं। भोपाल में यह एक लोकप्रिय मस्जिद है। मस्जिद का निर्माण 1868 और 1901 के बीच किया गया था। सुल्तान शाह जेहाँ ने भोपाल की शुरुआत की, उसकी पुत्री सुल्तान जहान बेगम द्वारा जारी की गई, लेकिन धन की कमी और 1857 के युद्ध के कारण इसे अपने जीवनकाल में पूरा नहीं कर सका। निर्माण भोपाल के मौलाना सय्यद हशमत अली साहब और अल्लामा मोहम्मद इमरान खान नदवी अजहर द्वारा वर्ष 1971 में पुनः आरंभ ताज–उल–मस्जिद को 1985 में पूरा किया गया। पूर्वी प्रवेश द्वार को फिर से 1250 के आसपास से संबंधित सीरियाई मस्जिदों के प्राचीन रूपों में इस्तेमाल किया गया था। यह उनकी मृतक पत्नी की याद में कुवैती के अमीर द्वारा योगदान था। लाल पत्थरों से बना, मस्जिद झील द्वारा स्थित है जिसे मोतिया तालाब कहा जाता है। मस्जिद में 3 गुंबद और 2 मीनार हैं। मस्जिद सभी दिनों में खुला है, लेकिन शुक्रवार के अंदर गैर–मुस्लिमों को अनुमति नहीं है। महिला शासक के निर्धारण के संकेत, मस्जिद भी भक्ति का प्रतीक है। मस्जिद में 'दिल्ली के जामा मस्जिद की स्थापत्य कला के साथ उल्लेखनीय समानता है, जिसमें सजावट भी शामिल है।

दरगाह कुतुब साहिब, मेहरौली, दिल्ली

मेहरौली गांव में गंडक की बाओली के निकट स्थित, आदम खान की कब्र से लगभग 400 मीटर की दूरी पर कुतुबुद्दीन बख्तियार काकी की दरगाह है, जिसे कुतुब साहिब के नाम से जाना जाता है। उनका जन्म 1173 को ओश के एक छोटे से शहर फेर्गाना घाटी (दक्षिणी किरगिज गणराज्य के वर्तमान ओश में, ऐतिहासिक ट्रांसकॉक्सेनिया के हिस्से में) में हुआ था, वह 12वीं शताब्दी के अंत में भारत आए और सम्राट इल्तुतमिश के शासनकाल के दौरान यहां रहते थे। गुलाम राजवंश के संस्थापक वह

उच्च सम्मान में रखा जाता है और सदियों से अत्यधिक माना जाता है क्योंकि वह शिष्य और अजमेर के ख्वाजा मोइनुद्दीन चिश्ती के आध्यात्मिक उत्तराधिकारी थे। कुतुब साहिब की मृत्यु 1235 में हुई और उसकी कब्र दरगाह का मुख्य मंदिर है, जिसे कई बाद के शासकों ने सजाया था। दरगाह में कई अन्य संरचनाएं हैं जैसे विधानसभा घर, कपड़े कक्ष, मस्जिद और कई भव्य दरवाजे। निजामुद्दीन मंदिर के रूप में, इस दरगाह के परिसर में कई कब्र हैं क्योंकि बहुत से लोग संत के पास दफन करना चाहते थे। यहां दफन कुछ लोकप्रिय लोग बहादुर शाह I, शाह आलम II और अकबर द्वितीय हैं। कुतुब साहिब दरगाह को विभिन्न धर्मों के तीर्थयात्रियों द्वारा एक बहुत ही पवित्र स्थान माना जाता है। यह माना जाता है कि एक, जो वास्तव में संत में विश्वास करता है, कब्र के पास एक धागा बांधने से एक इच्छा करता है। संगमरमर की स्क्रीन में बनी कई रंगीन धागे देख सकते हैं।

मक्का मस्जिद, हैदराबाद

यह हैदराबाद की सबसे पुरानी मस्जिद है और यह चारमीनार, चौमहल्ला पैलेस और लाड बाजार के पास स्थित है। मस्जिद के निर्माण के लिए इस्तेमाल की जाने वाली ईंट पवित्र शहर मक्का, सऊदी अरब से सभी तरह से लाए गए थे। इस कारण से, यह भव्य मस्जिद मक्का में ग्रैंड मस्जिद के नाम पर रखा गया था। इतिहास के अनुसार, मस्जिद का निर्माण 1614 में शुरू हुआ, जब सुल्तान मुहम्मद कुतुब शाह ने राज्य पर शासन किया, लेकिन १६८७ में औरंगजेब ने गोलकुंडा राज्य पर कब्जा कर लिया और मक्का मस्जिद का निर्माण समाप्त कर दिया, जो लोकप्रिय और सुंदर मस्जिद बन गया । मस्जिद की खूबसूरती से नमूनों वाली दीवारों से भयभीत होना ही है, जो ग्रेनाइट से बने होते हैं। यह मस्जिद भी कुछ पवित्र अवशेष शामिल करने के लिए कहा जाता है, जिनमें से एक मुहम्मद के बाल है। मक्का मस्जिद भारत में प्रसिद्ध इस्लामी धार्मिक स्थल है।

सिख धर्म तथा उनके स्थल

सिख धर्म 15वीं सदी में भारतीय संत परंपरा से निकला एक पन्थ है, जिसकी शुरुआत गुरु नानक देव ने की थी। इसमें सनातन धर्म का

व्यापक प्रभाव मिलता है। इस पन्थ के अनुयायीयों को सिख कहा जाता है। सिखों के धार्मिक ग्रन्थ श्री आदि ग्रंथ या गुरु ग्रंथ साहिब तथा दसम ग्रन्थ हैं। सिख धर्म में अकाली, नामधारी तथा उदासी सम्प्रदाय प्रमुख हैं, तथा इनके धार्मिक स्थल को गुरुद्वारा कहते हैं। आमतौर पर सिखों के दस सतगुर माने जाते हैं, लेकिन सिखों के धार्मिक ग्रंथ में छः गुरुओं सहित तीस भगतों की बानी है, जिन की सामान सिख्याओं को सिख मार्ग पर चलने के लिए महत्त्वपूर्ण माना जाता है।

1469 ईस्वी में पंजाब में जन्मे नानक देव ने गुरमत को खोजा और गुरमत की सिख्याओं को देश देशांतर में खुद जा कर फैलाया था। सिख उन्हें अपना पहला गुरु मानते हैं। गुरमत का परचार बाकि 9 गुरुओं ने किया। 10वे गुरु गोबिन्द सिंह जी ने ये परचार खालसा को सोंपा और ज्ञान गुरु ग्रंथ साहिब की सिख्याओं पर अम्ल करने का उपदेश दिया। इसकी धार्मिक परम्पराओं को गुरु गोबिन्द सिंह ने 30 मार्च 1699 के दिन अंतिम रूप दिया।विभिन्न जातियों के लोग ने सिख गुरुओं से दीक्षा ग्रहण ाकर खालसा पन्थ को सजाया। पाँच प्यारों ने फिर गुरु गोबिन्द सिंह को अमृत देकर खालसे में शामिल कर लिया।ख्3, इस ऐतिहासिक घटना ने सिख पंथ के तकरीबन 300 साल इतिहास को तरतीब किया। संत कबीर, धना, साधना, रामानंद, परमानंद, नामदेव इतियादी, जिन की बानी आदि ग्रंथ में दर्ज है, उन भगतों को भी सिख सत्गुरुओं के सामान मानते हैं और उन कि सिख्याओं पर अमल करने कि कोशिश करते हैं। सिख एक ही ईश्वर को मानते हैं, जिसे वे एक–ओंकार कहते हैं। उनका मानना है कि ईश्वर अकाल और निरंकार है।

श्री हरमंदिर साहिब

श्री हरमंदिर साहिब (स्वर्ण मंदिर) बनाने का मुख्य उद्देश्य पुरुष और महिलाओ के लिये एक ऐसी जगह को बनाना था जहा दोनों समान रूप से आराधना कर सके।

कहा जाता है पहले स्वर्ण मंदिर को अमृत सरोवर में बनाने का सपना तीसरे सिख गुरु, श्री अमर दास जी का था। परंतु इसका निर्माण चौथे सिख गुरु रामदास साहिब जी ने बाबा बूढा जी के देखरेख में पूर्ण किया था। श्री हरमंदिर साहिब का निर्माण 1570 में शुरू हो गया था जो 1577

में पूर्ण हुआ था। यह गुरू रामदास का डेरा हुआ करता था। अमृतसर का इतिहास गौरवमयी है। यह अपनी संस्कृति और लड़ाइयों के लिए बहुत प्रसिद्ध रहा है। अमृतसर अनेक त्रासदियों और दर्दनाक घटनाओं का गवाह रहा है। भारतीय स्वतंत्रता संग्राम का सबसे बड़ा नरसंहार अमृतसर के जलियांवाला बाग में ही हुआ था। इसके बाद भारत पाकिस्तान के बीच जो बंटवारा हुआ उस समय भी अमृतसर में बड़ा हत्याकांड हुआ। यहीं नहीं अफगान और मुगल शासकों ने इसके ऊपर अनेक आक्रमण किए और इसको बर्बाद कर दिया। इसके बावजूद सिक्खों ने अपने दृढ संकल्प और मजबूत इच्छाशक्ति से दोबारा इसको बसाया। हालांकि अमृतसर में समय के साथ काफी बदलाव आए हैं लेकिन आज भी अमृतसर की गरिमा बरकरार है।

लगभग 400 साल पुराने इस गुरुद्वारे का नक्शा सिक्खों के पांचवें गुरु श्री अर्जुन साहिब जी , ने तैयार किया था। श्री गुरु अर्जुन साहिब ने लाहौर के मुस्लिम संत हजरत मियां मीर जी द्वारा इसकी आधारशिला (नींव) रखवाई थीं, इसके निर्माण कार्य का पर्यवेक्षण गुरु अर्जन साहिब ने स्वयं किया और बाबा बुद्ध जी, भाई गुरुदास जी, भाई सहलो जी और अन्य कई समर्पित सिक्ख बंधुओं के द्वारा उन्हें सहायता दी गई। ऊँचे स्तर पर ढाँचे को खड़ा करने के विपरीत, गुरु अर्जन साहिब ने इसे कुछ निचले स्तर पर बनाया और इसे चारों ओर से खुला रखा। इस प्रकार उन्होंने एक नए धर्म सिक्ख धर्म का संकेत सृजित किया। गुरु साहिब ने इसे जाति, वर्ण, लिंग और धर्म के आधार पर किसी भेदभाव के बिना प्रत्येक व्यक्ति के लिए सुगम्य बनाया। गुरु अर्जन साहिब ने नव सृजित गुरु ग्रंथ साहिब है जो सिख धर्म का पवित्र ग्रंथ है, की स्थापना श्री हरमंदिर साहिब में की तथा बाबा बुद्ध जी को इसका प्रथम ग्रंथी अर्थात गुरु ग्रंथ साहिब का वाचक नियुक्त किया।

इस के बाद 'अथ सत तीरथ' का दर्जा देकर यह सिक्ख धर्म का एक अपना तीर्थ बन गया। श्री हरमंदिर साहिब का निर्माण सरोवर के मध्य में 67 वर्ग फीट के मंच पर किया गया है। श्री हरमंदिर साहिब के अंदर ही अकाल तख्त भी मौजूद है जिसे छठवें गुरु, श्री हरगोविंद का घर भी माना जाता है।

स्वर्ण मंदिर को मुगलो से आजाद कराया

1757 ई. में वीर सरदार बाबा दीपसिंह जी ने मुसलमानों के अधिकार से इस मन्दिर को छुड़ाया, किन्तु वे उनके साथ लड़ते हुए वीरगति को प्राप्त हुए। उन्होंने अपने अधकटे सिर को सम्भालते हुए अनेक शत्रुओं को मौत के घाट उतारा। उनकी दुधारी तलवार मन्दिर के संग्रहालय में सुरक्षित है।

आज के हरमंदिर साहिब गुरुद्वारा को दोबारा 1764 में जस्सा सिंह आहलूवालिया ने सिक्खों के मिसले की मदद से पुनर्निर्माण करवाया था। 19वीं सदी के शुरूआती दौर में महाराजा रणजीत सिंहपंजाब क्षेत्र को बाहरी आक्रमण से सुरक्षित रखा था और उन्होंने हीं गुरुद्वारा के ऊपरी फर्शों को 750 ाह सोने से ढक दिया था।

स्वर्ण मंदिर को कई बार नष्ट किया जा चुका है। लेकिन भक्ति और आस्था के कारण सिक्खों ने इसे दोबारा बना दिया।

जितनी बार भी यह नष्ट किया गया है और जितनी बार भी यह बनाया गया है उसकी हर घटना को मंदिर में दर्शाया गया है। अफगान हमलावरों ने 19 वीं शताब्दी में इसे पूरी तरह नष्ट कर दिया था। तब महाराजा रणजीत सिंह ने इसे दोबारा बनवाया था और इसे सोने की परत से सजाया था।

महाराज रणजीत सिंह ने स्वर्ण–मन्दिर को एक बहुमूल्य पटमण्डप दान में दिया था, जो संग्रहालय में है। सबसे पहले गुरू रामदास ने 1577 में 500 बीघा में गुरूद्वारे की नींव रखी थी। आज के गुरुद्वारे को 1764 में जस्सा सिंह अहलूवालिया ने दूसरे कुछ और सिक्खो के साथ मिलकर पुनर्निर्मित किया था. 19वी शताब्दी के शुरू में ही महाराजा रणजीत सिंह ने पंजाब को बाहरी आक्रमणों से बचाया और साथ ही गुरूद्वारे के ऊपरी भाग को सोने से ढक दिया, और तभी से इस मंदिर की प्रसिद्धि को चार–चाँद लग गए थे।

स्वर्ण मंदिर को धार्मिक एकता का भी स्वरूप माना जाता है। एक सिख तीर्थ होने के बावजूद हरिमंदिर साहिब जी यानि स्वर्ण मंदिर की नींव सूफी संत मियां मीर जी द्वारा रखी गई है।

साल 1984 में ऑपरेशन ब्लू स्टार के दौरान मंदिर का बहुत सारा भाग क्षतिग्रस्त और नष्ट हो गया। ऑपरेशन ब्लू स्टार,में श्री हरमंदिर साहिब में छुपे हुए आतंकवादी जरनैल सिंह भिंडरांवाले और उसके अन्य आतंकवादी साथियों को खदेड़ना था। ऑपरेशन ब्लू स्टार में जरनैल सिंह भिंडरांवाले को मार गिराया गया परंतु इस मुठभेड़ के दौरान अकाल तख्त और मंदिर के कई सुंदर इमारत नष्ट हो गए। इसी बीच प्रधानमंत्री श्री इंदिरा गांधी जी की अक्टूबर महीने में हत्या कर दी गई और 1984 में ही कई सिख विरोधी दंगे हुए।

अमृत पवित्र सरोवर में स्नान का इतिहास

यहाँ दुमंजली बेरी नामक एक स्थान भी है। एक बार एक पिता ने अपनी बेटी का विवाह कोढ़ ग्रस्त व्यक्ति से कर दिया। उस लड़की को यह विश्वास था कि हर व्यक्ति के समान वह कोढ़ी व्यक्ति भी ईश्वर की दया पर जीवित है। एक बार वह लड़की शादी के बाद अपने पति को इसी तालाब के किनारे बैठाकर गांव में भोजन की तलाश के लिए निकल गई। तभी वहाँ अचानक एक कौवा आया, उसने तालाब में डुबकी लगाई और हंस बनकर बाहर निकला। ऐसा देखकर कोढ़ग्रस्त व्यक्ति बहुत हैरान हुआ। उसने भी सोचा कि अगर में भी इस तालाब में चला जाऊं, तो कोढ़ से निजात मिल जाएगी। उसने तालाब में छलांग लगा दी और बाहर आने पर उसने देखा कि उसका कोढ़ नष्ट हो गया।

यह वही सरोवर है, जिसमें आज हर मंदिर साहिब स्थित है। तब यह छोटा सा तालाब था, जिसके चारों ओर बेरी के पेड़ थे। तालाब का आकार तो अब पहले से काफी बड़ा हो गया है, तो भी उसके एक किनारे पर आज भी बेरी का पेड़ है। यह स्थान बहुत पावन माना जाता है। यहां भी श्रद्धालु माथा टेकते हैं।

परंपरा यह है कि श्रद्धालुजन सरोवर में स्नान करने के बाद ही गुरुद्व ारे में मत्था टेकने जाते हैं। जहां तक इस विशाल सरोवर की साफ–सफाई की बात है, तो इसके लिए कोई विशेष दिन निश्चित नहीं है। लेकिन इसका पानी लगभग रोज ही बदला जाता है। इसके लिए वहां फिल्टरों की व्यवस्था है। इसके अलावा पांच से दस साल के अंतराल में सरोवर की पूरी तरह से सफाई की जाती है। इसी दौरान सरोवर की मरम्मत भी

होती है। इस काम में एक हफ्ता या उससे भी ज्यादा समय लग जाता है। यह काम यानी कारसेवा (कार्य सेवा) मुख्यतरू सेवादार करते हैं, पर उनके अलावा आम संगत भी इसमें बढ़–चढ़कर हिस्सा लेती है।

बाबा अटलराय का गुरुद्वारा

स्वर्ण–मन्दिर के निकट बाबा अटलराय का गुरुद्वारा है। ये छठे गुरु हरगोविन्द के पुत्र थे, और नौ वर्ष की आयु में ही सन्त समझे जाने लगे थे। उन्होंने इतनी छोटी–सी उम्र में एक मृत शिष्य को जीवन दान देने में अपने प्राण दे दिए थे। कहा जाता है, कि गुरुद्वारे की नौं मन्जिलें इस बालक की आयु की प्रतीक हैं।

हेमकुंड साहिब

भारत के उत्तराखंड राज्य में चमोली नामक जिले हेमकुंड साहिब बना हुआ है। हेमकुंड साहिब पूरे भारत में सिख धर्म के लोगों का एक बहुत ही ज्यादा प्रसिद्ध तीर्थ स्थल माना जाता है। हेमकुंड साहिब हिमालय के अंदर 4632 मीटर यानी कि 15200 फुट की खड़ी ऊंचाई पर बनी बर्फीली झील के किनारे सात बड़ी चट्टानों वाली पहाड़ों के बीच बना हुआ है। कहा जाता है कि इन साथ पहाड़ों पर निशान साहिब झूलते हैं। यहां पर चढ़ाई करने के लिए आपको अपने पैरों का ही सहारा लेना पड़ेगा क्योंकि यहां पर कोई भी वहीकल नहीं चल पाता है। हेमकुंड साहिब तक पहुंचने के लिए आपको ऋषिकेश से बद्रीनाथ रास्ते पर बने हुए गोविंदघाट से होकर ही पहुंचा जा सकता है। श्री हेमकुंड साहिब जी वास्तव में एक संस्कृत का शब्द है अगर इसका हिंदी में अर्थ देखा जाए तो हेम का मतलब बर्फ से है और कुंड माने कटोरा है द्य हेमकुंड साहिब के यहां बोली जाने वाली भाषाएं मुख्यतः दो प्रकार की ही है जिनमें हिंदी और पंजाबी सम्मिलित है।

हेमकुंड साहिब गुरुद्वारे में पर्यटक भारत के अलावा भी अन्य देशों से घूमने के लिए यहां आते हैं। यहां गुरुद्वारा हरदम विभिन्न प्रकार की लाइटों से सुशोभित रहता है। हेमकुंड साहिब गुरुद्वारे का वर्णन सिख धर्म के ग्रंथों में किया गया है। साथ ही साथ इनका उल्लेख श्री गुरु गोबिंद सिंह जी द्वारा लिखित दसम ग्रंथ मैं भी आता है। जो लोग दसम ग्रंथ में अपनी श्रद्धा रखते हैं वह लोग पूरे विश्वास के साथ इस गुरुद्वारे में हर

साल मत्था टेकने आते हैं। श्री हेमकुंड साहिब की एक पुरानी मान्यता भी है। जो इस के पुराने इतिहास के पन्नों से जोड़ती है । प्राचीन समय में श्री हेमकुंड साहिब में एक मंदिर बना हुआ करता था । जिसका निर्माण भगवान राम छोटे भाई भगवान लक्ष्मण ने करवाया था । उसके बाद सिख धर्म के दसवें गुरुजी श्री गुरु गोविंद सिंह जी ने इस मंदिर में कुछ साल पूजा अर्चना व तपस्या की थी। बाद में इस प्राचीन मंदिर को एक गुरुद्वारे के रूप में प्रतिस्थापित कर दिया गया । श्री हेमकुंड साहिब हरदम चारों तरफ से बर्फीली चट्टानों से घिरा रहता है ।

यहां पर एक विशालकाय झील भी बनी हुई है जिसके अंदर बर्फ की ऊंची चोटियों का रोमांस से भरा हुआ प्रतिबिंब दिखाई पड़ता है जिसे देखने से दिल में सुकून मिल जाता है । इस झील में हाथी पर्वत और सप्त ऋषि पर्वत की बर्फीली पहाड़ियों से पानी आता है । इसके साथ–साथ यहां पर एक छोटी जलधारा भी इस झील से निकलती है । जिस जलधारा को हिमगंगा के नाम से जाना जाता है । यहां पर झील के किनारे पर भगवान राम के अनुज श्री लक्ष्मण जी का मंदिर बना हुआ है। जो हेमकुंड साहब पर घूमने आते हैं वह लोग भी इस मंदिर पर जरूर ही घूमने आते हैं । यहां की पहाड़ी की ऊंचाई बड़ी होने के कारण तकरीबन 7 से 8 महीनों के अंदर अंदर यहां झील के अंदर बर्फ जम जाती है और झील का पानी फर्श नुमा आकार ले लेता है।

यहां का एक पुराना इतिहास है कि श्री हेमकुंड साहिब जी के इस स्थान को बहुत ही पवित्र, असामान्य, आस्था का प्रतीक माना जाता है द्य यहां पर स्थानीय लोग जो दिल के आस पास रहते हैं उन लोगों को लोकपाल कहा जाता है जिसका सामान्य भाषा में अर्थ निर्वाहक से है।

श्री हजूर साहिब

सरबंसदानी श्री गुरू गोविंद सिंह जी महाराज ने जहां पटना की धरती को मान दिया वहीं आपने अपनी जवानी का सुंदर समय श्री आनंदपुर साहिब की रमणीक पहाडियों में गुजारा। 9 साल की उम्र में कश्मीरी पंडितो के धर्म की हानि को न सहते हुए आपने अपने प्यारे पिता का बलिदान देना भी स्वीकार कर लिया। इतनी छोटी उम्र में गुरु गद्दी का भार आपके कंधों पर रखा गया। जिसे आपने बडे ही अच्छे ढंग से

सम्भाला। भाई जैता सिंह जी जब गुरु पिता का शीश लेकर आनंदपुर साहिब पहुंचे तो आपने अकाल पुरख का यह काम भी सिर माथे पर माना। आपने बड़ी गम्भीरता के साथ सारे हालत का जायजा लिया। अकारण ही किसी से लड़ना मुनासिब न समझते हुए, आप कुछ समय के लिए आनंदपुर साहिब छोड़कर श्री पोंटा साहिब जाकर बस गये। पोंटा साहिब में यमुना नदी के किनारे बहुत भव्य एवम विशाल गुरूद्वारा है।

परंतु बाईधार में राजपूतों ने वहाँ जाकर लड़ाई लड़ी। भंगानी के मुकाम पर भारी युद्ध हुआ जिसमें सभी बाईधारी की हार हुई। यह गुरू गोविंद सिंह जी की पहली जंग थी। इसके बाद नदोण का, हुसैनी का, आनंदपुर साहिब का, चमकोर साहिब और मुक्तसर साहिब की भारी जंग लड़ी। आप करीब 28 साल श्री आनंदपुर साहिब रहे और कुल 14 लड़ाईयाँ लड़ी। सिरसा नदी के किनारे भारी युद्ध में आपके तीरों की बौछार ने दुश्मनो के हौसले पस्त कर दिये थे। इस युद्ध में दोनों साहिबजादे व काफी सिंह जी शहीद हुए थे। फिर भी विजय सदैव खालसा की ही रही। आपने श्री गुरूग्रंथ साहिब जी की दोबारा लिखाई करवाई। आप आसन पर पर बैठ मुंहजबानी गुरूवाणी उच्चारते जाते और भाई मनी सिंह जी लिखते जाते उस समय आप दमदमा साहिब में थे।

अगस्त 1708 को गुरू गोविंद सिंह जी दक्षिण को गये अभी आप बधारे राजस्थान ही पहुंचे थे किभाई दया सिंह और धर्म सिंह ने बादशाह से मुलाकात के लिए विनती सुनाई, आपने औरंगजेब को एक फारसी पत्र जफरनामा के नाम से लिखा था, पहले भी एक पत्र फतिहनामा के नाम से माहीबाडे से औरंगजेब को भेज चुके थे। जफरनामे को पढ़कर औरंगजेब कांप उठा था। और उसने गुरू से विनती की कि शाही खर्चे पर मेरे से मुलाकात करें। गुरू महाराज अभी पास में ही थे कि औरंगजेब के मरने की खबर मिली। आप दिल्ली गये और गुरूद्वारा मोतीबाग आ पहुंचे। औरंगजेब की मृत्यु के बाद शहजादों में तख्त के लिए लड़ाई छिड़ गई थी।

शहजादा बहादुर शाहजफर ने गुरूजी से मदद मांगी और आपने कुछ शर्तें रखी जो लिखित रूप से मानी गई। आगरे के पास बेजू के मुकाम पर खालसा फौज ने भाई दया सिंह के नेतृत्व में भारी जंग की जिसमें

आजम मारा गया। बहादुरशाह जफर तख्त ताज का मालिक बन गया। गुरू जी को दरबार में बुलाया गया और बेशुमार भेंट देकर अपने पीरों जैसा आदर किया गुरू जी चार महीने आगरा रहें। दक्षिण मे बहादुरशाह के छोटे भाई कामबक्श ने बगावत कर दी । बहादुर शाह जफर गुरूजी को साथ लेकर दक्षिण की ओर चल पडे। और नांदेड़ पहुंच गए, वहां गोदावरी नदी के किनारे डेरा लगाया। बहादुर शाह जफर गुरूजी से आशीर्वाद लेकर हैदराबाद चला गया।

नांदेड़ पहुंच कर सबसे पहले आपने सतयुगी तप स्थान श्री सचखंड साहिब को प्रकट किया और तख्त स्थापित किया। फिर माधोदास को सुधार कर मलेच्छों पापियों को सुधारने के लिए अपने पांच तीर देकर पंजाब भेजा। गुरूद्वारा शिकारघाट पर सियालकोट वाले मुले खतरी का खरगोश की जून से उद्धार किया। नगीनाघाट, हीराघाट, मालटेकरी, संगत साहिब आदि गुरूद्वारे प्रकट किये, और कार्तिक शुदी दूज को भारी दीवान में श्री गुरूग्रंथ साहिब के आगे 5 पैसे और नारियल रखकर माथा टेका और गुरूगद्दी तिलक बक्स कर कार्तिक शुदी पंचमी 1765 को यहां नांदेड़ में ज्योति जोत मे समा गए।

गुरू गोविंद सिंह जी ने ज्योति ज्योत में समाने से पहले ही सब तख्तों पर योग्य व्यक्तियों को सेवा के लिए लगा दिया था। तख्त श्री अनचल नगर पर आपने गढ़वई सेवक भाई संतोख सिंह जी की सेवा लगाई और हुक्म दिया कि यहाँ पर देग तेग का पहरा रखना। और आपने हुक्म दिया कि लंगर बनवा कर बांटते जाना किसी बात की कमी नहीं आयेगी, धन की चिंता नहीं करनी जितना धन आये सब लंगर में खर्च करते जाना।

समय रहते ही यहाँ पर गुरु का लंगर का कार्य काफी कम हो गया। अब केवल एक ही समय सुबह का लंगर चलता था। तब संत बाबा निधान सिंह जी का मन यह देखकर बहुत उदास हो जाता। संत बाबा निधान सिंह जी तब संचखंड साहिब में जल और झाड़ू आदि की अनथक सेवा करते थे। लंगर का ढ़ीला काम देखकर संत बाबा निधान सिंह जी ने उदास होकर वापिस पंजाब जाने का निश्चय किया और स्टेशन पर आकर गाड़ी के इंतजार में इमली के पेड़ के नीचे बैठ गये और ध्यान

लगा लिया। आधी रात का समय था, कि अचानक भारी प्रकाश हुआ, बाबा जी की आंखें खुल गई और क्या देखते है, कि अर्शो पर रहने वाले फर्शों पर खड़े होकर दर्शन दे रहे है। बाबा जी गुरू के चरणों पर गिर गये, गरीब नवाज ने बाबा को उठाकर छाती से लगा लिया, और हुक्म किया कि हमको छोड़कर कहाँ जा रहे हो? अभी तो आपसे बहुत सेवा लेनी है। जाओ लंगर पर और लंगर चलाओ, गुरूजी ने और बख्शीश करते हुए यह वरदान दिया कि आज से जेब मेरी और हाथ तेरा कोई कमी नहीं आयेगी। गुरू जी से वरदान लेकर बाबा निधान सिंह जी यहां लंगर वाले स्थान पर पहुंचे और जंगल में मंगल लग गया। गुरू का लंगर आठों पहर अटूट चल रहा है। संतो के आराम के लिए कमरे बने हुए है। स्नान योग्य प्रबंध है। उसके बाद बाबा जी ने कई गुरूद्वारों की सेवा करवाई, जहां पर गुरू महाराज ने उदास संत निधान सिंह जी को दर्शन दिये थे, वहां रत्नागिरी पहाड़ी के पास गुरूद्वारा रतनगढ़ बनवाया।

हजूर साहिब नांदेड़ के सुंदर दृश्य

तख्त सचखंड साहिब का गुरूद्वारा 8 एकड़ में फैला हुआ है। गुरूद्वारे में प्रवेश के लिए 6 तरफ से विशाल द्वार बनाये गये है। सभी द्वार लगभग 40 फुट ऊंचे है और सुंदर वास्तुकला से सुसज्जित है। तख्त साहिब के चारों तरफ श्वेत संगमरमर के 160 वातानुकूलित कक्ष अतिथियों के ठहरने के लिए बनाये गये है। यह भवन दो मंजिला है, भूतल से 15 फुट ऊंचाई पर तख्त साहिब विराजमान है। गुरूद्वारे का मुख्य द्वार सोने का है, अन्य सभी द्वार चांदी के है। सम्पूर्ण सिंहासन साहिब सोने के पत्तरों से सुसज्जित है। छत, दीवारें, द्वार, श्री गुरू ग्रंथ साहिब का सिंहासन सब कुछ स्वर्ण मंडित है। गुम्बद का कलश भी स्वर्ण मंडित है। गर्भ गृह के चारों ओर परिक्रमा मार्ग है। सम्पूर्ण निर्माण श्वेत संगमरमर एवं ग्रेनाइट पत्थरों से किया गया है।

गुरूद्वारा बोर्ड नांदेड के इतिहास से सम्बंधित यहां नौ अन्य गुरूद्वारे और है। बोर्ड उनका भी प्रबंधन देखता है। इन नौ गुरूद्वारे के दर्शन के लिए निशुल्क बस सेवा चलाई जा रही है। गुरूद्वारा बोर्ड की ओर से जनकल्याण के अनेकों कार्य किये जा रहे है। धार्मिक संगीत विद्यालय, प्राईमरी स्कूल, नर्सरी स्कूल, खालसा स्कूल, हजूर साहिब आई.

टी.आई, सिलाई केन्द्र, सिख अस्पताल, गरीब छात्रो को आर्थिक मदद, गुरू गोविंद सिंह म्यूजियम, पुस्तकालय, यात्री निवास, दसमेश अस्पताल, धर्म प्रचार कार्य, मासिक पत्रिका, विधवा आश्रम, सामूहिक विवाह मेलो का आयोजन आदि अनेक जन सेवा के कार्य किए जा रहे है। तख्त सचखंड साहिब नांदेड़ में गुरू पर्वों के अलावा, दशहरा, होली वैशाखी, दिपावली, गुरुगद्दी, कार्तिक पूर्णिमा, आदि बड़ी धूमधाम से मनाये जाते है। शस्त्रो की सफाई की जाती है। और बड़े बड़े जूलूस, घोडों की सवारी निकाली जाती है।

श्री पौन्टा साहिब

पौन्टा साहिब गुरुद्वारा हिमाचल प्रदेश के सिरमौर जिले पौन्टा साहिब, यमुना नदी के तट पर स्थित है। यह गुरुद्वारा सिखों का एक पवित्र व धार्मिक स्थान है और सिखों के लिए एक महत्वपूर्ण स्थान रखता है। हिमाचाल प्रदेश के इस शहर को दशवें सिख गुरु, गुरु गोबिन्द सिंह द्वारा स्थापित किया गया था। इस जगह का नाम पहले 'पाओंटिका' था। 'पौंटा' शब्द का अर्थ होता है – 'पैर', इस जगह का नाम इसके अर्थ के अनुसार सर्वश्रेष्ठ महत्व रखता हैं। ऐसा माना जाता है कि सिख गुरु, गुरु गोबिन्द सिंह जी अपने घोडे से जा रहे थे तथा इसी स्थान पर पहुँच कर उनके घोडे अपने आप रुक गए थे। तो गुरु गोबिन्द सिंह जी ने इसलिए 'पाओं' और 'टीके' को मिलाकर 'पौन्टा' नाम दिया गया था। गुरु गोबिन्द सिंह जी ने इसी स्थान पर गुरुद्वारा स्थिापित किया था और यहीं पर अपने जीवन के साढ़े 4 साल तक गुजरे थे।

इसी कारण से यह गुरुद्वारा दुनिया भर में सिख धर्म के अनुयायियों के बीच एक बहुत ही उच्च्च ऐतिहासिक और धार्मिक महत्व रखता है. इस गुरुद्वारे के धार्मिक महत्व का एक उदाहरण है यहाँ पर रखी हुई 'पालकी' जो कि शुद्ध सोने से बनी है और किसी एक भक्त ने ये यहाँ दानस्वरुप बनवाई थी।

ऐसा माना जाता है कि इस स्थान पर श्री गोबिन्द जी ने दसम धर्मग्रंथ की रचना की थी, लोक कथाओं के अनुसार पास में बहती यमुना नदी बहुत शोर के साथ बहती थी तब गुरु के अनुरोध पर यमुना नदी शांति से बहने लगी जिससे वे पास बैठकर दसम् ग्रंथ लिख सके। तब से यहां पर यमुना नदी शांति से इस क्षेत्र में बहती आ रही है।

श्री तलब स्थान और श्री दस्तर स्थान इस गुरुद्वारे के अन्दर दो महत्त्वपूर्ण स्थान हैं। श्री तलब स्थान पर गुरू द्वारा वेतन बांटा जाता था और श्री दस्तर स्थान में पगड़ी बांधने की प्रतियोगिता का आयोजन किया जाता है।

गुरुद्वारे के परिवेश में एक संग्रहालय है जहां पर उस समय के हथियार और गुरु जी की कलम संरक्षित रखी गई है। गुरुद्वारे से एक पौराणिक मंदिर भी जुड़ा हुआ है जो कि यमुना देवी को समर्पित है। गुरुद्वारे के समीप कवि दरबार है जो कविताओं की प्रतियोगिता के लिए इस्तेमाल में आता है।

फतेहगढ़ साहिब

फतेहगढ़ साहिब पंजाब के फतेहगढ़ साहिब जिला का मुख्यालय है। ये स्थान सिखों की आस्था और विश्वास का प्रतीक है ! सिखों के लिए ये स्थान आज भी महत्वपूर्ण है ! क्योंकि इसी स्थान पर सिखों के दसवे गुरु गोविंद सिंह जी के दो बेटों साहिबजादा फतेह सिंह और साहिबजादा जोरावर सिंह को सरहिंद के वजीर खान ने दीवार में जिंदा चुनवा दिया था ! उनका शहीदी दिवस आज भी यहां लोग पूरी श्रद्धा के साथ मनाते हैं !

फतेहगढ़ साहिब अम्बाला कैंट रेलवे लाइन और नंगल डैम रेलवे लाइन से जुड़ा हुआ है ! अम्बाला से ट्रेन द्वारा फतेहगढ़ साहिब आसानी से पहुचा जा सकता है ! ये स्थान बड़े शहर से भी सीधा जुड़ा हुआ है चंडीगढ़, पटियाला, करनाल, लुधियाना, मोगा आदि स्थान से फतेहगढ़ साहिब पहुचा जा सकता है !

अब में आपको फतेहगढ़ साहिब के इतिहास के बारे ने कुछ बताना चाहता हूँ ! ये स्थान गुरु गोविंद सिंह जी के साहिबजाददो के बलिदान का स्थान है ! ये वो स्थान है जहाँ साहिबजादे अपनी दादी गुजरी ओर अपनी माता और पिता गुरु गोविंद सिंह जी के साथ रहते थे !

सरहिन्द का वजीर ख़ान एक कुरुर शासक था ! वजीर खान साहिबजाददो से इस्लाम धर्म काबुल करवाना चाहता था !

लेकिन गुरुगोविंद सिंह जी के लाल इस्लाम धर्म काबुल नही करना

चाहते थे ! वजीर खान ने साहिबजाददो ओर माता गुजरी को गुरुद्वारा ठंडी बुर्ज में रखा जिससे वो ठण्ड से मर जाए ! गुरुद्वारा श्री फतेहगढ़ साहिब में बने इसी ठंडे बुर्ज में पोह की सर्द रातों में बाबा मोती राम महिरा ने अपनी जान की परवाह किए बिना साहिबजादों और माता गुजरी जी के लिए गरम दूध की सेवा की थी ! बाद ने वजीर खान ने बाबा मोती राम माहिर को भी मरवा दिया ! लेकिन जब साहिबजाददो ने इस पर भी वजीर खान की बात नही मानी तो वजीर खान ने साहिबजाददो को दीवार में जिन्दा चुनाव दिया ! इस बलिदान के कारण शहीदों की याद में स्मृतशहीदी जोर मेला मनाया जाता है ! दिसम्बर के महीने में यहां बहुत बड़ा मेला लगता है ! पंजाब , हरियाणा , हिमाचल प्रदेश, उत्तरप्रदेश आदि स्थान से लोग बड़ी संख्या मे यहां पहुच थे है !

फतेहगढ़ साहिब को गुरुद्वारो का शहर कहा जाता सकता है क्योंकि यहां गुरुद्वारो की संख्या ज्यादा है ! यहां 3 दिवसीय मेला लगता है ! जगह जगह गुरु का लंगर होता है !

बात करे फतेहगढ़ साहिब गुरुद्वारे की तो गुरूद्धारे की शिल्प कला बहुत ही अच्छी है ये सफेद संगमरमर के पत्थरो से बनी हुई है !

यहां देखने के लिए ओर भी आकर्षण की जगह है !

पवित्र सरोवर

गुरुद्वारे में एक पवित्र सरोवर है ! जिसमे लोग बड़ी संख्या में स्नान करते है ! सरोवर का पानी बहुत ही साफ और निर्मल है ! सरोवर के चारो तरफ कमरे बने हुए है जिसमे लोगो के ठहरने की व्यवस्था है !

ठंडी बुर्ज

गुरुद्वारे में एक ठंडी बुर्ज भी है ! जहाँ पर खड़े होने से ठण्डक महसूस होती है ! ठंडी बुर्ज गुरुद्वारे के अंदर स्थित है ! ये पवित्र सरोवर के पास स्थित है

लंगर कक्ष

गुरुद्वारे में एक बहुत बड़ा लंगर कक्ष है ! जहा पर लोग बड़ी संख्या में लंगर ग्रहण करते है ! लंगर कक्ष में एक साथ 700 लोग बैठकर लंगर ग्रहण करते है !

सिखों और मुगलों के संग्राम की दुखद दास्तान को यादों में संजोए फतेहगढ़ साहिब शहर की इस पवित्र धरती पर धार्मिक सौहार्द की मिसाल देखने को मिलती है ! जहां मस्जिद और गुरुद्वारा एक ही परिसर में हैं ओर मस्जिद की देखभाल गुरुद्वारे के ग्रंथी के दुवारा की जाती है ! गुरु गोविंद सिंह के छोटे बेटे फतेह के नाम पर ही शहर का नाम फतेहगढ़ पड़ा।

शीशगंज साहिब

गुरुद्वारा शीशगंज साहिब एक ऐतिहासिक रूप से महत्वपूर्ण गुरुद्वारा है जो सिक्खों के नौवें गुरु तेग बहादुर को समर्पित है। जिन्होंने ने पहले गुरु नानक जी की भावना को जारी रखा। यह वह स्थान जहाँ गुरु तेगबहादुर जी को मुगल बादशाह औरंगजेब द्वारा फांसी देकर शहीद किया गया था। गुरुद्वारा शीश गंज साहिब पुरानी दिल्ली के चांदनी चौक की घनी आबादी में स्थित है। और बाद में सिक्खों द्वारा यहां एक गुरुद्वारे का निर्माण किया गया। और यहां सभी सिख गुरुद्वारो की तरह, यह सभी धर्मों और जातियों के लोगों के लिए खुला है। यहाँ एक क्लोक रूम भी है जहाँ आप सुरक्षित रूप से अपना सामान रख सकते हैं। आपको गुरुद्वारा में नंगे पैर प्रवेश करना है। प्रवेश करने से पहले अपने हाथ, पैर धोएं, अपने सिर को कपड़े से ढकें (वे भी गुरुद्वारा द्वार द्वारा प्रदान किए जाते हैं) और फिर आप मुख्य हॉल में प्रवेश कर सकते हैं। सुबह से देर रात तक कीर्तन (संगीत प्रार्थना) जारी रहता है। कुल मिलाकर यह एक शांत, अध्यात्मिक और ऐतिहासिक स्थान है। आगे के अपने इस लेख में हम गुरूद्वारा शीशगंज साहिब का इतिहास, हिस्ट्री ऑफ शीशगंज साहिब, शीशगंज गुरूद्वारा हिस्ट्री इन हिन्दी, मे जानेगें।

यह गुरुद्वारा पुरानी दिल्ली रेलवे स्टेशन से आधा किमी दूर चांदनी चौक में स्थापित है। गुरूद्वारा साहिब मुख्य मार्ग पर स्थापित है। गुरूद्वारा शीशगंज साहिब की स्थापना सन् 1783 में सरदार बघेल सिंह द्वारा की गई थी।

कहा जाता हैं कि जब सिक्खों के नौवें गुरु, गुरु तेगबहादुर जी अपने साथी भाई मतीदास, भाई दयाल दास, भाई सतीदास, भाई गुरूदित्ता के साथ आनन्दपुर साहिब से दिल्ली की ओर आ रहे थे, तो औरंगजेब ने

आदेश दिया कि गुरु जी को गिरफ्तार कर उनके सामने लाया जाये। इसके पहले ही सतगुरु तेगबहादुर जी आगरा में गिरफ्तार हो चुके थे। औरंगजेब ने 1200 घुड़सवारों की एक टुकड़ी आगरा भेजी गुरू जी को लाने के लिए। औरंगजेब का आदेश था कि सतगुरु को पूर्ण आदर सम्मान दिया जाये। सदगुरू तेगबहादुर जी अपने पांच सिक्खों के साथ अपने घोडों पर चढ़कर दिल्ली आये।

प्रातःकाल औरंगजेब के सामने सदगुरू तेगबहादुर जी को पेश किया गया। औरंगजेब ने उनसे कहा कि कृ मैं चाहता हूँ कि संसार में केवल एक धर्म इस्लाम रहे, हिन्दू धर्म को मैं जड़ से मिटा देना चाहता हूँ। अतः आप इस्लाम धर्म स्वीकार करें, इसके बदले में मैं आपको अनेकों उपहार और सुविधाएं दूंगा।

सदगुरू तेगबहादुर जी ने जवाब दियाकृ कि संसार में हिन्दू, मुस्लिम, सिक्ख अनेकों धर्म है, प्रत्येक मनुष्य ईश्वर की इच्छा से अपना जीवन व्यतीत करता है। अतः मुझे आपका प्रस्ताव मंजूर नहीं है।

औरंगजेब ने उनको जेल में डाल दिया। औरंगजेब ने गुरू तेगबहादुर जी को बहुत लोभ और लालच दिया, परंतु गुरू तेगबहादुर जी किसी भी लोभ और लालच के आगे नहीं झुके। तब औरंगजेब ने गुरु तेग बहादुर जी को टार्चर करना शुरू कर दिया। उन्हें लोहे के पिंजरे में बंद कर दिया गया परंतु गुरू तेगबहादुर जी रंचमात्र भी नहीं झुके। गुरूदेव की इस बात से क्रोधित औरंगजेब ने गुरू तेगबहादुर जी को चांदनी चौक पर फांसी देने का हुक्म जारी कर दिया। इससे पहले दिल्ली के अनेक मौलवियों ने गुरु तेगबहादुर से मिलकर उनसे दरख्वास्त की कि वे इस्लाम धर्म स्वीकार कर ले। अपने प्राणों की आहुति न दे। परंतु गुरू तेगबहादुर जी ने जवाब दिया कि अपने धर्म की रक्षा के लिए मुझे मौत स्वर्ग से भी ज्यादा प्रिय हैं।

आज जिस स्थान पर गुरूद्वारा शीशगंज साहिब स्थापित है। फांसी के लिए उस स्थान को चुना गया था। सदगुरू तेगबहादुर जी को एक पेड़ से बांध दिया गया, सदगुरू गुरूवाणी का जाप करते रहे, सदगुरू का मंत्रजाप समाप्त होने पर काजी के आदेश पर जल्लाद जलालुद्दीन ने तलवार से गुरु तेगबहादुर जी का शीश काटकर उन्हें शहीद कर दिया।

सदगुरू का शीश उनके धड़ से अलग होकर गिरा पड़ा, उसी समय एक तूफान का झोंका आया। भाई जैता सिंह ने गुरु के शीश को उठा लिया और आनन्दपुर साहिब चले गये। सदगुरू तेगबहादुर जी के शीश का अंतिम संस्कार आनन्दपुर साहिब में किया गया और धड़ का संस्कार गुरूद्वारा रकाबगंज साहिब दिल्ली वाले स्थान पर किया गया।

गुरूद्वारा शीशगंज साहिब का स्थापत्य

गुरूद्वारा शीशगंज साहिब का मुख्य दरबार हाल जिसमें श्री गुरू ग्रंथ साहिब स्थापित है, यह हाल लगभग 150 फुट लम्बा और 40 फुट चौड़ा है। 10 सीढियां चढ़ने के बाद लगभग 7 फुट ऊंची जगती पर दरबार हाल विराजित है। हाल के अंदर लगभग 20/10 वर्ग फुट में पालकी साहिब है। प्रातःकाल से ही यहां गुरूवाणी का प्रवाह निरन्तर होता रहता है। यहा 4/3 फुट लम्बी चौडी और लगभग 4 फुट ऊंची स्वर्ण सम्भे युक्त स्वर्ण पालकी पर श्री गुरू ग्रंथ साहिब शुशोभित है। ग्रंथी साहिब द्वारा निरंतर चवर डुलाया जाता हैं। सम्मपूर्ण दरबार हाल को सुंदर स्वेत संगमरमर के पत्थरों से सजाया गया है। दरबार हाल के द्वारों और पालकी साहिब की सज्जा नित्य सुंदर पुष्पों से की जाती है। गुरूद्वारे का स्वर्ण मंडित गुम्बद जो दूर से ही दिखाई देता है।

गुरूद्वारा शीशगंज साहिब परिसर में जोड़ा घर, किताब घर, तथा लंगर हॉल भी स्थापित है। जहां छोटे बड़े सभी लोग कार सेवा करते है। लंगर में प्रतिदिन हजारों भक्तगण निशुल्क लंगर छकते है। तथा यहां निशुल्क सुजी के हलवे का प्रसाद भक्तों में वितरण किया जाता है। गुरूद्वारा शीशगंज साहिब का क्षेत्रफल लगभग 4 एकड़ का है। गुरूद्वारे का मुख्य भवन लगभग 80 फुट ऊंचा है। जिसका शिखर चार छतरियों के साथ स्वर्ण मंडित है।

दमदमा साहिब

यह तख्त साहिब भटिंडा जिला मुख्यलय से 35 किमी दूर तलवांडी साबो में बस स्टेशन के बगल में स्थापित है । अमृतसर से भटिंडा 165 किमी दूर है। तख्त श्री दमदमा साहिब सिक्खों का पवित्र तीर्थ स्थान है। अपने इस लेख में दमदमा साहिब की यात्रा करेंगे, और दमदमा साहिब

के इतिहास, दमदमा साहिब हिस्ट्री, दमदमा साहिब गुरूद्वारे का निर्माण, क्षेत्रफल, दमदमा साहिब दर्शनीय स्थल दमदमा साहिब का इतिहास आदि के बारे में विस्तार से जानेंगे।

सिक्खों के दसवें गुरु गोबिन्द सिंह जी आनंदपुर साहिब के चमकौर साहिब तथा मुक्तसर साहिब के ऐतिहासिक युद्ध के बाद तलवंडी साबो की धरती पर पहली बार जनवरी 1706 में अपने चरण कमल रखे थे। गुरू गोविन्द सिंह जी के आगमन से ये धरती पावन और ऐतिहासिक हो गई।

गुरू गोविंद सिंह जी ने जिस स्थान पर अपना कमर कसा खोलकर दम लिया। वो धरती पावन और पवित्र हो गई तथा गुरु की काशी तख्त श्री दमदमा साहिब के नाम से विश्व प्रसिद्ध हुई। इस पवित्र धरती पर गुरू जी नौ महीने से भी ज्यादा समय तक श्री गुरू ग्रंथ के डल्ला प्रचार प्रसार के लिए रूके तथा अनेकों धार्मिक ऐतिहासिक कार्यों को सम्मपूर्ण किया।

इस पावन पवित्र स्थान पर भाई डल्ला जी इलाके का चौधरी था। उसे गुरू जी ने अमृत की बख्शीश कर सिंह सजाया, बाबा वीर सिंह तथा बाबा धीर सिंह के सिक्ख शिक्षक, भरोसे की परीक्षा भी गुरूदेव ने इस स्थान पर ली, और गुरू की कृपा से वे लोग इसमे सफल हुए।

इस पावन धरती पर ही श्री गुरू गोविंद सिंह जी ने भाई मनी सिंह जी से श्री गुरू ग्रंथ साहिब जी के पावन स्वरूप में गुरू पिता, गुरू तेगबहादुर जी की पवित्र वाणी दर्ज करायी तथा वह पावन स्वरूप सम्मपूर्ण होने पर दमदमा स्वरूप कहलाया।

शहीदों के मिसाल के सरदार शहीद बाबा दीप सिंह जी के देखरेख में पढने पढ़ाने, लिखने, गुरूवाणी के अर्च तथा गुरूवाणी प्रचार प्रसार के लिए टकसाल में यहां शुरुआत की गई। जो दमदमी टकसाल के नाम से आज भी प्रसिद्ध हैं। इसी पावन स्थान पर युद्ध के उपरांत गुरू जी के दर्शन करने के लिए माता सुंदरी जी एवं माता साहिब देवा जी भी गुरू जी के दर्शन करने के लिए भाई मनी सिंह जी के साथ दिल्ली से यहा पहुंची थी।

तख्त श्री पटना साहिब

बिहार की राजधानी पटना शहर एक धार्मिक और ऐतिहासिक शहर है। यह शहर सिख और जैन धर्म के अनुयायियों के लिए एक तीर्थ स्थल भी है। पटना साहिब को श्री गुरू नानक देव जी, श्री गुरू तेगबहादुर साहिब जी तथा श्री गुरू गोविन्द सिंह जी ने अपने पावन चरणों से पवित्र किया है। धार्मिक दृष्टि से पटना सिटी का महत्व, सिखों के दसवें व अंतिम गुरु, श्री गोविन्द सिंह जी के जन्म स्थान के रूप में माना जाता है। गुरु गोविन्द सिंह जी महाराज का जन्म इसी पवित्र भूमि पर हुआ था। गुरु गोविन्द सिंह जी के इसी जन्म स्थान पर वर्तमान में एक विशाल भव्य गुरूद्वारा श्री हरमंदिर साहिब है। जिसे तख्त श्री हरमंदिर साहिब के नाम से जाना जाता है। यह सिख धर्म का दूसरा महान तख्त है। पटना शहर बिहार प्रान्त की राजधानी है, और यह शहर शिक्षा तथा साहित्य का केंद्र भी रहा है। साथ ही यह शहर श्री गुरू गोविन्द सिंह जी की बाल लीलाओं से भरा हुआ है। और यहां अनेक गुरूद्वारे है। अपनी पटना साहिब यात्रा के अंतर्गत हम पटना साहिब का इतिहास, पटना साहिब इन हिन्दी, पटना साहिब हिस्ट्री इन हिन्दी, पटना साहिब की जानकारी, पटना साहिब गुरूद्वारा रूम बुकिंग, तख्त श्री पटना साहिब इन हिन्दी, पटना साहिब के दर्शनीय स्थल, आदि सवालों के बारें में विस्तार से जानेंगे।

पटना साहिब के इतिहास की शुरुआत लगभग 1507 ईसवीं में हुई थी, जब सिखों के प्रथम गुरू नानकदेव जी अपनी पूर्व की पहली यात्रा के समय पटना में अपने शिष्यों के साथ आए थे। और अपने एक भक्त जैतामल मल के पास (वर्तमान में गुरूद्वारा गाय घाट) ठहरे थे। लंबी यात्रा के चलते उनका खाने पिने ककी सामग्री खत्म हो गई थी। उन्होंने अपने एक शिष्य मरदाना को जो भूखा था। एक किमती हीरा देकर बेचने के लिए भेजा, मरदाना एक जौहरी की दुकान में पहुंचा, उस जौहरी का नाम सालिस राय था, और उसके नौकर का नाम अधरका था।

अधरका ने हीरा देखते ही मरदाना की अपने मालिक सालिस राय से मुलाकात कराई। हीरा बेसकीमती होने के कारण सालिस राय ने हीरे को देखने की भेंट 100 रूपए देकर मरदाना को हीरा वापिस कर दिया। गुरु नानक देव जी ने नाराज होकर मरदाना को हीरा सालिस राय को देने के

लिए पुनः वापिस भेजा। सालिस राय गुरूजी की इस उदारता को देखकर बहुत प्रभावित हुआ और गुरु नानकदेव जीके दर्शन की इच्छा जाहिर की।

तत्पश्चात अधरका और सालिस राय गुरु नानकदेव जी के दर्शन करके उनके अनन्य भक्त हो गए। और गुरू नानकदेव जी को अपने निवास स्थान पर पधारने के लिए निमंत्रित किया। गुरु नानक देव जी, सालिस राय के निमंत्रण को स्वीकार कर उसके निवास स्थान पर गए, और लगभग चार महीने वहां पर ठहरे, और सुबह शाम संगत को उपदेश देते थे। सालिस राय ने धर्म के नाम पर यह स्थान गुरूजी को दान कर दिया था। गुरू नानकदेव जी ने यहां से जाते समय इस स्थान को पूज्य स्थान (संगत) बनाकर सालिस राय को उसका उत्तराधिकारी बना दिया था।

गुरू नानकदेव जी के बाद सिखों के नौवें गुरू श्री गुरु तेगबहादुर जी अपनी पूर्व की यात्रा पर लगभग 1666 ईसवीं मे पटना साहिब आए। गुरु तेगबहादुर जी के साथ उनकी माता नानकी जी, तथा धर्म पत्नी माता गूजरी जी, तथा माता गूजरी जी के भाई कृपाल चंद जी, और कई दरबारी भी आएं थे। गुरु तेगबहादुर जी कुछ समय बडी संगत गाय घाट ठहरने के बाद, परिवार को यहाँ छोडकर बंगाल और आसाम चले गए। उन्होंने मुंगेर जाकर पटना जी संगत के नाम एक हुक्मनामा जारी किया, और परिवार को एक अच्छी हवेली में रखने का आदेश देते हुए संगत को आशीर्वाद दिया। इसी हुक्मनामा में पटना साहिब को गुरु का घर कहा है।

यही पटना साहिब में 22 दिसंबर 1666 ईसवीं को गुरू गोविन्द सिंह जी महाराज का जन्म हुआ। उस समय गुरु तेगबहादुर जी ढ़ाका में थे, जहां कि उनको पटना से गोविन्द राय जी के जन्म का संदेश मिला। (गोविन्द राय, गुरु गोविन्द सिंह जी के बचपन का नाम था)। गुरु तेगबहादुर जी ने बहुत खुशियां मनाई। गुरु गोविन्द सिंह जी महाराज ने अपने बचपन के लगभग 7 वर्ष पटना साहिब में बिताएं, और पटना वासियों को अपनी बाल लीलाओं का सुख दिया। वे अपने नन्हे नन्हें पैरों की अमिट छाप इस भूमि पर छोड़ गए। जहाँ जहां उन्होंने अपने पैरो की अमिट छाप छोडी व बाल लीलाएं की व स्थान वर्तमान मे पूज्यनीय बन गए। और वर्तमान वहां वहां संगत द्वारा भव्य गुरूद्वारे बनाए गए। जिनमें से पटना साहिब में स्थित कुछ प्रमुख गुरूद्वारों का वर्णन हम नीचे करेंगे।

पटना साहिब का यह मुख्य गुरूद्वारा है। इसी स्थान पर गुरु गोविन्द सिंह जी का जन्म हुआ था। गुरूद्वारा हरमंदिर साहिब का निर्माण महाराजा रंजीत सिंह ने करवाया था। यह पांच मंजिली एक भव्य इमारत है। इमारत के नीचे तहखाना है। ग्राउंड फ्लोर जन्म स्थान में गुरु ग्रंथ साहिब, दशम ग्रंथ, गुरु जी के शस्त्र, गुरू गोविन्द सिंह तथा गुरु तेगबहादुर जी के खडाऊं, दसवें पातशाह का 300 वर्ष पुराना चोगा वस्त्र आदि वस्तुएं दर्शनीय है, तथा माता गूजरी का कुआँ है।

पहली मंजिल में साध संगत की ओर से अखंड पाठ रखें जाते है। दूसरी मंजिल पर अजायबघर है। यहां पर तेल चित्र लगे हुए है। तीसरी मंजिल पर अमृतपान तथा विवाह आनंद कारज की व्यवस्था है। गुरूद्व ारे की चौथी मंजिल में पुरातन हस्तलिपि और पत्थर के छाप की पुरानी बडी गुरु ग्रंथ साहिब की प्रति को सुरक्षित रखा गया है। जिस पर गुरु गोविन्द सिंह जी महाराज ने तीर की नोक से केसर के साथ मूल मंत्र लिखा था। इसके दर्शन संक्रांति में कराएं जाते है।

इसके अतिरिक्त पवित्र जन्म स्थान तख्त हरमंदिर गुरूद्वारा में गुरू गोविन्द सिंह जी महाराज का युवा अवस्था में आयल पेंट से तैयार किया हुआ एक चित्र है। तथा चार पांव का छोटा पालना (पंगुडा साहिब) है। इस पर गुरूजी बचपन में बैठा करते थे। यह सोने की प्लेटो से मढ़ा हुआ है। गुरूजी की छोटी तलवार जो बचपन में पहना करते थे, गुरु जी की गुलेल की गोली तथा चार तीर जिनसे घडे फोडते थे, लोहे की छोटी चक्री जो गुरूजी अपने केशो मे धारण करते थे। चंदन की लकडी का कंघा जिससे केश साफ किया करते थे, लोहे का खंडा तथा लोहे के दो चक्र जो दस्तार में सजाया करते थे, गुरूजी के लिए हाथी दांत की बनाई खड़ाऊँ, गुरू तेगबहादुर जी की सन्दल की लकडी के खड़ाऊँ का एक जोडा, गुरु तेगबहादुंर साहिब, गुरू गोविन्द सिंह जी, तथा माता गूजरी जी के हुक्मरानों की एक पुस्तक, भक्त कबीर जी की खड्डी जिससे कपडें बुना करते थे, आदि भी गुरूद्वारा तख्त श्री हरमंदिर साहिब पटना में मुख्य रूप से दर्शनीय है।

यह गुरूद्वारा तख्त हरमंदिर पटना साहिब गुरूद्वारे के उत्तर की ओर थोडी सी दूरी पर है। और गंगा के किनारे पर है। यहां पर गुरु गोविन्द

सिंह जी गंगा के किनारे पर खेलने आया करते थे। और अपने साथियों के साथ यहां गतका बाज, तीर अंदाजी तथा गुलेल के निशानो का अभ्यास किया करते थे। और कश्ती भी चलाया करते थे। इसके अलावा यहाँ आकर गंगा में तैराकी भी किया करते थे।

एक दिन अपने साथियों को जो कि बालक सैनिक फौज बनाई हुई थी, उनको साथ लेकर यहां गंगा पर आकर स्नान करने लगे। और तैरते तैरते बहुत दूर तक चले गए। उनके दूसरे साथियों ने कहा कृ गोविंद राय आप बाहर आ जाएं। क्योंकि गंगा बहुत तेज लहर में है। वहां मौजूद बडे आदमियों ने भी कहा लाल जी बाहर आ जाओ, मगर उनकी आवाज सुनकर गोविंद राय जी ने उत्तर दिया, कि मै गंगा माता कि गोद में खेल रहा हूँ, और गंगा माता मुझे लोरियां दे रही है। इसलिए मैं अभी नही आ रहा हूँ।

यह उत्तर सुनकर सब हैरान रह गए, कि छोटे से बालक को कितना ज्ञान है। थोडी देर के बाद गोविंद सिंह जी गंगा से वापस आ रहे थे, तो उन्होंने अपना सोने का एक कंगन गंगा में फेंक दिया। उसके बाद कपडें पहनकर अपने घर आए तो माता गूजरी जी ने गोविंद राय को अपने पास बुलाया और कहा दृ लाल जी (गुरू गोविंद सिंह की माता प्यार से उन्हें लाल जी कहकर पुकारती थी) इधर आओ और यह बताओ कि तुम्हारे हाथ में जो सोने का कंगन नहीं है, वह कहा है? । गोविंद राय जी ने उत्तर दिया किदृ माता जी खेलते खेलते हाथ से गंगा नदी में गिर गया, हमें ढूंढने पर भी नहीं मिला। आप चलकर वह कंगन नदी से निकलवा दीजिये। बालक की यह बात सुनकर माता गूजरी तैयार हो गई, और अपने भाई कृपाल सिंह और बहुत सी संगत साथ लेकर गोविंद राय जी के साथ कंगन ढूढने के लिए गंगा किनारे आ गई।

और गंगा के किनारे खडे होकर माता गूजरी जी ने अपने लाल गोविंद राय जी से पूछा बेटा जी, वह कंगन कहा गिरा था, हम उसको निकलवा देते है।

तब गोविन्द राय जी ने अपने दूसरे हाथ का कंगन उतार कर वह भी गंगा जी में फेंक दिया, और कहने लगे माता जी– जहाँ यह कंगन गिरा है, वहीं पहला कंगन भी है।

माता जी हैरान होकर कहने लगी– लाल जी मै तो एक कंगन ढुंढवाने के लिए आयी थी, मगर आपने दूसरा भी फेंक दिया।

गोविन्द राय जी ने उत्तर दियादृ कि माता जी जहाँ एक कंगन निकलवाना था। वहीं दूसरा भी निकलवा लेना!। घाट पर दो मल्लाह किश्ती लगा कर बैठे थे। माताजी ने उनको कहा कि भाई आप हमारे दोनों कंगन निकाल दीजिए। और दोनों मल्लाह माताजी का हुकुम मानकर गंगा जी में उतरे तो गोविंद राय ने कहा कि भाई हमारे कंगनों को छेडना मत!।

मल्लाहों ने गंगा जी में गोता लगाया और देखा कि नदी में कंगनों के ढेर पडे हुए है, ओर चारों तरफ कंगन ही कंगन दिखाई पड़ते है। उनमें से कुछ कंगन निकालकर माता गूजरी के आगे ढेरी लगा दी, और कहा माता जी इनमें से अपने कंगनों को पहचान लिजिए। तै माता जी ने कहा कृ कि भाई इन कंगनों नदी में ही फेंक दो! क्योंकि लालजी ने यह कोई कौतुक खेला है। माता जी ने गोविंद सिंह जी से पूछा बेटा तुमने अपने कंगन नदी में किस लिए फेंक दिए थे। इस बात का वर्णन करो!।

गोविंद सिंह जी ने माता को उत्तर दियादृ कि ये कंगन मेरी मौत की निशानी थी, क्योंकि मुगलों का जमाना है, हमें पकड़ कर कोई मार देता या गंगा मे फेंक देता और कंगन उतारकर ले जाता तो, न तो आप को कंगन ही मिलते और न लाल जी, दोनों मे से कोई नहीं मिलता इसलिए अपनी मौत को गंगाजी में फेंक दिया। इस बात को सुनकर माता जी हैरान हो गई और यह कौतुक देखकर सब समझ गए कि गोविंद राय जी ने कंगन नदी में फेंक कर माया का त्याग प्रकट किया है। इसी गंगा घाट पर आज एक गुरूद्वारा बना हुआ है। जो पटना साहिब की यात्रा में मुख्य रूप से दर्शनीय है।

गुरूद्वारा बाललीला

पटना साहिब में यह गुरूद्वारा भी तख्त हरमंदिर साहिब गुरूद्वारे के पास ही स्थित है। यहां पर भी गुरु गोविंद सिंह जी ने अपने बचपन में चमत्कार किए थे। इस गुरूद्वारे को "मैनी संगत" भी कहा जाता है। फतहचन्द मैनी एक स्थानीय राजा था। उनकी कोई संतान नहीं थी।

गोविंद राय जी अपने साथियों के साथ खेलते खेलते प्रतिदिन उसके महल में जाते थे। रानी प्रतिदिन भगवान के आगे गोविंद राय जैसा बालक संकल्प करती हुई प्रार्थना करती थी।

एक दिन गोविंद राय जी अंतर्यामी रानी की गोद में जाकर बैठ गए, और मां कहकर पुकारा!। रानी तृप्त हुई और उन्होंने गोविंद राय जी को धर्मपुत्र स्वीकार कर लिया। एक दिन गोविन्दा राय जी को खेलते खेलते भूख लगी थी। तब रानी ने उबले हुए चने तथा पुरी खिलाई। धर्मपुत्र बनने के नाते गुरू गोविंद सिंह जी ने राजा फतहचन्द मैनी परिवार को हमेशा के लिए अमर दान दिया। इस गुरूद्वारे में आज भी चने का प्रसाद मिलता है। गुरूद्वारा बहुत ही सुंदर ढंग से बनाया गया है। यहां दर्शनीय वस्तुओं मे खीमखाप का जूता जो गुरूजी बाल अवस्था मे पहना करते थे, करौंदे का वृक्ष, जिसके बारें मे कहा जाता है कि यहा गुरूजी ने दतवन गाडी थी, उसी से यह वृक्ष हो गया, और आज भी हरा भरा रहता है।

गुरूद्वारा गुरू का बाग

पटना साहिब मे यह गुरूद्वारा तख्त हरमंदिर साहिब गुरूद्वारे से 6–7 किमी पूरब की ओर स्थित है। यहां पर स्थानीय नवाब रहीम बक्श तथा करीम बक्श दो भाइयों का बाग था। जोकि बिल्कुल सूखा पडा था। श्री गुरु तेगबहादुर जी ने आसाम से वापिस लौटते हुए, इस बाग में आकर डेरा डाला था। गुरू जी के डेरा डालते ही सूखा बाग हरा भरा हो गया। जब दोनों भाईयो को इसकी सूचना मिली कि किसी संत महापुरुष के आने पर बाग हरा भरा हो गया है, तो वे दोनों भाई अपने दरबारियों के साथ वहां पहुंचे, और उन्होंने यह बाग गुरूजी के नाम कर दिया।

इसी बाग में गुरू गोविंद सिंह जी पहली बार अपने पिता गुरू तेगबहादुर जी से मिले थे। इस बाग में एक कुआँ है, जिसमें से गुरू तेगबहादुर जी ने एक साधु का कमंडल और आसन निकाल कर उसका भ्रम दूर किया था। और इस पवित्र कुएँ को वरदान दिया था कि श्रृद्धालु स्त्रियों के इस कुएँ के जल में स्नान करने से उनकी कोख हरी होगी। वर्तमान मे यहां पर एक बहुत सुंदर स्वच्छ निर्मल जल का सरोवर बना हुआ है। जिसके चारो ओर पक्की सीढियां बनी है। कुएँ के जल को पम्प द्वारा इस सरोवर मे भरा जाता है। संगत और श्रृद्धालु इस कुएँ में स्नान

करते है। महिलाओं के स्नान करने के लिए इस सरोवर में महिला स्नान गृह भी बना हुआ है।

यहां बैसाख शुदी सप्तमी को हर साल गुरु पर्व बडी धुमधाम से मनाया जाता है। यहां हर महीने शुदी सप्तमी का भी स्नान करने का बडा महत्व माना जाता है। क्योंकि इसी दिन बाल गोविंद सिंह जी पहली बार अपने पिता गुरु तेगबहादुर से यहां पर मिले थे। यहां पर निर्मित गुरूद्व ारा बहुत ही सुंदर है। तथा बाग में आम, अमरूद, केले के वृक्ष है। यहां एक इमली का पेड़ भी है। जिसके नीचे गुरु तेगबहादुर आकर बैठे थे। गुरूद्वारे के ठीख सामने एक नीम का पेड़ भी है, जिसके बारे मे कहा जाता है कि यहां गुरु जी ने अपनी दातुन को गाड़ दिया था, जो आज वृक्ष के रूप मे है।

गुरूद्वारा गाय घाट

पटना साहिब के दर्शनीय स्थलों में गुरूद्वारा गाय घाट भी महत्वपूर्ण स्थथान रखता है। यह गुरूद्वारा तख्त हरमंदिर साहिब से लगभग 5–6 किमी पश्चिम की ओर स्थित है। तख्त हरमंदिर साहिब से प्रथम स्थान यह गुरूद्वारा गाय घाट बडी संगत है। प्रथम गुरु नानकदेव जी और गुरु तेगबहादुर जी का पहला गुरूद्वारा है। यह गाँव विशम्भरपुर था। जयतामल भगत, गुरू नानकदेव जी का शिष्य था। उसके पास नानकदेव जी आकर रहे थे, उस समय शिष्य भक्त जयतामल की उम्र 350 वर्ष की थी। भक्त जयतामल ने गुरू नानकदेव जी से प्रार्थना की, कि मै इतना वृद्ध हो गया हूँ, कि अपना क्रियाक्रम भी नहीं कर सकता, मुझे मुक्ति देने की कृपा करे।

गुरू नानकदेव जी ने कहादृ कि अभी तुम्हारा संसारिक सुख भोगना बाकी है। गुरू तेगबहादुर नौवां जामा आयेगा और उनके दर्शन के बाद तुम्हें मुक्ति होगी। गुरू तेगबहादुर का रूप मेरे समान होगा और इसी स्थान पर दर्शन होगें। गुरूजी ने भक्त के स्नान के लिए गंगा को गऊ रूप में पैदा किया। जिससे इस स्थान का नाम गऊ घाट पड़ गया।

जब नौवां जामा गुरू तेगबहादुर जी तीर्थ यात्रा करते हुए परिवार सहित जयतामल के पास पहुंचे तो उन्होंने द्वार पर खडे होकर आवाज

दी। द्वार खोलो गुरू साहब खडे है। तब अंदर से उत्तर मिला कि गुरू साहिब के लिए द्वार क्या खोले वे तो स्वयं आ जायेंगे। उसी समय एक छैटी सी खिडकी खुली थी, उसी रास्ते से छोटा सा रूप धारण कर घोडे पर सवार हुए गुरू साहब अंदर आ गए। उन्होंने एक लकडी का खूंटा गाड कर अपने हाथ से घोडा बांधा।

गुरू नानकदेव जी की गद्दी पर बैठकर और गुरू नानकदेव जी के सदृश्य होकर भक्त जयतामल जी को दर्शन दिए। तत्पशचात मुक्ति दी और शिष्य का मृतक संस्कार किया। इसी मकान की नीव रखकर अपना घर गुरूद्वारा बनाया।

उस समय राजा बिशुन सिंह का बेटा मान सिंह योधपुर आसाम से गुरू साहब के पास सहायता के लिए आए थे। राजा बिशुन सिंह, गुलजार खां सुबेदार के पास विशम्भरपुर में ठहरा था। उस वक्त गुरू साहब के दरबार में बढ़ई लगें हुए थे। गुरू साहब ने उनको इमारती लकडी के दो खम्भों को अपनी शक्ति से छोटा बडा करके दिखाया। लेकिन बढ़ई इस इमारती लकडी को काम में नहीं लाया। क्योंकि इस लकड़ी में शक्ति हो गई थी। गुरु साहब ने उन लकड़ियों को वर दिया कि जो रोगी इस स्थान पर आकर श्री थम्भ साहिब के गले लगेगा उस रोगी का रोग नाश हो जाएगा और मन वांछित फल मिलेगा। वर्तमान मे भी यह प्रत्यक्ष है। और दोनों लकडियाँ मौजूद है। जिन्हें श्री थम्भ साहिब के नाम से जाना जाता है। और कितने ही श्रृद्धालु प्रतिदिन थम्भ साहिब के गले लगकर मन वांछित फल पाते है, तथा रोगों से मुक्त हो जाते है।

ठहरने की व्यवस्था

गुरूद्वारा तख्त हरमंदिर साहिब मे निःशुल्क तीन दिन ठहरने की व्यवस्था है। यहां लगभग 200 कमरे है। पटना साहिब गुरूद्वारा रूम बुकिंग, पटना साहिब आनलाइन रूम बुकिंग के लिए आप takhat patna sahib.in पर जाकर ऑनलाइन रूम बुक कर सकते है। इसके यहां यहां काफी संख्या में होटल और धर्मशालाएं है भी है। पटना साहिब में भोजन के लिए गुरू के लंगर की भी अच्छी सुविधा है।

तख्त श्री दमदमा साहिब

श्री गुरू गोविंद सिंह जी इस स्थान से जब हजूर साहिब की ओर चले तब इस स्थान का मुख्य प्रबंधक बाबा दीप सिंह जी को बनाया गया था। बाबा दीप सिंह जी ने बहुत लम्बे समय तक इस स्थान की सेवा की। इस सेवा के दौरान ही बाबा जी ने श्री गुरू साहिब जी के पावन स्वरूप अपनी देखरेख में लिखवाये। जिससे दमदमा साहिब सिक्ख लेखो तथा ज्ञानियों की टकसाल की पहचान के रूप मे प्रसिद्ध हुआ।

इस पवित्र ऐतिहासिक स्थान को सिक्खों का पांचवाँ तख्त होने का मान और सत्कार हासिल है। तख्त दमदमा साहिब की मौजूदा आलीशान इमारत का निर्माण 1965–66 ईसवी में हुआ था। इस ऐतिहासिक स्थान का प्रबंध शिरोमणि गुरूद्वारा प्रबंधक कमेटी, अमृतसर के पास 1960 में आया।

तख्त श्री दमदमा साहिब का क्षेत्रफल 30– 35 एड़ में फैला हुआ है। तख्त श्री दमदमा साहिब में सुबह शाम ऐतिहासिक वस्तुओं के दर्शन संगत को करवाये जाते है। जिसमें गुरू तेगबहादुर जी की तलवार, गुरू साहिब की निशाने वाली बंदूक, बाबा दीप सिंह जी का तेगा (खण्डा)। गुरूद्वारे मे प्रवेश के लिए मुख्य मार्ग से तीन बड़े बड़े प्रवेश द्वार पार करने के बाद मुख्य गुरूद्वारा दमदमा साहिब में पहुंचते हैं। यहां दरबार साहिब लगभग 100 फुट लम्बा और 60 फुट चौड़ा है। दरबार साहिब 5 फुट ऊंची जगती पर विराजमान है। नीले रंग का कढ़ाईदार मखमल का चंदोरा अत्यंत शोभायमान है। दरबार के गोल खंभों पर सोने का पत्तर चढा हुआ है। दरबार साहिब के बीचोबीच श्री गुरू ग्रंथ साहिब विराजमान है।

मुख्य ग्रंथी लगातार चंवर ढुलाते रहते है। नीचे बैठे रागी वाद्ययंत्रों के साथ चौबीस घंटे गुरूवाणी का पाठ करते रहते है। परिक्रमा मार्ग में संगत बैठकर गुरूवाणी का पाठ सुनती है। सम्मपूर्ण दरबार हाल पंखों एवं ए.सी से सुसज्जित है। दरबार हाल का बड़ा झूमर अत्यंत विशाल और आकर्षक है।

भूतल से 12 सीढियां चढ़ने के बाद मुख्य जगती पर पहुचते है। भूतल से 6 फुट ऊंची जगती पर लगभग 2.5 एकड का प्लेटफार्म बना

है। प्लेटफार्म पर कीमती संगमरमर लगाया गया है। प्लेटफार्म के चारों ओर सुंदर पुष्पों के पौधे है।

दमदमा साहिब में यात्रियों के ठहरने तथा लंगर आदि का प्रबंध बहुत ही अच्छा है। गुरू नानकदेव जी एवं गुरू गोविंद सिंह जी का प्रकाशोत्सव, गुरू ग्रंथ साहिब जी का सम्मपूर्णता दिवस, तथा खालसे की साजना दिवस, वैशाखी बडे स्तर और धूमधाम से मनाये जाते है। जिसमे हजारों श्रद्धालु तथा इसके अलावा प्रतिदिन बड़ी संख्या में श्रद्धालु यहा आते है। और गुरू जी की चरण रज प्राप्त कर गुरूधाम की यात्रा करते है।

ईसाई धर्म स्थल

कैथोलिक गिरजाघर

कैथोलिक गिरजाघर, जिसे रोमन कैथोलिक गिरजाघर के रूप में भी जाना जाता है, दुनिया का सबसे बड़ा ईसाई गिरजाघर है, दावे के अनुसार इसके सौ करोड़ से अधिक सदस्य हैं।उनके नेता पोप हैं जो धर्माध्यक्षों के समुदाय के प्रधान हैं। यह पश्चिमी और पूर्वी कैथोलिक गिरजाघरों का एक समागम है, यह अपंने लक्ष्य को यीशु मसीह के सुसमाचार फैलाने, संस्कार करवाने तथा दयालुता के प्रयोग के रूप में परिभाषित करता है।

गिरजाघर दुनिया के सबसे पुराने संस्थानों में से है और इसने पस्चिमी सभ्यता के इतिहास में एक प्रमुख भूमिका निभाई है। यह मानना है कि इसे यीशु मसीह के द्वारा स्थापित किया गया था, कि इसके धर्माध्यक्ष धर्मदूतों के उत्तराधिकारी हैं और कि संत पीटर के उत्तराधिकारी के रूप में पोप को एक सार्वभौमिक प्रधानता प्राप्त है।

गिरजाघर के सिद्धांतों को सार्वभौम सभाओं द्वारा परिभाषित किया गया है तथा गिरजाघर का कहना है कि पवित्र आत्मा के मार्गदर्शन से वह विश्वास और नैतिकता पर अपनी शिक्षाओं को अचूकता से परिभाषित कर सकता है। कैथोलिक पूजा यूकेरिस्ट पर केंद्रित है जिसमें गिरजाघर सिखाता है कि रोटी और शराब यीशू मसीह के शरीर और रक्त में अलौकिक रूप से रूपांतरित हैं।

गिरजाघर माता मरियम के प्रति विशेष श्रद्धा रखता है। मरियम के संबंध में कैथोलिक मान्यताओं में उनका मूल पाप के दाग बिना निर्मल गर्भधारण तथा उनके जीवन के अंत में स्वर्ग में शारीरिक धारणा शामिल हैं।

कैथोलिक ईसाइयों का मानना है कि मसीह पूर्व विधान की मुक्तिदायिनी भविष्यवाणियों के मसीहा है। एक ऐसी घटना जिसे अवतार के रूप में जाना जाता हैं, जिसके बारे में गिरजाघर बताता हैं कि पवित्र आत्मा की शक्ति के माध्यम से, परमेश्वर मानव प्रकृति के साथ एकजुट हो गये, जब मसीह कुमारी माता मरियम के गर्भ में आये. इसलिए, मसीह को पूरी तरह से दिव्य और पूरी तरह से मानव दोनों माना जाता है। यह सिखाया जाता है कि पृथ्वी पर मसीह का मिशन, जिसमें लोगों को उनकी शिक्षाओं के बारे में बताना और उन्हें स्वयं का उदाहरण प्रदान करना शामिल है, जैसा कि चार धर्म उपदेशों में दर्ज हैं।

मरियम की प्रार्थनाएं और भक्ति कैथोलिक धार्मिकता का हिस्सा हैं, लेकिन परमेश्वर की पूजा से पृथक रहे हैं। गिरजाघर मेरी को नित्य कुमारी और परमेश्वर की माता के रूप में विशेष आदर प्रदान करता है। मरियम के संबंध में कैथोलिक विश्वासों में मूल पाप के दाग के बिना पवित्र गर्भाधान तथा जीवन के अंत में शारीरिक धारणा के साथ स्वर्ग में स्थान शामिल हैं, जिन दोनों को ही 1854 में पोप पायस नवम तथा 1950 में पोप पायस बारहवें ने सिद्धांत के रूप में अचूकता से परिभाषित किया था।

मरीओलोजी न केवल उनके जीवन के बारे में बल्कि उनके दैनिक जीवन में पूजा, प्रार्थना और मेरियन कला, संगीत और वास्तुकला पर विस्तार से प्रकाश डालती है। गिरजाघर वर्ष के दौरान अनेक मैरियन मरणोत्तर भोज का आयोजन किया जाता हैं और उन्हें अनेक उपाधियों, जैसे कि, स्वर्ग की रानी आदि से विभूषित किया जाता हैं। पोप पॉल षष्ठम ने उन्हें गिरजाघर की मां कहकर पुकारा, क्योंकि यीशु मसीह को जन्म देने के कारण वह यीशु के शरीर से जुड़े सभी सदस्यों की अध्यात्मिक माँ हुई। उनके द्वारा यीशु के जीवन में प्रभावशाली भूमिक निभाने की वजह से जैसे कि, प्रार्थना और भक्ति, माला, जय हो मेरी, साल्वे रेजाइना और मेमोरारे सामान्य कैथोलिक व्यवहार हैं।

गिरजाघर ने कुछ मेरियन की आभासी छाया की विश्वसनीयता की पुष्टि की हैं, जैसे कि अवर लेडी ऑफ लूर्डेस, फातिमा, ग्वाडालूपख195, और विस्कोंसिन, अमेरिका में लेडी ऑफ गुड होप तीर्थ। इन तीर्थस्थलों की यात्राएं लोकप्रिय कैथोलिक भक्तियां हैं।

पाप कर्म में शामिल होने को मसीह के विपरीत होना माना जाता है, एक व्यक्ति की परमेश्वर से समानता को कमजोर करना और उनकी आत्मा को उनके प्रेम से दूर करना माना जाता हैं। पापों की श्रंखला, जिसमें कम गंभीर क्षम्य पापों से लेकर अधिक गंभीर नश्वर पाप जो कि परमेश्वर के साथ एक व्यक्ति के रिश्ते को खत्म करता हैं, शामिल हैं। गिरजाघर सिखाता है कि मसीह का जुनून (पीड़ा) और उनको सलीब पर चढ़ाये जाने के प्रति प्रेम, सभी लोगों के लिए अपने पापों से मुक्ति और क्षमा प्राप्ति का एक अवसर हैं, ताकि परमेश्वर से मिलाप हो सके.ख199, कैथोलिक विश्वास के अनुसार, यीशु के जी उठने, ने मनुष्यों के लिए एक संभव आध्यात्मिक अमरता प्राप्त की, जो पहले मूल पापों की वजह से उन्हें नहीं दी गई थी। परमेश्वर के साथ मिलन और मसीह के शब्दों और कर्मों का पालन करके, गिरजाघर का मानना है कि कोई परमेश्वर के राज्य में प्रवेश कर सकता है, जो कि ... लोगों के दिलों और जीवन पर... परमेश्वर का राज है।

कैथोलिकों का विश्वास हैं कि पुष्टिकरण संस्कार के माध्यम से पवित्र आत्मा को प्राप्त करते हैं और बप्तिस्मा के समय प्राप्त होने वाला आशीर्वाद सशक्त होता है। ठीक से पुष्टि के लिए कैथोलिकों को अनुग्रह की अवस्था में होना चाहिए, जिसका अर्थ हैं कि वे स्वीकार नहीं किये जाने वाले नैतिक पापों के विरूद्ध सचेत रहेंगे। उन्हें पुष्टिकरण के लिए अध्यात्मिक रूप से तैयार रहना चाहिए, साथ ही अध्यात्मिक सहायता के लिए एक प्रायोजक चुनकर, एक संत का उनके विशेष संरक्षण और हिमायत के लिए चुनाव करना चहिये। पूर्वी कैथोलिक गिरजाघरों में, बपतिस्मा, जिसमें पुष्टिकरण के तुरंत बाद शिशु बपतिस्मा किया जाता हैं– जिसे इसाईकरण (क्रिस्मेसन) के नाम से जाना जाता है।– और परम कृपा का अभिनन्दन माना जाता हैं।

बपतिस्मा के बाद, कैथोलिक प्रायश्चित के संस्कार के माध्यम से

अपने पापों के लिए क्षमा प्राप्त कर सकते हैं। इस संस्कार में, व्यक्ति एक पादरी के समक्ष अपने पापों को स्वीकार करता हैं, जो तब सलाह प्रदान करता है और एक विशेष प्रकार का प्रायश्चित करने के लिए कहता है। तदुपरांत पादरी मुक्ति की घोषणा करता है और औपचारिक रूप से व्यक्ति के पापों को क्षमा कर देता है। पादरी को मना किया गया है,– बहिष्कार के दंड के अंतर्गत किसी भी पाप या बयान के प्रकटीकरण के तहत सुनी गई बातों को प्रकट करने से, पापी द्वारा अपने पापों को स्वीकार करने और क्षमा प्राप्त करने के बाद उसे एक क्षमा पत्र गिरजाघर द्वारा प्रदान किया जा सकता हैं। एक क्षमा पत्र नरक में मिलने वाले पापों (जिसे समग्र क्षमा पत्र के नाम से जाना जाता हैं) से आंशिक या पूर्ण रूप से छूट दिला सकता हैं।

गिरजाघर सिखाता है कि, मृत्यु के तुरंत बाद, प्रत्येक व्यक्ति की आत्मा के बारे में परमेश्वर की ओर से एक विशेष निर्णय प्राप्त होगा जो कि व्यक्ति के सांसारिक जीवन के कर्मों के आधार पर होगा, यह शिक्षण इस बात को इंगित करता हैं कि एक दिन जब मसीह समस्त मानव जाति के लिए सार्वभौमिक न्याय करेंगे. यह अंतिम निर्णय, गिरजाघर शिक्षण के अनुसार, मानव इतिहास का अंत लाने के लिए और एक नए और बेहतर स्वर्ग और पृथ्वी पर परमेश्वर के धर्म–शासन की शुरुआत का प्रतीक होगा, देवदूत मैथ्यू के विस्तृत वर्णन के आधार पर प्रत्येक व्यक्ति की आत्मा के बारे में निर्णय लिया जायेगा, माना जाता है मैथ्यू के सुसमाचार में निम्नतम लोगों द्वारा किये गये दया के कार्यों को भी शामिल किया जायेगा, मसीह के शब्दों पर जोर देते हुए, ष्हर कोई जो मुझसे कहते हैं, श्हे प्रभु, हे प्रभु, 'स्वर्ग के राज्य में प्रवेश नहीं कर सकेंगे, लेकिन वह कर सकता हैं जिसके बारे में मेरे पिता इच्छा करेंगे जो स्वर्ग में है।

सेंट फ्रांसिस चर्च

फोर्ट कोच्चि में वर्ष 1503 में बनी सेंट फ्रांसिस चर्च भारत में सबसे पुरानी यूरोपीय चर्च मानी जाती है, लेकिन इसका धार्मिक के साथ–साथ ऐतिहासिक महत्व भी है। यह भारत में यूरोपीय औपनिवेशिक प्रभुत्व के शुरुआती कदमों का साक्ष्य भी है। भारत आए प्रसिद्ध पुर्तगाली यात्री वास्को डी गामा की मृत्यु 1524 में कोच्चि में ही हुई थी। उन्हें शुरू में

इसी चर्च में दफनाया गया था, लेकिन 14 साल बाद उनके अवशेष यहां से निकालकर लिस्बन ले जाए गए। वास्को डी गामा तत्कालीन कालीकट के निकट कप्पड़ में 1498 में पहुंचे थे। कोचीन के राजा की इजाजत से उन्होंने कोचीन पोर्ट का निर्माण किया और फोर्ट के भीतर ही लकड़ी से बनी एक चर्च का निर्माण किया गया, जो संत बार्थोलोम्यू को समर्पित थी। वर्ष 1506 में इस चर्च की इमारत को लकड़ी की जगह पत्थर से पुनरू बनाने की इजाजत दे दी गई। 1516 में यह बनकर तैयार हुई और तब उसे सेंट एंथनी को समर्पित कर दिया गया। 1663 के बाद यह डच शासकों के कब्जे में आ गई और 1803 के बाद अंग्रेजों के नियंत्रण में। उसके बाद ही इसका नाम सेंट फ्रांसिस के नाम पर रखा गया।

सांता क्रूज कैथेड्रल

सांता क्रूज बैसिलिका, केरल के फोर्ट कोच्चि में के.बी याकूब रोड पर स्थित एक रोमन कैथोलिक कैथेड्रल है जो केरल के बेहतरीन और प्रभावशाली चर्चों में से एक है। सेंट फ्रांसिस चर्च के पास स्थित करीब यह प्रधान गिरजाघर कोचीन के सूबे में अंतर्गत मुख्य चर्च है। यह कैथेड्रल भारत में सबसे पुराने चर्चों में से एक है और साथ ही यह देश में मौजूद आठ बैसिलिकाओं में से भी एक है।

इस गिरजाघर का निर्माण पहली बार पुर्तगाली वायसराय, फ्रांसिस्को डी अल्मीडा द्वारा करवाया गया था जब वह सन 1505 में कोच्चि पहुंचे थे। उन्होने कोच्चि के राजा से उस समय पत्थर और मोर्टार का उपयोग कर एक चर्च भवन का निर्माण करने के लिए अनुमति ली थी। सांताक्रूज चर्च की नींव का पत्थर 3 मई 1505 को रखा गया था जिस दिन होली क्रॉस के आविष्कार की दावत का दिन भी था इसलिए इस चर्च का नाम सांताक्रूज रखा गया।

सांता क्रूज कैथेड्रल का इतिहास

सन 1558 में सांताक्रूज चर्च को ष्कैथेड्रलष का नाम दिया गया, सन 1663 में जब डच ने कोच्चि के ऊपर विजय प्राप्त की थी तब उन्होंने सभी कैथोलिक इमारतों को नष्ट कर दिया था लेकिन केवल सेंट फ्रांसिस चर्च और कैथेड्रल बच गया था। सन 1795 में ब्रिटिशर्स ने इस कैथेड्रल को

तुड़वा दिया था। तकरीबन सौ साल बाद फिर बिशप डी जोआओ गोम्स फरेरा जो कोचीन पहुंचे थे ने इस कैथेड्रल को दोबारा खड़ा करने की पहल की और इस का निर्माण शुरू करवाया। पॉप जॉन पॉल द्वितीय ने 1984 में इसे बेसोलिका का दर्जा दिया

कैथेड्रल चर्च ऑफ द रिडेम्पशन

नई दिल्ली में स्थित यह गिरजाघर वायसराय चर्च के नाम से भी जाना जाता है साथ ही यह गिरजाघर भारत के सबसे सुंदर और शानदार गिरजाघरों में से एक है। कैथेड्रल चर्च ऑफ द रिडेम्पशन उत्तर भारत के दिल्ली सूबे के अंतर्गत आने वाले चर्चों का एक हिस्सा है।

कैथेड्रल चर्च ऑफ द रिडेम्पशन का निर्माण कार्य सन 1927 में शुरू किया गया था और यह सन 1935 में बनकर तैयार हो गया था। सन 1936 में यह गिरजाघर आम लोगों के लिए शुरू कर दिया गया था। इस गिरजाघर की इमारत को हेनरी मेड द्वारा डिजाइन किया गया था। इस गिरजाघर को इस तरीके से बनाया गया था कि भीषण गर्मी के दिनों में भी यह ठंडा रहता है।

इस गिरजाघर में खूबसूरत घुमावदार उच्च मेहराब और नाजुक गुंबद हैं जिसने इस समय के तत्कालीन वायसराय लॉर्ड इरविन का दिल जीत लिया था। इस गिरजाघर के निर्माण के पीछे सारा बल लॉर्ड इरविन का था। इरविन ने उस समय यहां के पूर्वी छोर पर एक तस्वीर प्रस्तुत की थी और एक चांदी का क्रॉस भी इस चर्च को भेंट किया था। कैथेड्रल चर्च ऑफ द रिडेम्पशन ईसाई समुदाय में शिक्षा और स्वास्थ्य के क्षेत्र में गतिविधियों द्वारा मदद के कार्य करता है। कई स्कूल, कॉलेज और अस्पताल इसके सूबे के अंतर्गत चलते हैं।

10

मरूस्थलीय पर्यटन

मरुस्थल या 'रेगिस्तान' को भुगोलशास्त्र के अनुसार ऐसी स्थलाकृति के रूप में परिभाषित किया गया है, जहाँ वर्षा, बौछार, हिम, बर्फ आदि रूपों में, बहुत कम लगभग 250 मि.मी. तक होती है। एक और परिभाषा के अनुसार रेगिस्तान या मरुस्थल एक बंजर, शुष्क क्षेत्र है, जहाँ वनस्पति नहीं के बराबर होती है, यहाँ केवल वही पौधे पनप सकते हैं, जिनमें जल संचय करने की अथवा धरती के बहुत नीचे से जल प्राप्त करने की अद्‌भुत क्षमता हो। यहाँ पर उगने वाले पौधे जमीन के काफी नीचे तक अपनी जड़ों को विकसित कर लेते हैं, जिस कारण नीचे की नमी को ये आसानी से ग्रहण कर लेते हैं। मिट्टी की पतली चादर, जो वायु के तीव्र वेग से पलटती रहती है और जिसमें कि खाद–मिट्टी प्रायः का अभाव होता है, वह उपजाऊ नहीं होती। इन क्षेत्रों में वाष्पीकरण की क्रिया से वाष्पित जल, वर्षा से प्राप्त कुल जल से अधिक हो जाता है, तथा यहाँ वर्षा बहुत कम और कहीं–कहीं ही हो पाती है। अंटार्कटिका क्षेत्र को छोड़कर अन्य स्थानों पर सूखे की अवधि एक साल या इससे भी अधिक भी हो सकती है। इस क्षेत्र में बेहद शुष्क व गर्म स्थिति किसी भी पैदावार के लिए उपयुक्त नहीं होती है।

थार मरुभूमि

भारत में थार मरुभूमि का अधिकांश हिस्सा राजस्थान के पश्चिमी भाग में है। गुजरात के पूरे कच्छ और कई अन्य जिलों का कुछ–कुछ

हिस्सा रेगिस्तानी है। पंजाब के भटिंडा और फिरोजपुर तथा हरियाणा के हिसार और महेंद्रगढ़ जिलों का कुछ–कुछ हिस्सा भी रेगिस्तानी है। थार के करीब 60 फीसदी हिस्से पर कम या ज्यादा खेती की जाती है, करीब 30 फीसदी हिस्से पर वनस्पतियाँ हैं, पर यह मुख्यतः चारागाह के रूप में ही काम आता है। इसके पूर्वी हिस्सों में सालाना औसत 500 मिमी. पानी बरसता है तो पश्चिम में 100 मिमी पर यह पानी भी बहुत व्यवस्थित ढंग का नहीं होता। किसी साल बहुत–ज्यादा पानी पड़ गया तो किसी साल एकदम नहीं। सो, खेती बहुत ही मुश्किल है और हर दस में से चार साल सूखा रहता है। मरु क्षेत्र के अधिकांश हिस्से में चार–पाँच महीने तेज हवाएँ चलती हैं। गर्मियों में रेतीले तूफान बहुत आम हैं।

पर इस इलाके में मौजूद हरियाली, भले ही वह कितनी भी कम क्यों न हो, विविधता भरी है। यहाँ करीब 700 किस्म के पेड़–पौधे पाये जाते हैं जिनमें से 107 किस्म की तो घास ही है। इनकी जड़ें बहुत अन्दर तक जाती हैं और ये प्रतिकूल जलवायु में भी जीवित रहने और अनुकूल मौसम होते ही ज्यादा–से–ज्यादा प्राण तत्व–पानी और अन्य पोषक तत्व–ले लेने में सक्षम हैं। स्थानीय घास की एक विशेषता असंख्य बीज पैदा करते जाना भी है। यहाँ की ज्यादातार पैदावार पौष्टिकता और लवणों से भरी है। इसके साथ ही थार क्षेत्र को सबसे उन्नत किस्म के कुछ पशुओं का 'वरदान' भी मिला हुआ है। देश के ऊन का 50 फीसदी हिस्सा यहीं होता है और उत्तर भारत में श्रेष्ठ किस्म के बैल यहीं से जाते हैं।

पर थार क्षेत्र की खेती और जमीन का अन्य उपयोग बरसात पर ही टिका है। बरसात अच्छी हुई तो अधिक जमीन पर फसल लगती है। चारे की भरमार हो जाती है। भविष्य के लिये भी चारा भूसा सम्भालकर रख लिया जाता है। बरसात का पानी जमीन के अन्दर बनी कुंडियों में सहेज लिया जाता है। चूँकि बरसात की मर्जी का बहुत भरोसा नहीं होता, इसलिये यहाँ मिश्रित खेती विकसित हुई है। यहाँ लोग और पशु एक–दूसरे के काम आते हैं।

1. राजस्थान

भारत के पश्चिम–उत्तरी क्षेत्र में स्थित राजस्थान रजवाड़ों का प्रदेश है। अरावली पर्वत शृंखला इसे भौगोलिक और जलवायु की दृष्टि से दो

भागों में बाँटती है। इसका उत्तर–पश्चिमी भाग थार मरुभूमि का रेतीला मैदान है और पूर्वी हिस्सा मालवा पठार का भाग है। पूर्वोत्तर के भरतपुर और बूँदी जलोढ़ मिट्टी से बने हैं तथा चंम्बल और बाणगंगा नदियों के इलाके हैं।

उत्तर–पश्चिमी राजस्थानी इलाका सुदूर पश्चिम में एकदम शुष्क है तो उत्तर–पश्चिम की तरफ बढ़ते जाने पर अपेक्षाकृत अधिक आबाद और उर्वर इलाके मिलते जाते हैं। कुछ पट्टियों की ज्यादा उर्वर और उपजाऊ जमीन को छोड़ दें तो रेगिस्तान के इलाके में खेती बहुत मुश्किल और बहुत कम है। फिर भी इस इलाके के जोधपुर और जैसलमेर जैसे शहर बहुत ही व्यवस्थित और सुन्दर ढंग से बसाए गए हैं। अरावली पर्वत माला से निकलने वाली लूणी नदी अजमेर से शुरू होकर कच्छ के रण तक जाती है, और इस शुष्क इलाके के काफी बड़े हिस्से की जीवन रेखा–सी है। इसके दोनों किनारों पर काफी गाँव बसे हैं।

राजस्थान का शुष्क इलाका करीब–करीब अनावृष्टि वाला मरु प्रदेश है। कुछ इलाकों में बरसात शायद ही करीब औसत 120 मिमी से ऊपर जाती है। समुद्र तल से पानी लेकर चले बादल गुजरात के काठियावाड़ और ज्यादा–से–ज्यादा अरावली पर्वतमाला की ढलान तक आते–आते अपना पूरा पानी रीता कर चुके होते हैं। इस पूरे इलाके में असाधारण ऊँचाई (करीब 1220 मीटर) पर स्थित माउंट आबू में सालाना औसत 1525–1780 मिमी बरसात होती है। मरु प्रदेश के पश्चिमी इलाके में पानी की इतनी कमी है कि सिंचाई की बहुत विस्तृत व्यवस्था हो ही नहीं सकती और पारम्परिक रूप से यहाँ के लोग कुंडियों और बरसाती जल संचय की अन्य विधियों पर आश्रित रहे हैं।

पश्चिमी राजस्थान, जो मुख्यतः मरुभूमि है, पुराने बीकानेर, जोधपुर और जैसलमेर रियासतों को मिलाकर बना है। जैसलमेर शहर को चारों ओर से चट्टानी पर्वतमाला ने घेर रखा है। शुरुआती ब्रिटिश गजेटियरों से पता चलता है कि इस इलाके में बहुत कम गाँव बसे थे और जो गाँव थे वे एक कुएँ के इर्द–गिर्द बसे कुछ झोपड़ियाँ भर थे। कुओं की गहराई अक्सर 76–122 मीटर होती थी, जबकि एक कुआँ 150 मीटर गहरा भी मिला है। जोधपुर में कुएँ ही पानी का मुख्य स्रोत थे–पीने के लिये भी

और खेत सींचने के लिये भी। कुओं से सींची गई जमीन को चाही कहा जाता था। जोधपुर जिले के पूर्वी हिस्से में कुओं की भरमार थी और वह इलाका ज्यादा उर्वर भी था। यहाँ रबी और खरीफ, दोनों फसलें होती थीं। कुओं से पानी निकालने के लिये कई विधियों का चलन था।

जोधपुर के लिये लूणी एक महत्त्वपूर्ण नदी है। इसके पाट में स्थित रेत पर तरबूज लगाए जाते हैं। पहले जब कभी–कभार बाढ़ आती थी और नदी का पानी बाहर निकलता था तो उसके साथ आई मिट्टी–रेत पर गेहूँ और जौ की खेती की जाती थी। इस सदी के शुरू में अंग्रेज अधिकारियों ने जोधपुर जिले में मौजूद 35 तालाबों की गिनती की थी, जिनमें से 24 खालसा गाँवों में स्थित थे। लूणी और कुहिया नदियों पर बाँध डालकर दो कृत्रिम झीलों–जसवंतसागर और सरदार समंद को भर लिया जाता था। पहले ताल से 8,100 हेक्टेयर जमीन की सिंचाई हो सकती थी, जबकि सरदार समंद 7,290 हेक्टेयर जमीन सींचने में सक्षम था। अधिकांश छोटे ताल–तलैयों की तलहटी में ही गेहूँ की खेती की जाती थी। सरोवरों से निकली नालियों से सींची जमीन नाहरी कहलाती थी। किसान मिलजुल कर अपने खेतों के चारों ओर मिट्टी की बाड़ खड़ी करते थे जिससे पशु अन्दर आकर फसल को बर्बाद न करें। इन मिट्टी के बाड़ों से बरसाती पानी भी रुकता था। तीन महीने तक पानी ठहर जाने से जमीन तर हो जाती थी और वहाँ लगी फसल बाद में बहुत सींचे बगैर भी अच्छी पैदावार देती थी।

1897 के पूर्व बीकानेर में व्यवस्थित सिंचाई वाली कोई बड़ी प्रणाली नहीं थी। तब इस राज के शासकों ने घग्गर सिंचाई नहर और बड़े–बड़े तालाबों का निर्माण कराया। गाँव के लोग पहले से ही कुंडियों और सरों में बरसात का पानी जमा करते हैं जिनका निर्माण खास तरह की मिट्टी में होता था। कुंड–कुंडियाँ ढकी रहती थीं।

मरु प्रदेश के अधिकांश गाँवों में छोटे–छोटे तालाब थे और बरसात ठीक हो तो इनमें पूरे गाँव के पीने लायक सात–आठ महीनों का पानी जमा हो जाता था। अगर कम बरसात हो तो पानी आधे साल से पहले ही खत्म होने लगता था और दूरदराज के गाँवों से लाना पड़ता था। कई बार 20–30 किमी दूर से भी पीने का पानी लाया जाता था। गरीब लोग

आमतौर पर इतनी दूर से पानी नहीं ला पाते थे और अक्सर खारे पानी में ही दही डालकर पी लेते थे। पूरब की तरफ हर गाँव में टांके खोदे जाते थे, जिनमें बरसात का पानी जमा होता था और बारिश बीतने के बाद ही इसका प्रयोग किया जाता था।

इतनी मुश्किल जलवायु के बीच भी मध्यकाल में पश्चिमी राजस्थान की समृद्धि, सम्पदा और इतने लोगों की हर प्रकार की जरूरतों की पूर्ति यहाँ के प्राकृतिक संसाधनों के बहुत ही कुशलतापूर्ण प्रयोग पर आधारित थीं। 1200–1300 वर्षों का यहाँ का इतिहास तो जगजाहिर ही है। यहाँ के शहरी लोगों ने मुश्किल स्थिति और उपलब्ध क्षीण प्राकृतिक संसाधनों के अनुसार ही अपना जीवन ढाल लिया था। और चाहे मरुभूमि के ग्रामीण हों या शहरी, सभी का जीवन पारिस्थितिकी से मेल खाने वाला थाय और तभी यहाँ सभ्यता–संस्कृति फली–फूली। इतने कम पानी वाले इलाकों में दुनिया में कहीं भी न तो आबादी का घनत्व इतना रहा है, न ऐसी समृद्धि।

सांस्कृतिक मान्यताएँ

थार के समाज ने जल की हर बूँद का बहुत ही व्यवस्थित उपयोग करने वाली आस्थाएँ विकसित कीं और लोक जीवन की इन्हीं मान्यताओं ने इस मुश्किल प्रदेश में जीवन को चलाया, समृद्ध किया और प्रकृति पर भी जरूरत से ज्यादा दबाव नहीं पड़ा। पश्चिमी राजस्थान में पानी के महत्त्व से जुड़ी अनगिनत लोक कथाएँ हैं और ये इसके उपयोग की पवित्रता के प्रति आस्था बढ़ाती हैं। एक कहावत है कि अगर बहू घड़ा भर घी गिरा दे, तब भी सास कुछ नहीं बोलती जबकि पानी गिरा दे तो डाँट जरूर पड़ती है। इसी प्रकार कहावत है कि साधारण मेहमान है तो मलाईदार दूध दो, विशेष मेहमान हो तो पानी–वह भी एक गिलास पानी दो। इससे ज्यादा माँगे तो दूसरा गिलास दूध का दो। राजस्थान में अभी भी पानी गिलास में नहीं, लोटे में दिया जाता है। इसे मुँह से लगाकर पानी नहीं पीते। बचा पानी फिर किसी और के काम आता है।

पानी की हर बूँद उपयोग में आ जाये, इसके लिये दूसरे लोक व्यवहार भी हैं। जैसलमेर के कुछ घरों में आज भी लोग लकड़ी की छोटी चौकी पर बैठकर नहाते हैं जिसके नीचे एक बरतन रहता है। नहाने से गिरा पानी इसमें जमा होता है, जो जानवरों के काम आ जाता है। इसी

प्रकार जैसलमेर, पोखरण और फलोदी में लोग घर के बाहर एक ऊँचे पत्थर पर नहाते हैं। यहाँ से पानी बहकर उस बड़े हौज में चला जाता है जिसका पानी जानवरों के प्रयोग में आता है। जिन गाँवों में मीठा जल कम है, वहाँ इसका प्रयोग सिर्फ पीने के लिये किया जाता है। कपड़े धोने वगैरह का काम खारे पानी से ही किया जाता है।

बरसात और पानी का आना राजस्थानी लोक जीवन में मंगल, उत्सव और खुशियों का अवसर है। बादलों को लेकर जितने लोकगीत राजस्थान में हैं उतने शायद कहीं न होंगे। यहाँ उस गंडेरी को लेकर भी गाने हैं जिसे सिर पर रखकर औरतें उसके ऊपर घड़ा लेकर चलती हैं। अधिकांश तालाबों के पास मन्दिर हैं। अनेक अवसरों पर जलते दीप पानी में तैरा दिये जाते हैं। माना जाता है कि पानी हर आदमी के जीवन को खुशियों और प्रकाश से भर देता है।

जल संचय, वितरण और उपयोग, सभी काम स्थानीय समुदाय द्वारा साझे तौर पर किये जाते थे। मानसून के पहले सारा गाँव मिलकर तालाब के आगोर या पायतान को पूरी तरह साफ कर देता था। इसी तरह तालाबों से गाद निकालने में पूरा समाज श्रमदान करता था।

मरु प्रदेश के अधिकांश गाँवों में छोटे–छोटे तालाब थे और बरसात ठीक हो तो इनमें पूरे गाँव के पीने लायक सात–आठ महीनों का पानी जमा हो जाता था। अगर कम बरसात हो तो पानी आधे साल से पहले ही खत्म होने लगता था और दूरदराज के गाँवों से लाना पड़ता था। कई बार 20–30 किमी दूर से भी पीने का पानी लाया जाता था। गरीब लोग आमतौर पर इतनी दूर से पानी नहीं ला पाते थे और अक्सर खारे पानी में ही दही डालकर पी लेते थे।अंग व्यवस्था पानी के व्यवस्थित और समान वितरण वाली थी। हर घर के सदस्यों और उसके पशुओं के हिसाब से पानी की जरूरत तय की जाती थी। एक आदमी एक इकाई होता था, पर जानवरों का हिसाब अलग था। वहाँ बड़े पशु तो एक इकाई माने जाते थे, पर 10 बकरियों को मिलाकर एक इकाई पूरी होती थी। जब हर घर की जरूरत का निर्धारण हो जाता था तब हर घर पानी के स्रोत से पानी निकालने के लिये एक दिन का श्रमदान करता था। कई कारणों से कुछ परिवारों को इसमें छूट भी दी जाती थी। जानवरों को

पानी खींचने या ढोने के काम में नहीं लगाया जाता था। ऐसा होने पर वे जानवर ज्यादा पानी पी सकते थे। जानवरों के लिये घर पर पानी नहीं ले जाया जाता था। जानवर पानी के स्रोत पर आकर ही पानी पीते थे और वह भी सिर्फ रात में, क्योंकि यह आम धारणा थी कि वे रात में कम पानी पीते हैं, दिन में ज्यादा।

शहरी व्यवस्थाएँ

शहर कहाँ बसे, यह तय करने में पानी से नजदीकी एक बड़ा कारण रहा है, पर मरुभूमि के लिये यह और भी बड़ा कारण रहा है। लूणी की सहायक बांदी नदी के दाहिने तट पर बसे पाली को इसी नदी के रिसाव के समृद्ध भूजल के चलते भरपूर और अच्छा पानी मिलता रहा है।

जैसलमेर को अपना नाम अपने संस्थापक राव जैसल और पर्वत प्रदेश मेर या मेरु को जोड़ने से मिला। लेकिन पर्वत शृंखला के बीच स्थित होने के बाद भी इसे पर्वतीय नखलिस्तान का दर्जा प्राप्त है। और इसी के चलते असीमित शुष्क प्रदेश में स्थित होकर भी जैसलमेर युगों से अपराजेय बना रहा। जैसलमेर का किला राजस्थान के किलों में दूसरा सबसे पुराना है। यह आस–पास के भूतल से 75 मीटर ऊँची पहाड़ी के ऊपर बना है। जैसलमेर शहर को 1965 के पहले तक मुख्यतः घड़ीसर के विशाल सरोवर से ही पानी की आपूर्ति की जाती थी।

जैसलमेर : घड़ीसर का निर्माण जैसलमेर के राजा घड़सी रावल ने सन 1367 में कराया था। यहाँ गुलाब सागर, मलका, मूलताला और सुधारार जैसे अनेक दूसरे तालाब भी हैं। बरसात कम हो तो इनका पानी कुछ महीनों में ही चट हो जाता, सिर्फ घड़ीसर का पानी कभी नहीं चूकता। पहले रोज शाम को औरतें यहाँ पानी लेने जुटती थीं। किले के अन्दर मीठे पानी के तीन कुएँ हैं और नीचे बसे शहर में भी ऐसे छह कुएँ हैं। किंवदंती है कि सबसे बड़े जैसालू कुएँ का निर्माण खुद भगवान श्री कृष्ण ने किया था। जब प्यासे अर्जुन ने उनसे पानी माँगा तो अपने सुदर्शन चक्र से उन्होंने यह कुआँ खोद डाला। इसका नाम शहर को बसाने वाले महाराज जैसल के नाम पर जैसालू रखा गया। आज किले के अन्दर के तीनों कुएँ बन्द कर दिये गए हैं, क्योंकि किले तक भी टोंटी वाले पानी की आपूर्ति शुरू हो गई है।

घड़ीसर का आगोर विशाल था और सिर्फ एक तरफ ही इसका विस्तार 20 किमी का था। इसका रख–रखाव राजा की देखरेख में होता था और हर बरसात के पहले इसके पूरे आगोर को साफ किया जाता था। जिन नहरों से तालाब में पानी आता था उनको भी साफ किया जाता था। इस आगोर क्षेत्र में जानवरों को ले जाने की मनाही थी। तालाब में नहाना अक्षम्य अपराध माना जाता था। अगर कोई तालाब को गन्दा करता हुआ या इसके आगोर में पशु ले जाता हुआ पकड़ा जाता था तब खुद राजा उसे दंड देते थे, जो छह महीनों की कैद तक जा सकता था। आगोर से पानी सीधे घड़ीसर में नहीं आता था। एक कम ऊँचाई का बाँध बना था जो रेत कणों और मिट्टी के मोटे कणों को रोक लेता था जिससे सिर्फ साफ पानी ही तालाब में जाता था।

हाल के वर्षों में नहर की पूरी जलापूर्ति व्यवस्था एकदम बदल ही गई है। आज घड़ीसर एकदम उपेक्षित हो गया है। लोगों को इसमें नहाते और जानवरों को आगोर में घूमते देखा जा सकता है। आगोर के जल निकासी वाले रास्ते भी टूट–फूट गए हैं।

1989–90 में जैसलमेर की आबादी करीब 30,000 थी। यहाँ के सार्वजनिक स्वास्थ्य विभाग के इंजीनियर जी. गहलौत के अनुसार, अभी जैसलमेर शहर को रोज 7.5 लाख गैलन पानी की जरूरत है और यह भूजल निकालकर ही किया जा रहा है। पानी बाड़मेर रोड पर शहर से 12 किमी दूर स्थित डबला गाँव से आता है। वहाँ गड़े आठ नलकूपों से पानी लाकर जैसलमेर शहर को दिया जाता है। ये सभी लाठी शृंखला में गाड़े गए हैं, इसलिये पर्याप्त मीठा पानी देते हैं। भूजल 80 मीटर नीचे है। यहाँ से पानी शहर में लाकर 300 हार्स पावर के पम्प से किले के ऊपर पहुँचाया जाता है, जहाँ पानी जमा करने की एक बड़ी टंकी बनाई गई है। यहाँ से छोड़ा गया पानी पूरे शहर में अपने आप पहुँच जाता है, क्योंकि किला काफी ऊँचाई पर है।

नलकूपों को गाड़ने और नलकों से पानी देने की व्यवस्था ने जैसलमेर शहर में नई परेशानियाँ पैदा की हैं। गन्दे पानी की निकासी की पुरानी व्यवस्था अब एकदम कम पड़ने लगी है। पूरे शहर में घरों से निकलने वाली नालियों का पानी जहाँ–तहाँ बिखरकर मच्छरों का अभयारण्य बना

हुआ है। जैसलमेर के निर्माताओं ने पहले जल निकासी की कोई बड़ी व्यवस्था करनी जरूरी नहीं समझी थी। घर एकदम पास–पास बने हैं और सड़कें–नालियाँ तंग हैं। सो, अब नालियाँ बिछाना बहुत मुश्किल काम है।

गन्दे पानी से किले की दीवारों पर सीलन आ रही है और इसके ऊपर घास–फूस और पौधे की जड़ें जमाने लगे हैं। चूँकि इस शहर का आर्थिक जीवन मुख्यतः पर्यटन से चलता है, इस ऐतिहासिक किले को हुआ नुकसान शहर की अर्थव्यवस्था को भी नुकसान पहुँचाएगा।

बीकानेर : राजा राव बीका ने इस शहर की स्थापना सन 1489 में कराई थी। ऐसा लगता है कि बीकानेर शहर को बसाने के फैसले के पीछे यहाँ मुडिया कांकर की पट्टी मिलने का बहुत बड़ा हाथ था। मिट्टी की यह किस्म जल संचय के हिसाब से बहुत उपयोगी है। इसी के आधार पर यहाँ बरसात के पानी को संचित करने के लिये तालाबों की एक शृंखला बनाई गई। इन तालाबों के आगोर को पवित्र जगह माना जाता था और यहाँ शौच वगैरह की सख्त मनाही थी। अक्सर इन इलाकों को, जिनमें कुछ तो विशाल थे, हरियाली से भरा रखा जाता था। बीकानेर के आस–पास के शहरों में भी तालाबों की भरमार है। इनमें सबसे नामी कोलायत तालाब का आगोर 14,900 हेक्टेयर, गजनेर का 12,950 हेक्टेयर और गंगा सरोवर का 7,950 हेक्टेयर का है।

शहर की पानी की जरूरतें इन तालाबों के साथ ही घर के कुओं और टांकों से पूरी होती थीं, जो अपने घर और परिसर में पड़ी बारिश के पानी को संचित कर लेने के लिये बनाए जाते थे। टांका का पानी सिर्फ पीने के काम आता था। अगर किसी साल कम बरसात हुई और टांका नहीं भरा तो सबसे पहले पास के कुओं और तालाबों से पानी लाकर उसे भर लिया जाता था। इस प्रकार शहर के लोगों की पानी की जरूरतें पूरी होती थीं।

इस सदी के शुरू में बीकानेर में 40 तालाब थे। आज हर्षतालाब के अलावा बाकी सभी तालाबों के आगोर नष्ट हो गए हैं। जस्सोलाई, बाघीनाडा और रंगोलाई जैसे नामी पुराने तालाब आज बीकानेर शहर में बिला गए हैं। पहले जो नहर सुरसागर सरोवर को पानी पहुँचाती थी आज शहर का गन्दा नाला बन गई है और सुरसागर शहर भर की नालियों के लिये एक बड़ा कुंड। चूँकि नहर की ढलान तालाब की तरफ है, इसलिये

तालाब से गन्दा पानी निकालने वाले पम्प कोई लाभ नहीं दे पाते। सुरसागर के चारों तरफ बने मकानों ने भी वहाँ का खुलापन खत्म किया है। परिणाम हुआ है कि बीकानेर को अब एक नई मुश्किल–बाढ़–का सामना करना पड़ रहा है। जब कभी भी ज्यादा पानी बरसता है, गन्दे तालाबों का पानी उफनकर आस–पास के इलाकों में भर जाता है। और कभी वह समय भी था जब राजे–महाराजे खुद चलकर सुरसागर की सीढ़ियों पर बैठकर प्रसन्न होते थे।

कोलायत के जलग्रहण क्षेत्र में असंख्य ईंट भट्ठे लग गए हैं। ईंट के लिये मिट्टी निकालने से जगह–जगह बड़े–बड़े खंदक बन गए हैं। अब पानी तालाब में जाने की जगह इनमें भरता जाता है। भट्ठों की आँच के लिये आगोर के पेड़ों को भी बड़ी संख्या में काटा गया है। कोलायत के पूरे आगोर को नष्ट किया जा रहा है और इसके साथ ही पिछले कुछ वर्षों में तालाब के पानी के स्तर में भी गिरावट आती जा रही है।

बीकानेर के हर घर में पीने के पानी के लिये टांका है। ये घर के आँगन या मकान के परिसर में बने हैं। असंख्य कुओं और तालाबों के साथ वे शहर की पानी की जरूरतें पूरी करते थे। पर राजस्थान नहर के चलते अब शहर को भरपूर पानी उपलब्ध हो रहा है। परिणाम हो रहा है टांकों की उपेक्षा। अब बचे टांकों का उपयोग नलके के पानी को ही रखने के लिये किया जा रहा है। अब तो यह काम प्लास्टिक की टंकियाँ करने लगी हैं। आज बीकानेर में सिर्फ पक्के वैष्णव लोग ही टांकों का प्रयोग करते हैं, क्योंकि वे दूसरों का छुआ पानी नहीं पीते।

1989–90 में बीकानेर शहर की आबादी 3.5 लाख के करीब थी और शहर को रोज 1.1 से 1.3 करोड़ गैलन पानी की जरूरत थी। 1958 में शहर में जब जलापूर्ति शुरू हुई थी तब उसे रोज 30 लाख गैलन पानी की जरूरत थी। 1978 में यहाँ नई प्रणाली की अनुमति दी गई, जिसमें राजस्थान नहर से लूणकरणसर लिफ्ट नहर द्वारा यहाँ तक पानी ले आने की योजना थी। बीकानेर–लूणकरणसर लिफ्ट नहर योजना की क्षमता रोज 65 लाख गैलन पानी लाने की है। इस योजना से अभी 25 से 35 लाख गैलन पानी ही रोज लिया जा रहा है। कुछ स्थानीय स्रोतों के साथ अभी शहर की पानी की जरूरतें आराम से पूरी हो जा रही हैं। समस्या सिर्फ तभी होती है जब बिजली न हो।

पर आज भी शहर के पानी की मुख्य जरूरतें यहाँ के असंख्य पुराने कुओं और नए नलकूपों से पूरी हो रही हैं। 1.1 से 1.3 करोड़ गैलन की रोजाना की जरूरत में इन स्थानीय स्रोतों से ही 85 से 95 लाख गैलन पानी मिल जाता है। इस प्रकार बीकानेर शहर की जलापूर्ति मुख्यतः भूजल पर ही आश्रित है। जलापूर्ति विभाग के अधिकारियों का कहना है कि जब तक राजस्थान नहर में पानी है,. डरने की कोई बात नहीं है। लेकिन वे इस तथ्य की उपेक्षा कर देते हैं कि आज भी शहर मुख्यतः जिस पानी पर चल रहा है उसका स्रोत सूख सकता है।

फलोदी, बाड़मेर और बलोतरा रू अपने घर की छत पर गिरे बरसाती पानी को संचित करना पूरे थार मरुभूमि प्रदेश के गाँवों और शहरों में बहुत आम है। ढलवा छत पर पड़ने वाले बरसाती पानी को एक पाइप के सहारे आँगन या पिछवाड़े जमीन के अन्दर बनाए गए टांके में ले जाया जाता है। पश्चिमी राजस्थान में बरसाती पानी को संग्रहित करने की यह तकनीक काफी हद तक कलाकारी जैसी लगती है। पहली बरसात के पानी को जमा नहीं करते, क्योंकि इससे छत और पाइप में बैठी धूल–मिट्टी और अन्य प्रकार की गन्दगी की सफाई हो जाती है। इसके बाद का पानी जमा किया जाता है। टाँकों का आकार अक्सर एक बड़े कमरे जितना होता है। एक घर का टांका तो 6.1 मीटर गहरा, 4.27 मीटर लम्बा और 2.44 मीटर चौड़ा मिला। दुर्भाग्य से नलके का पानी आने के साथ ही थार क्षेत्र में छतों से पानी बटोरने का चलन धीरे–धीरे उठता जा रहा है।

पारम्परिक रूप से टांके ही जल संचय का सबसे विश्वस्त तरीका रहे हैं। इससे पानी खर्च करने में भी सावधानी रखी जाती थी जिससे गर्मियों में कमी न हो जाये। कम बरसात होने पर कुओं, नाडियों और तालाबों से पानी लाकर घर के टांकों को भर लिया जाता था। घर के बुजुर्गों को ही टांकों के रख–रखाव का सबसे ज्यादा ख्याल रहता था, क्योंकि उन्होंने अपने पूरे जीवन भर इसी का पानी पिया था। शुरुआती वर्षों में लोगों को नलके के पानी का स्वाद अच्छा नहीं लगा। टांकों का पानी बीमारों को भी दिया जाता था।

मरुभूमि की गर्मी से बचने के लिये टांकों से लगा एक कमरा भी बनाया जाता था। चूँकि यह कमरा जमीन के नीचे होता था और इसकी

तथा टांके की एक दीवार साझी होती थी इसलिये इसमें काफी ठंडक रहती थी और दोपहर में पूरा परिवार इसी कमरे में आराम करने चला जाता था।

जोधपुर जिले का फलोदी शहर बीकानेर–जैसलमेर रोड पर स्थित है और 1980 के दशक में इसकी आबादी करीब 36,000 थी। राजस्थान नहर का पानी आने के पहले यहाँ के हर घर में एक टांका होता था। इसके साथ ही बस्ती में सात सार्वजनिक तालाब–रानीसर, रामसर, हिवासर, सिवसर, न्यातालाह, खत्री और चिकलिण–थे। तीन बड़े कुएँ भी थे। बरसात के बाद तालाबों का पानी ही प्रयोग किया जाता था और टांकों के पानी को गर्मियों के लिये सुरक्षित रखा जाता था। लेकिन अन्य जगहों की तरह ही जब फलोदी में राजस्थान नहर का पानी पहुँचने लगा, टांकों की स्थिति खराब होने लगी। वैसे अभी भी काफी सारे लोग टांकों का पानी पीते हैं, पर यह संख्या 2000 परिवार के आस–पास रह गई होगी। अभी भी फलोदी के लोग टांके बनवाते हैं, पर अब इसे बरसाती पानी की जगह नलके वाले पानी से ही भरने का चलन जोर पकड़ता जा रहा है।

फलोदी के तालाबों और सरोवरों की हालत भी टांकों जैसी होती जा रही है। इनसे जुड़ी लम्बी नहरें शहर तक पानी ले आती थीं। पर अब उन्हें बर्बाद कर दिया गया है। जिस रानीसर तालाब का पानी वर्षों में कभी ही चट हो पाता था, आज सूखा पड़ा है।

बाड़मेर शहर में बाहर से पानी लाने की अभी तक कोई व्यवस्था नहीं है। राजस्थान नहर का पानी यहाँ तक नहीं पहुँच पाता और नर्मदा बाँध का पानी कब तक पहुँचेगा, कहना मुश्किल है। इस जिले के अधिकांश भागों का भूजल खारा है। बहुत ज्यादा गहराई में मीठा पानी मिलता है। परिणाम यह है कि बाड़मेर के प्रायः सभी घरों में आज भी छत से पानी जमा करने का चलन है। बाड़मेर पश्चिमी राजस्थान का एकमात्र ऐसा बड़ा शहर है जहाँ छत से पानी जमा करने की 'कला' मरी नहीं है। लोग अभी भी अपने टांकों को दुरुस्त रखे हुए हैं, क्योंकि मीठा पानी लेने का सबसे भरोसेमन्द स्रोत यही है।

लेकिन बलोतरा में स्थिति बड़ी तेजी से बदल रही है। रंगसाजी के लिये प्रसिद्ध यह औद्योगिक नगर लूणी नदी के किनारे बसा है। यहाँ पानी

की भारी कमी है। टैंकरों से पानी की आपूर्ति होती है। चूँकि अधिकांश कारोबार रंगों और रसायनों का है, इसलिये फैक्टरियों से निकला गन्दा पानी तथा कचरे ने कुओं और यहाँ तक कि पानी की पाइपों के अन्दर भी घुसपैठ कर ली है। पारम्परिक रूप से यहाँ भी मुख्यतः टांकों के पानी पर ही जीवन चलता था। कुछ पुराने मकानों में अभी टांके हैं। पर अब सिर्फ आठ या दस घर ही ऐसे होंगे जो बरसाती पानी को संग्रहित करते होंगे। अधिकांश लोग खारा या प्रदूषित पानी ही पीते हैं।

बलोतरा के निवासी नंद किशोर, जिनके यहाँ टांका है और जो अभी भी बरसात का पानी इकट्ठा करते हैं, का कहना है कि उनके यहाँ किसी को भी नलके का पानी अच्छा नहीं लगता–न बुजुर्ग माँ–बाप को और न ही उनके बच्चों को। उनका टांका इतना बड़ा है कि 12 लोगों के उनके परिवार की दो वर्ष की जरूरतें पूरी कर सकता है। पास–पड़ोस के लोग भी कभी–कभार उनके टांके का पानी ले जाते हैं।

जोधपुर रू जोधपुर शहर इस बात का सबसे अच्छा प्रमाण है कि किस प्रकार आधुनिकीकरण और शहरीकरण ने इस मरुभूमि के शहर की अद्‌भुत जल प्रबन्ध प्रणाली को चौपट कर दिया है। इस शहर की स्थापना सन 1495 में हुई। शहर के लिये स्थान का चुनाव करते हुए इसके शासकों ने पहले पानी और सुरक्षा, दो बातों पर जरूर विचार किया होगा। चोंका–दाइजार पठार इस क्षेत्र के भूगोल का एक महत्त्वपूर्ण हिस्सा है। यह 30 किमी लम्बा और अधिकतम 5 किमी चौड़ा है तथा जमीन से इसकी ऊँचाई 120–150 मीटर है। इसकी ढलान कम–ज्यादा है, पर कई जगहों पर बहुत तीखी है। यह पूरा पठार नाडी, तालाब, तलैया, सरोवरों जैसी भूतल वाली 50 व्यवस्थाओं और कुओं, बावड़ियों और झालराओं जैसी 150 भूजल प्रणालियों के लिये आगोर का काम करता है। भूतल वाली ज्यादातर व्यवस्थाएँ प्राकृतिक हैं, पर सदियों से लोगों के श्रम और कौशल ने इनमें काफी सुधार ला दिया है। पहले यही भूतल प्रणालियाँ नगर में पानी का मुख्य स्रोत थीं और इन्हीं से रिसा पानी कुओं, बावड़ियों और झालराओं में जमा होता था। इनमें से कुछ व्यवस्थाएँ तो 500 वर्षों से भी ज्यादा पुरानी हैं। पानी की माँग बढ़ने के अनुपात में इनकी संख्या भी बढ़ती गई है। इनका निर्माण राजा–महाराजाओं, यश की कामना

रखने वाले सेठ–साहूकारों या आम लोगों ने भी कराया है। पर इनका निर्माण चाहे जिस किसी ने कराया हो ये समाज की सम्पत्ति बन गईं और स्थानीय निवासियों का इनसे अपनापन सम्पत्ति के सामान्य बोध से कहीं ज्यादा गहरा हो गया।

दुर्भाग्य से 1897–98 के आस–पास से पानी वाली व्यवस्थाओं का निर्माण और विकास अचानक ठप होने लगा। तभी पानी की सार्वजनिक आपूर्ति प्रणाली की शुरुआत हुई थी। फिर भी 1960 के दशक तक लोगों ने पारम्परिक प्रणालियों की पवित्रता बनाए रखी, उनको चलन में रखा। पर 1960 के बाद से इन प्रणालियों की गिरावट तेज हुई और लोगों के मन में भी इनके प्रति आदर भाव नहीं रहा। ये प्रणालियाँ आज इतनी बदहाल हो गई हैं कि इनको फिर से दुरुस्त कर पाना असम्भव–सा लगता है। अगर तत्काल कदम नहीं उठाए गए तो बची–खुची पारम्परिक व्यवस्थाएँ भी इसी गति को प्राप्त होंगी। यह उल्लेखनीय है कि आज भी जब पानी का संकट आता है तो जलापूर्ति विभाग भी नगर में मौजूद भूजल वाली 107 चालू व्यवस्थाओं में से 66 से पानी लेकर अपना काम चलाता है।

राजस्थान के वन्य-जीव अभयारण्य

देश का सबसे अधिक दुर्लभ पक्षी गोडावण है जो राजस्थान के बीकानेर, बाड़मेर और जैसलमेर जिले में अधिक संख्या में मिलता है राजस्थान में तीन राष्ट्रीय उद्यान, 26 वन्य जीव अभ्यारण्य एवं 33 आखेट निषेद क्षेत्र घोषित किए जा चुके हैं। भारतीय वन्यजीव कानून 1972 देश के सभी राज्यों में लागू है। राज्य में वन्य प्राणियों के प्राकृतिक आवास को जानने के लिए भू–संरचना के अनुसार प्रदेश को चार मुख्य भागों में बांटा जा सकता है– 1 मरुस्थलीय क्षेत्र, 2 पर्वतीय क्षेत्र, 3 पूर्वी तथा मैदानी क्षेत्र और 4 दक्षिणी क्षेत्र। केवलादेव राष्ट्रीय उद्यान जो कि भरतपुर में स्थित है यह एक राष्ट्रीय उद्यान है अर्थात एक अंतर्राष्ट्रीय पार्क जिसे पक्षियों का स्वर्ग भी कहा जाता है। धार्मिक स्थलों के साथ जुड़े ओरण सदैव ही पशुओं के शरणस्थल रहे हैं केंद्र सरकार द्वारा स्थापित पशु–पक्षियों का स्थल राष्ट्रीय उद्यान व राज्य सरकार द्वारा स्थापित स्थल अभ्यारण्य कहलाता है।

रणथम्भोर राष्ट्रीय उद्यान

यह राज्य का प्रथम राष्ट्रीय उद्यान है जो सवाई माधोपुर जिले में 39,200 हैक्टेयर क्षेत्र में सन 1958–54 में स्थापित किया गया था। सन 1949 में विश्व वन्य जीव कोष द्वारा चलाए गए प्रोजेक्ट टाइगरश में से सम्मिलित किया गया है। राज्य में सबसे पहले बाघ बचाओ परियोजना में इस राष्ट्रीय उद्यान में प्रारंभ की गई थी। इस अभयारण्य को 1 नवंबर 1980 को राज्य का प्रथम राष्ट्रीय उद्यान के रूप में घोषित किया गया। इस उद्यान में प्रमुख रूप से बाघ इसके अलावा सांभर, चीतल, नीलगाय रीछ, जरख एवं चिंकारा पाए जाते हैं यह भारत का सबसे छोटा बाघ अभयारण्य है लेकिन इसे भारतीय बाघों का घर कहा जाता है। राजस्थान में सर्वाधिक प्रकार के वन्य जीव अभयारण्य में पाए जाते हैं। इस अभयारण्य में त्रिनेत्र गणेश जी का मंदिर तथा जोगी महल स्थित है जोगी महल से पर्यटक सामान्यतया बाघों को देखते हैं। इस अभयारण्य में राज बाग, गिलाई सागर पदमला, तालाब, मलिक तालाब, लाहपुर एवं मानसरोवर इत्यादि सरोवर है। अभयारण्य के वनों में मिश्रित वनस्पति के साथ सर्वाधिक धोंक मुख्य रूप से पाई जाती है। रणथंभौर बाघ परियोजना के अंतर्गत विश्व बैंक एवं वैश्विक पर्यावरण सुविधा की सहायता से 1996 – 97 से इंडिया ईको डेवलपमेंट प्रोजेक्ट चलाया जा रहा है।

केवलादेव राष्ट्रीय उद्यान

केवलादेव राष्ट्रीय उद्यान या केवलादेव घना राष्ट्रीय उद्यान राज्य के भरतपुर जिले में स्थित एक विख्यात पक्षी अभयारण्य है। इसको पहले भरतपुर पक्षी विहार के नाम से जाना जाता था। इसमें हजारों की संख्या में दुर्लभ और विलुप्त जाति के पक्षी पाए जाते हैं, जैसे साईबेरिया से आये सारस, जो यहाँ सर्दियों के मौसम में आते हैं। यहाँ 230 प्रजाति के पक्षियों ने भारत के राष्ट्रीय उद्यान में अपना घर बनाया है। अब यह एक बहुत बड़ा पर्यटन स्थल और केन्द्र बन गया है, जहाँ पर बहुतायत में पक्षीविज्ञानी शीत ऋतु में आते हैं। इसको 1961 में संरक्षित पक्षी अभयारण्य घोषित किया गया था और बाद में 1945 में इसे शविश्व धरोहरश भी घोषित किया गया है। इस पक्षीविहार का निर्माण 250 वर्ष पहले किया गया था और इसका नाम केवलादेव (शिव) मंदिर के नाम पर

रखा गया था। यह मंदिर इसी पक्षी विहार में स्थित है। यहाँ प्राकृतिक ढ़लान होने के कारण, अक्सर बाढ़ का सामना करना पड़ता था। भरतपुर के शासक महाराज सूरजमल (1824 से 1763) ने यहाँ अजान बाँध का निर्माण करवाया, यह बाँध दो नदियों गँभीर और बाणगंगा के संगम पर बनाया गया था। यह पक्षीशाला शीत ऋतु में दुर्लभ जाति के पक्षियों का श्दूसरा घरश बन जाती है। साईबेरियाई सारस, घोमरा, उत्तरी शाह चकवा, जलपक्षी, लालसर बत्तख आदि जैसे विलुप्तप्राय जाति के अनेकानेक पक्षी यहाँ अपना बसेरा करते हैं।

सरिस्का वन्य जीव अभयारण्य में बाघ

सरिस्का बाघ अभयारण्य भारत में सब से प्रसिद्ध अभयारण्यों में से एक है। यह राजस्थान के राज्य के अलवर जिले में स्थित है। इस क्षेत्र का शिकार पूर्व अलवर राज्य की शोभा थी और यह 1955 में इसे वन्यजीव आरक्षित भूमि घोषित किया गया था। 1978 में बाघ परियोजना योजना रिजर्व का दर्जा दिया गया। पार्क वर्तमान क्षेत्र 866 वर्ग किमी में फैला है। पार्क जयपुर से 107 किलोमीटर और दिल्ली से 200 किमी दूरी पर है। सरिस्का बाघ अभयारण्य में बाघ, चित्ता, तेंदुआ, जंगली बिल्ली, कैरकल, धारीदार बिज्जू, सियार स्वर्ण, चीतल, साभर, नीलगाय, चिंकारा, चार सींग शामिल श्मृगश (चौसिंघा), जंगली सुअर, खरगोश, लंगूर और पक्षी प्रजातियों और सरीसृप के बहुत सारे वन्य जीव मिलते है। यहाँ से बाघों की आबादी 2005 में गायब हो गयी थी लेकिन बाघ पुनर्वास कार्यक्रम 2008 में शुरू करने के बाद अब यहाँ पाच बाघ हो गये थे। जुलाई 2014 में बाघों की संख्या 11 हो गयी है जिसमे 9 वयस्क और 2 शावक है।

दर्राह राष्ट्रीय उद्यान

दर्राह राष्ट्रीय उद्यान या राष्ट्रीय चम्बल वन्य जीव अभयारण्य भारत के राजस्थान राज्य में, कोटा से 50 कि०मी० दूर है जो घड़ियालों, (पतले मुंह वाले मगरमच्छ) के लिए बहुत लोकप्रिय है। यहां जंगली सुअर, तेंदुए और हिरन पाए जाते हैं। बहुत कम जगह दिखाई देने वाला दुर्लभ कराकल यहां देखा जा सकता है।

अन्य अभयारण्य

मुकुन्दरा हिल्स नेशनल पार्क

यह राज्य के कोटा जिले से 50 किलोमीटर दूर कोटा–झालावाड़ मार्ग पर स्थित है। यह 199.55 वर्ग किलोमीटर क्षेत्र में विस्तृत है। जंतुओं के अवलोकन स्तंभों को रियासती जमाने में औदिया कहा जाता था। दर्रा अभयारण्य ख7, की मुकुंदरा पहाड़ियों में आदिमानव के शैलाश्रय एवं उनके चित्र चित्रांकित शैलचित्र मिलते हैं। दर्रा अभयारण्य एवं जवाहर सागर अभयारण्य को मिलाकर मुकुंदरा हिल्स नेशनल पार्क घोषित किया गया है। इसके पास में सांभर, नीलगाय, चीतल हिरण जंगली सूअर पाए जाते हैं 10 अप्रैल 2013 को मुकुंदरा हिल्स में कोटा, झालावाड़, बूंदी तथा चित्तौड़गढ़ जिले का क्षेत्र मिलाकर बाघ बचाओ परियोजना लागू कर दी गई है।

मरुभूमि राष्ट्रीय उद्यान

मरुभूमि उद्यान है जो राज्य के जैसलमेर जिले में स्थित है इसकी स्थापना 8 मई 1981 को की गई थी। 3162 वर्ग किलोमीटर क्षेत्र में विस्तृत यह फैला हुआ है जिनका राष्ट्र संघ अकलेरा एवं गोडावण आदि पशु पक्षियों पर विशेष ध्यान दिया गया है। इसमें काले रंग के चिंकारा को संरक्षण दिया गया है। राजस्थान का राज्य पक्षी गोडावण (ग्रेट इंडियन बर्ड) यहां बहुत पाया जाता है। इस अभयारण्य में रेगिस्तानी सांपों में पीवणा कोबरा रसल्स वाइपर स्केल्डवाइपर इत्यादि पाए जाते हैं।

ताल छापर अभयारण्य

यह अभयारण्य काले हिरणों के लिए बहुत ही प्रसिद्ध है यह चूरु जिले में छापर गांव के पास 7.19 वर्ग किलोमीटर क्षेत्र में स्थित है। प्रतिवर्ष शीतकाल में हजारों कुरजा पक्षी तथा क्रोमन क्रेन ख9, यहां शरण लेने आते हैं। वर्षा के मौसम में इस अभयारण्य में एक विशेष नरम घास उत्पन्न होती है जिसे मोबिया साइप्रस रोटदंश कहते हैं। ताल छापर अभयारण्य की क्षारीय भूमि में लाना नामक झाड़ी उत्पन्न होती है। इस अभयारण्य में भैसोलाव तथा डूगोलाव इत्यादि प्राचीन तलैया है।

रामगढ़ विषधरी अभयारण्य

यह अभयारण्य 307 वर्ग किलोमीटर क्षेत्र में फैला हुआ है तथा से 15 किलोमीटर की दूरी पर स्थित है। इसमें बाघ, बघेरे रीछ ,गीदड़, चीतल, चिंकारा, नीलगाय ,जंगली सूअर, नेवला, खरगोश और भेड़िया तथा कई प्रकार के रंग बिरंगी पक्षी अभयारण्य में पाए जाते हैं।

कुम्भलगढ़ वन्यजीव अभयारण्य

कुंभलगढ़ अभयारण्य उदयपुर से 84 किलोमीटर दूर स्थित है। रीछ, भेड़ियों एवं जंगली सूअर, मुर्गों के लिए यह बहुत ही प्रसिद्ध है। यहां लगभग 25 वुड फॉसिल्स स्थित है। कुंभलगढ़ अभयारण्य राजसमंद एवं पाली जिले की सीमा में विस्तृत है। भेड़िए प्रजनन के लिए यह देश भर में एक प्रसिद्ध अभयारण्य है प्रसिद्ध रणकपुर का जैन मंदिर इसी अभयारण्य में स्थित है।

सीतामाता वन्यजीव अभयारण्य

सीतामाता वन्यजीव अभयारण्य 422.95 वर्ग किलोमीटर में फैला है, जो जिला मुख्यालय प्रतापगढ़, राजस्थान से केवल 40 किलोमीटर, उदयपुर से 100 और चित्तौड़गढ़ से करीब 60 किलोमीटर दूर है। यह अद्वितीय अभयारण्य प्रतापगढ़ जिले में, राजस्थान के दक्षिण–पश्चिम क्षेत्र में अवस्थित है, जहाँ भारत की तीन पर्वतमालाएं– अरावली, विन्ध्याचल और मालवा का पठार आपस में मिल कर ऊंचे सागवान वनों की उत्तर–पश्चिमी सीमा बनाते हैं। आकर्षक जाखम नदी, जिसका पानी गर्मियों में भी नहीं सूखता, इस वन की जीवन–रेखा है।

यहां की सबसे ज्यादा महत्वपूर्ण वन्यजीव प्रजातियों में उड़न गिलहरी और चौसिंघा (four Horned Antelope) हिरण उल्लेखनीय हैं। यहां स्तनधारी जीवों की 50, उभयचरों की 40 और पक्षियों की 300 से ज्यादा प्रजातियां पाई जाती हैं। भारत के कई भागों से कई प्रजातियों के पक्षी प्रजनन के लिए यहां आते हैं।

वृक्षों, घासों, लताओं और झाड़ियों की बेशुमार प्रजातियां इस अभयारण्य की विशेषता हैं, वहीं अनेकानेक दुर्लभ औषधि वृक्ष और अनगिनत जड़ी–बूटियाँ अनुसंधानकर्ताओं के लिए शोध का विषय हैं। वनों के उजड़ने से अब वन्यजीवों की संख्या में कमी आती जा रही है।

माउंट आबू वन्यजीव अभयारण्य

माउंट आबू वन्यजीव अभयारण्य माउंट आबू का प्रसिद्ध पर्यटक स्थल है। यहाँ मुख्य रूप से तेंदुए, स्लोथबियर, वाइल्ड बोर, साँभर, चिंकारा और लंगूर पाए जाते हैं। 288 वर्ग किलोमीटर में फैले इस अभयारण्य की स्थापना 1960 में की गई थी।

फुलवारी की नाल

उदयपुर के पश्चिम में 107 किलोमीटर दूरी पर आदिवासी बहुल क्षेत्र में स्थित इस अभयारण्य की पहाड़ी से मानसी जाखम नदी का उद्गम होता है इसमें बाघ, बघेरे, चीतल, सांभर आदि पाए जाते हैं।

भैंसरोडगढ़ अभयारण्य

भैंसरोड़गढ़ अभयारण्य राज्य के चित्तौड़गढ़ जिले में स्थित है। चित्तौड़गढ़ रावतभाटा मार्ग पर स्थित 5 फरवरी 1983 को इस अभ्यारण्य की स्थापना की गई थी। घड़ियाल इसकी अनुपम धरोहर है। यहां तेंदुआ, चिंकारा और चीतल काफी संख्या में है इसकी विशेषता इसका वन क्षेत्र एक लंबी पट्टी के रूप में चंबल नदी एवं ब्रम्हाणी नदी के साथ फैला हुआ है।

भारतीय शीत मरूस्थल : भौगोलिक परिचय

भारत का सम्पूर्ण लद्दाख क्षेत्र जिसमें द्रास, कारगिल, लेह सियाचिन आदि सम्मिलित हैं, शीत मरूस्थल है। यहाँ पर वर्ष भर लगभग 8 माह तक हिमपात होने के कारण बाहरी गतिविधियाँ लगभग थम जाती हैं। वर्ष के 4 माह (15 मई से 15 सितम्बर) तापमान बढ़ जाने से अत्यंत ऊंचे पहाड़ी भू–भाग से बर्फ का पिघलना प्रारम्भ हो जाता है, जिससे नदी घाटियों के किनारे खेती होना तथा अधिकांश पहाड़ी ढालों पर पशुचारण सम्भव हो जाता है। अत्यंत कम वर्षा होने के कारण वनस्पति विहीनता पायी जाती है। दैनिक व वार्षिक तापान्तर बहुत अधिक है। अत्यधिक उबड़–खाबड़ धरातल होने के कारण यहाँ की जलवायु ठंडी एवं शुष्क है। जुलाई अगस्त के सर्वाधिक गर्म महीने में औसत तापमान 19.4ह सेल्सियस तथा होता है। इसके विपरीत जनवरी तथा फरवरी अत्यधिक ठंडे महीने हैं। जहाँ पर औसत तापमान 10.9^{o} सेल्सियस तथा 8.5^{o} सेल्सियस रहता

है। दुनियां के इस शीत मरूस्थल में वर्ष 1999 ई. में मई–जून में भारत–पाक युद्ध से विशेष क्षति पहुँची है। युद्ध स्थल भी भविष्य में शान्ति स्थल हो जाते हें। तब यहाँ पर पर्यावरण अध्ययन के लिए साहसिक व उत्साही वैज्ञानिक व पर्यटक आकर्षित हो सकते हैं। कुछ प्रमुख पर्यटक स्थलों का संक्षिप्त परिचय इस प्रकार है।

लद्दाख

लद्दाख जम्मू–कश्मीर के पूर्व में हिमालय पर्वत शृंखला में स्थित एक केंद्र शासित प्रदेश है। यह एक कठोर जलवायु परिस्थितियों वाला क्षेत्र है। दक्षिण पूर्वी मानसून हवाओं के लिए दुर्गम इस स्थान में पूरे वर्ष वर्षा नहीं होती है। निम्न वर्षा के कारण यह स्थान रेगिस्तान बना रहता है। लद्दाख के एक शीत मरुस्थल होने का कारण इस स्थान की अत्यधिक ऊंचाई भी है। अधिक ऊंचाई के कारण यह स्थान बहुत ठंडा रहता है। मौसमी परिस्थितियों में भारी भिन्नता के साथ साथ इस स्थान में बर्फानी तूफान, हिमपात और हिमस्खलन आम हैं।

कारगिल

कारगिल लद्दाख का एक प्रमुख पर्यटन स्थल है। वैसे यह स्थान मुख्य से बौद्ध पर्यटन केंद्र के रूप में प्रसिद्ध है। यहां बौद्धों के कई प्रसिद्ध मठ स्थित है। मठों के अतिरिक्त यहां कई अन्य चीजें भी घूमने लायक है। यहां की प्राकृतिक सुंदरता पर्यटकों को अपनी ओर आकर्षित करती है। ट्रैकिंग का शौक रखने वालों के लिए भी आकर्षण का केंद्र है। कारगिल जिला कश्मीर घाटी के उत्तर–पूर्व पर स्थित है। यह स्थान श्रीनगर से 205 किलोमीटर की दूरी पर स्थित है। कारगिल 1999 में पाकिस्तान के साथ हुए युद्ध से चर्चा में आया था।

मुलबेख गोम्पा

मुलबेख गोम्पा एक मठ है। यह मठ कारगिल जिले के मुलबेख में स्थित है। मुलबेख कारगिल से लगभग 45 किलोमीटर और लेह से 190 किलोमीटर की दूरी पर है। मठ तक पहुंचने के लिए खडी चट्टान और घाटी से होकर गुजरना पड़ता है। यह मठ समुद्र तल से 200 मीटर की ऊंचाई पर स्थित है। यहां स्थित भित्तिचित्र, मूर्तियां और स्मृतिचिन्ह इस

मठ की शोभा को और अधिक बढ़ाते हैं। मुलबेख गोम्पा से आस–पास की खूबसूरत घाटियों का नजारा देखा जा सकता है।

शरगोल मठ

शरगोल मठ कारगिल जिले से दस किलोमीटर की दूरी पर स्थित मुलबेस में है। इस पुरानी गी–लुग पा बौद्ध मठ में कई बेहतरीन भित्तिचित्र देखे जा सकते हैं। मठ के एक मंदिर है जिसमें अवलिकेतेश्वर की ग्यारह हाथों वाली प्रतिमा स्थित है। इसके अलावा लकड़ी से बनी देवी तारा की प्रतिमा है। इस खूबसूरत प्रतिमा को तिब्बितयन कलाकारों ने बनाया था।

स्टोंगदे मठ

स्टोंगदे मठ पदुम के समीप स्टोंगदे में स्थित है। स्टोंगदे दूसरा बड़ा मठ है। यह काफी पुराना मठ है। इस मठ की नींव तिब्बतन योगी मारपा ने रखी थी। इस मठ में काफी संख्या में मंदिर बने हुए है। यह मठ पदुम से अठारह किलोमीटर की दूरी पर स्थित है।

नुन-कुन गिरीपिण्ड

नुन–कुम मासिफ विशाल हिमालय पंक्ति है। यह लद्दाख का सबसे ऊंचा शिखर है। समुद्र तल से इसकी ऊंचाई लगभग 7,077 मीटर है। कारगिल के दक्षिण से इस जगह की दूरी 70 किलोमीटर है। इस गिरीपिण्ड में दो प्रमुख पर्वत जिसमें पहला नुन (7,357 मीटर) और दूसरा कुन (7,087 मीटर) है। इस पर्वतों पर सुरू घाटी द्वारा पहुंचा जा सकता है।

कनिक स्तूप

कनिक स्तूप कारगिल जिले के सनी पर स्थित है। इस स्तूप का सम्बन्ध प्रसिद्ध भारतीय योगी नारूपा से है। ऐसा माना जाता है कि इन संत ने इस स्तूप के भीतर रहकर कुछ समय तक ध्यानसाधना की थी। यहां एक छोटा सा कमरा है जिसमें योगी की कंसे की मूर्ति स्थापित है। इस आकृति को वर्ष में केवल एक बार जुलाई माह के अंत में देखा जा सकता है। इस अवसर के दौरान एक त्यौहार मनाया जाता है। यह त्यौहार दो दिनों तक चलता है। काफी संख्या में लोग इस अवसर पर

सम्मिलित होते हैं। इसके अलावा, बरदान मठ के मठवासियों द्वारा नकाब नृत्य प्रस्तुत किया जाता है।

द्रास

द्रास भारत के जम्मू व कश्मीर राज्य के करगिल जिले में स्थित एक बस्ती है। 3230 मीटर (10,990 फुट) पर बसा हुआ यह कस्बा 16,000 से 21,000 फुट के पहाड़ों से घिरा हुआ है। द्रास वादी जोजिला दर्रे के चरणों में है और कश्मीर से लद्दाख जाने के लिये यहाँ से गुजरना पड़ता है, जिस कारणवश इसे 'लद्दाख का द्वार' भी कहा जाता है।

यह भारत के सबसे ठंडे शहरों में से है और सर्दियों में यहाँ तापमान –45° सेन्टिग्रेड तक गिर जाता है और –60° सेन्टिग्रेड तक मापा गया है। कई स्रोतों के अनुसार साइबेरिया के बाद यह दुनिया का दूसरा सबसे सर्द मानवी बसेरा है।

लद्दाख–करगिल क्षेत्र में होने के बावजूद द्रास के लोग अधिकतर हिन्द–आर्य जाति की दार्दी उपशाखा के हैं और शीना भाषा नाम की एक दार्दी भाषा बोलते हैं। मुस्लिम बहुसंख्यक हैं लेकिन कुछ बौद्ध धर्मी भी यहाँ रहते हैं।

11

पर्यटन बाजार

इस पाठ्यक्रम की कई इकाइयों में "अधिसंरचना" शब्द से आपका वास्ता पड़ा है। कई बार आपने यह सुना होगा कि अधिसंरचना के अभाव के कारण पर्यटन की गति धीमी हो गई, आदि। पर्यटकों को आकृष्ट करने के लिए कुछ आधारभूत अधिसंरचना की जरूरत होती है। इस इकाई में हम आपको पर्यटन अधिसंरचना से जुड़े कुछ मुद्दों से परिचित करवाएंगे। आरंभ में, पर्यटन में अधिसंरचना के अर्थ पर विचार करने के बाद इस इकाई में अधिसंरचना के मानक और इसके प्रबंधन पर विचार विमर्श किया गया है। इस इकाई में इससे संबद्ध कई दृष्टिकोणों पर विचार किया गया है। अधिसंरचना विकास संबंधी सरकारी नीति की कमियों के साथ–साथ इस इकाई में उसका विकल्प भी सुझाया गया है।

महत्वपूर्ण मुद्दे

पर्यटन का बाजार कुछ क्षेत्रों तक सीमित हो गया है। जहां पर्यटन सेवा और उत्पाद की आपूर्ति की सुलभता होती है और पैसे भी कम खर्च होते हैं वहां पर्यटकों का आवागमन तेज हो जाता है। इसी से जन पर्यटन का जन्म होता है और परिणाम की तुलना में गुणवत्ता को नजरअंदाज कर दिया जाता है। हालांकि जब हम अधिसंरचना का मुद्दा उठाते हैं तो दो प्रमुख विरोध नजर आते हैं :

1. पर्यटन पर्यटक की दृष्टि का विस्तार करता है और ऐसा करते वक्त उसकी परिधि में ऐसे स्थल आते हैं जो आर्थिक, सामाजिक

और सांस्कृतिक दृष्टि से पर्यटक के माहौल से अलग हों। कई पर्यटक या तो इस अंतर को पचा नहीं पाते हैं या ऐसा करना उनके लिए काफी मुश्किल होता

2. पर्यटन लोगों को उनके घरों से बाहर निकालता है फिर भी वे "अपना माहौलश्श बनाए रखना चाहते हैं। इसके लिए अंतर्राष्ट्रीय वायुसेवा, अंतर्राष्ट्रीय टूर आपरेटर और अंतर्राष्ट्रीय होटलों की श्रृंखला सहायक सिद्ध होती है। वे सुरक्षा और एकाकीपन में सफर करना चाहते हैं। उन्हें वातानकलन चाहिए और साथ ही सामान. संस्कति. पैसे और नैतिकता की सरक्षा चाहिए। इससे आर्थिक और सामाजिक लाभ कम हो जाते हैं। विरोधी स्थितियों का एक उपाय यह है कि राज्य आगे की सोचे और पर्यटन विकास की योजना बनाए ताकि पर्यटन अधिसंरचना और सेवाओं से स्थानीय जनता की आधारभूत आवश्यकताओं पर चोट न पहुंचे और उनकी आमदनी, रोजगार बढ़े तथा उनका विकास हो। अगर हम चाहते हैं कि पर्यटन स्थानीय लोगों के लिए खतरनाक साबित न हो तो हमें इसे समझना होगा और इसका निरीक्षण करना होगा। इसमें निम्नलिखित गतिविधियां सम्मिलित होनी चाहिए : (i) पर्यटन और अन्य गतिविधियों के आपसी संबंध को देखने के लिए एक प्रारूप का निर्माण (ii) छुट्टी अच्छी तरह बिताने के लिए घरेलू पर्यटकों के लिए खास इंतजाम। (iii) कामगारों और मजदूरों को पर्यटन की ओर आकर्षित करने के लिए रियायत। (iv) राष्ट्रीय अर्थव्यवस्था में पर्यटन की भूमिका का विश्लेषण (v) पर्यटन गतिविधि के सभी संभव पहलुओं के लिए पर्याप्त ढांचे के लिए विधि निर्माण (vi) पर्यटकों की सुरक्षा ताकि वे बेहतर माहौल में निश्चित मन से घूम–फिर सकें। (vii) स्थल पर व्यक्तियों और समुदायों के अधिकारों की रक्षा और मुनाफे में उनका हिस्सा। पर्यटन व्यापार में अधिसंरचना के साथ इन सभी पहलुओं का महत्वपूर्ण रिश्ता है।

अधिसंरचना

पश्चिमी देशों से आने वाले पर्यटको लिए The Lonely Planet Guide एक महत्वपूर्ण पुस्तक है। इसमें लिखा है कि मलेशिया, सिंगापुर और ब्रुरुनेई "पर्यटक को सुलभता से एशिया की सुगंध से परिचित कराते है।श्श इसका कारण है कि यहां "परिवहन सुविधाएं अच्छी हैं, आवासीय स्तर ऊंचा है, भोजन बढ़िया है (कभी–कभी अति सुस्वादु) और आगंतुकों को कम से कम परेशानी का सामना करना पड़ता है।ष इन क्षेत्रों में देखने और घूमने के लिए कई भौगोलिक और सांस्कृतिक उत्पाद उपलब्ध हैं, जैसे समुद्र का किनारा, पहाड़, नदियां, वन्य जीवन, शहर, लोग और भोजन । अधिसंरचना के मुद्दे पर ध्यान दिए बिना इन प्रकार की प्रगति असंभव थी। अधिसंरचना का अर्थ किताबों में अधिसंरचना का उल्लेख करते हुए कहा गया है कि यह भूमि के भीतर अवस्थित होता है और भूमि के ऊपर स्थित वस्तुओं को सहारा दिए रहता है। पर्यटन आपूर्ति के मामले में यह परिभाषा काफी नहीं है। क्योंकि पर्यटक उत्पाद जटिल है, जिसकी कोई सीमा नहीं है यह पूरी पृथ्वी पर फैला हुआ है और एक कारखाने में इन्हें एक साथ नहीं रखा जा सकता है। इसलिए, पर्यटन परिघटना की जरूरतों को देखते हुए हमें इस परिभाषा को विस्तार देना होगा। किसी देश विशेष में भौतिक रूप से अवस्थित पर्यटन उत्पाद पर मनुष्य मात्र का स्वामित्व होता है। भ्रमण की स्वतंत्रता और कहीं आने–जाने की छूट अधिसंरचना का पहला पहलू है। इसमें अंतर्राष्ट्रीय संबंध, विश्व व्यापी समझौता, अंतर्राष्ट्रीय नीतियां, दोस्ताना संबंध और दुश्मनी आदि मुद्दे शामिल होते हैं।

किसी देश में पर्यटन उत्पाद कोई अलग क्षेत्र नहीं होता है। इसका संबंध राष्ट्रीय जीवन से संबद्ध अन्य क्षेत्रों, मसलन कृषि, वानिकी, उत्पादन, रहने की पद्धति, धर्म, व्यापार, स्वास्थ्य और भूमि उपयोग से होता है। अतरू यह संबंध केवल भ्रमण के विक्रेता और खरीददार का संबंध नहीं होता है क्योंकि पर्यटन आपूर्ति सामुदायिक जीवन का एक हिस्सा होता है। इसका कारण यह है कि पर्यटन संबंधी उत्पाद और घरेलू निवासियों से संबंध उत्पाद एक दूसरे में घुले–मिले होते हैं और एक दूसरे की सीमा का उल्लंघन करते हैं, मसलन परिवहन, होटल, मनोरंजन और संस्कृति,

उद्यान, संग्रहालय, अभयारण्य, शहर, पहाड़, रास्ते, खेलकूद की सुविधाएं और पूजा के स्थल। स्थानीय समुदाय इनके प्रति जितना गौरव महसूस करेगा पर्यटन उत्पाद की ताकत उतनी ज्यादा बढ़ेगी। यह अधिसंरचना का दूसरा पहलू है अर्थात समुदाय को दी जाने वाली सेवाओं के विकास का स्तर और आगंतुकों को पेश की जाने वाली सुविधाओं का स्तर। इस प्रकार, अधिसंरचना को हम उन नीतियों और संबंधों के रूप में परिभाषित कर सकते हैं जो मुक्त भ्रमण के अवरोधों या बाधाओं को हटाता है, जैसे वीसा, पासपोर्ट मुद्रा हस्तांतरण, अंतर्राष्ट्रीय संबंध, सूचना और प्रोत्साहन और नस्ल, धर्म और स्त्री–पुरुष संबंधी भेदभाव। अधिसंरचना के अंतर्गत पानी, बिजली, जल–मल निकास, गैस, जमीन, कराधान नीतियां और जीवन के स्तर को बढ़ाने वाले अन्य सामाजिक सुविधाएं और स्थान भी शामिल होते हैं, जैसे निर्माण, परिवहन, तंत्र (नेटवर्क), संचार सुविधाएं, न्यायिक सुविधाएं और सार्वजनिक सुरक्षा, कानून और व्यवस्था, शिक्षा और प्रशिक्षण।

इस प्रकार, परंपरागत या रूढ़िवादी व्यापारिक प्रतिष्ठान द्वारा अधिसंरचना प्रदान नहीं की जा सकती। योजनाबद्ध अर्थव्यवस्थाओं में सार्वजनिकध्राज्य क्षेत्र और परंपरागत प्रतिष्ठान का फर्क उतना महत्वपूर्ण नहीं है जितना महत्वपूर्ण यह बाजार अर्थव्यवस्था के लिए है। इसका कारण यह है कि बाजार अर्थव्यवस्थाओं में मुनाफा और मुनाफा रहित संगठनों को अलग–अलग भूमिकाएं अर्थव्यवस्था में उत्पादन के सामाजिक मूल्य को ज्यादा से ज्यादा ऊपर उठाने पर बल दिया जाता है। भारत जैसे देश में, जहां स्वतंत्रता के बाद धन, संसाधनों और विकास के वितरण में असमानता पाई जाती है वहां अर्थव्यवस्था के सभी क्षेत्रों में अधिसंरचना की गुणवत्ता में असंतुलन रहना स्वाभाविक है। हम दिल्ली में ही झुग्गी झोपड़ियों और गंदी बस्तियों की बढ़ती संख्या को देख सकते हैं जहां इसकी वहन क्षमता अपनी सीमा पार कर चुकी है। आज यहां के 60% निवासी झुग्गी झोपड़ियों में रहते हैं।

इस परिस्थिति में पर्यटन अधिसंरचना को अलग से खड़ा करना होगा और इसमें लागत भी ज्यादा लगेगी। इसी कारण 1992 की राष्ट्रीय कार्य योजना में कहा गया है कि सरकार अधिसंरचना प्रदान करेगी और

निजी व्यापारिक प्रतिष्ठान आवास और परिवहन जैसी सुविधाएं उपलब्ध कराएंगे। इस प्रकार 50 लाख पर्यटकों के लिए सरकार 13,640 करोड़, सार्वजनिक क्षेत्र 11,600 करोड़ और निजी क्षेत्र 13,860 करोड़ निवेशित करेगा। सरकार और सार्वजनिक उद्यम का निवेश अधिसंरचना क्षेत्र में होगा ' जबकि निजी क्षेत्र आवास और वायु सेवा की उपलब्धता में बढ़ोत्तरी करेंगे।

अंतर्राष्ट्रीय स्तर

आधुनिक काल में पर्यटन का विकास और विस्तार पश्चिमी यूरोप और अमेरिका में हुआ और 80% अंतर्राष्ट्रीय पर्यटन इन्हीं इलाकों में संकेद्रित है। दुनिया के दस बड़े पर्यटन स्थलों में तीसरी दुनिया की कोई जगह शामिल नहीं है। विश्व के अधिकतर पर्यटक भी इन्हीं पश्चिमी देशों से आते हैं। इसी लिए पर्यटक पर्यटन स्थल पर भी अपने घर जैसा माहौल चाहता है और उस स्तर की सेवाएं चाहता है। अतरू परंपरागत आवासों के स्थान पर पश्चिमी शैली के हो़टल बन रहे हैं और रेल और सड़क परिवहन का स्थान वाय सेवा ले रही है। इसका कारण यह है कि रेल और सड़क परिवहन भारतीय स्तर के अनुरूप है जिसका स्तर कम जनसंख्या वाले देशों के स्तर से कम है। ये विकसित देश दुनि के 60ः संसाधन का उपयोग अपने लिए करते हैं। उनकी तुलना में हमारी रेल और सड़क व्यवस्था का अपेक्षाकृत कम स्तरीय होना लाजिमी है। इसी प्रकार, अगर भूमंडलीय पर्यटग बाजार में हिस्सेदारी करना है तो वातानुकूलन, चालू गर्म और ठंडे पानी, सुरक्षित पेय जल और पश्चिमी स्तर की स्वास्थ्य सुरक्षा का इंतजाम करना होगा।

राष्ट्रीय कार्य योजना अपने उद्देश्य में बिल्कुल स्पष्ट है, 50 लाख अंतर्राष्ट्रीय पर्यटकों के लिए देश के सबसे कम विकसित हिस्सों में विशेष पर्यटक क्षेत्र बनाए जाएंगे।

इसी प्रकार मुंबई, जयपुर और हैदराबाद के गोल्फ क्लबों पर 50–50 लाख रुपए खर्च किए जाएंगे और गोवा के गोल्फ कोर्स और उत्तर पश्चिम में अंतर्राष्ट्रीय स्तर का गोल्फ कोर्स बनाया जाएगा। इस अंतर्राष्ट्रीय स्तर का निर्धारण जापानी और अमेरिकी करेंगे। राष्ट्रीय कार्य योजना ने इस सैद्धांतिक धारणा को बिल्कुल नजरअंदाज कर दिया है कि समुदायों के

जीवन–स्तर से पर्यटन संबंधी उत्पादों की गुणवत्ता में सुधार आता है। अतरू इसने तीर्थ स्थानों को छोड़कर किसी भी घरेलू पर्यटन सेवाओं के लिए निवेश का प्रावधान नही रखा है। घरेलू पर्यटन के आराम और सुख सबंधी पहलुओं को नजरअंदाज किया गया है क्योंकि माना जाता है कि एक भारतीय कैसे भी रह सकता है। अक्सर ऐसा सुनने को मिलता है "अगर किसी हिल स्टेशन पर जरूरत से ज्यादा भीड़ होती है और रहने की कोई जगह नहीं मिलती है तो मुझे कोई फर्क नहीं पड़ता है। घरेलू पर्यटक या तो कार में सो जाएगा या अपना कोई रास्ता निकाल लेगा। वस्तुतरू विशेष चिंता अंतर्राष्ट्रीय पर्यटक की करनी चाहिए और उसे जगह जरूर मिलनी चाहिए क्योंकि वह पैसा खर्च करता है।[८]

इससे तीसरी दुनिया के स्थलों पर संयोजन, स्तरीकरण और आपूर्ति के प्रबंधन पहलू के कारण दबाव बढ़ रहा है क्योंकि अब पर्यटक कम दाम में अच्छे स्तर की मांग करने लगे हैं। इसे प्रभावी बनाने के लिए विश्व पर्यटन संगठन जैसे अंतर–सरकारी संगठन विभिन्न सरकारों को अपनी सुविधाओं में सुधार करने और अंतर्राष्ट्रीय पर्यटकों की सामाजिक और मनोवैज्ञानिक जरूरतों को पूरा करने के लिए सुझाव भी देते हैं।

अधिासंरचना का प्रबंधान

इस भाग में हम एक खाका विकसित करने के लिए एक प्राथमिक क्षेत्र जैसे ऊर्जा पर बातचीत करेंगे। पर्यटन उत्पाद में ऊर्जा सर्वाधिक महत्वपूर्ण है। कई लोग पर्यटन क्षेत्र में ऊर्जा के उपभोग और वितरण की आलोचना करते हैं इसका उपयोग करने वाले कम दर की मांग करते हैं ताकि अन्य स्थलों की प्रतियोगिता में अपना उत्पाद प्रस्तुत कर सकें। ऊर्जा की समस्या का समाधान ऊर्जा के वैकल्पिक स्रोत के खोज में सान्निहित है और संरक्षण उपायों का भी कार्यान्वयन आवश्यक है। थर्मल–डीजल स्रोत के विकल्प इस प्रकार हैं :

- सौर ऊर्जा स्रोत .
- वायु ऊर्जा स्रोत
- जल ऊर्जा स्रोत
- लहर ऊर्जा स्रोत हालांकि अभी तक इन वैकल्पिक स्रोतों का

उपयोग बड़े पैमाने पर शुरू नहीं हुआ है। केवल परमाणु ऊर्जा का उपयोग किया जा रहा है परंतु इसमें सुरक्षा की समस्याएं हैं। जिस समाज में ऊर्जा का उत्पादन कम होता है वहां उपभोक्ताओं को यह जानना चाहिए कि बिजली के उत्पादन में काफी खर्च होता है और इसे बरबाद नहीं करना चाहिए और इस प्रकार की समस्याओं से पर्यटकों को अवगत कराना चाहिये।

परिवहन के क्षेत्र में कुशल तकनीक की सहायता से ऊर्जा की बचत की जा रही है। सही नियोजन और स्तरीय वस्तुओं के उपयोग और सही रखरखाव की संस्कृति द्वारा सेवाओं और सुविधाओं की अवस्थिति और प्रबंधन घाटे और बरबादी को कम कर सकते हैं ताकि भ्रमण में कम से कम ऊर्जा की मांग और खपत हो। इस संदर्भ में कुछ कदम उठाए जा सकते हैं :

1. ऊर्जा के लगातार उपयोग करने वालों के लिए वैकल्पिक संसाध नों की व्यवस्था।
2. व्यापार और आनंद यात्रा को एक में मिलाना
3. अपव्यय रोकने के लिए एक वाहन के उपयोग पर बल, निजी वाहनों के उपयोग को हतोत्साहित करना।
4. परिवहन पड़ाव के निकट रहने की व्यवस्था।
5. व्यक्तियों द्वारा ऊर्जा की बरबादी को रोकने के लिए सभी प्रकार के परिवहन साधनों के पड़ाव को एक दूसरे से जोड़ना।
6. यात्रा की दूरी कम करने के लिए पर्यटन मार्गों का निर्माण
7. आराम से पहुंचने और ऊर्जा संरक्षण के लिए "रिसॉर्ट" का विकास
8. जिन शहरों में मजबूत अधिसंरचना मौजूद है और ऐतिहासिक स्थल, भवन, संग्रहालय, प्रेक्षागृह, खेलकूद सुविधाएं, अनोखी चीजें और सांस्कृतिक सुविधाएं तथा स्थानीय उद्योग विकसित हो वहां पर्यटकों को आकृष्ट करना चाहिए।

कई देशों में सड़कों पर चुंगी व्यवस्था के कारण लोग अपना वाहन लेकर निकलने में संकोच करते हैं। इसी प्रकार, "कार–पूलश्श बनाकर

अर्थात् बारी–बारी से एक–दूसरे की गाड़ियों का सामूहिक रूप से इस्तेमाल कर पेट्रोलियम संसाधन का दबाव घटाया जा सकता है। राष्ट्रीय उद्यानों में प्रवेश द्वार पर गाड़ियां रोक दी जाती हैं और बैट्री से चलने वाले वाहन या जन वाहन व्यवस्था या फिर पैदल प्रवेश को प्राथमिकता दी जाती है। हालांकि, वैकल्पिक पर्यटन पर्यटकों को पर्यटन का सही सुख प्रदान करता है, परंतु इससे ऊर्जा पर बहुत भार पड़ता है। इन मामलों में स्थानीय परंपराओं पर ही निर्भर करना चाहिए और बिजली की कम आपूर्ति को ही आकर्षण का केंद्र बना देना चाहिए। कभी–कभी किसी रिपोर्ट पर भीड़ बढ़ने से उस पर नगरीय स्थापत्य और दृष्टिकोण हावी हो जाता है जो समुद्र तट, जंगल या पहाड़ों के प्राकृतिक सौंदर्य को नष्ट कर देता है।

भारत जैसे देश में, जहां पर्यटन आपूर्ति और राष्ट्रीय अर्थव्यवस्था में गहरा संबंध है, अंतर्राष्ट्रीय स्तर की पर्यटन अधिसंरचना का निर्माण और प्रबंध एक कठिन और खर्चीला व्यवसाय है। अतरू विशेष विक्रय अधि ाकार और प्रबंधन अनुबंध से भूमंडलीय दृष्टिकोण प्राप्त करने में सहायता मिलती है। इस प्रकार के प्रबंध में शामिल है :

- स्थापत्य स्तर
- विशेष प्रशिक्षण कार्यक्रम
- कम्प्यूटर आरक्षण व्यवस्था, और
- ब्रांड नाम की पहचान

यह परिवहन और आवासीय क्षेत्रों में प्रचिलत है। राष्ट्रीय उद्यान जैसी सरकारी भूमि के लिए निजी क्षेत्र से समझौता किया जा सकता है और रियायत दी जा सकती है। निजी क्षेत्र आवास, भोजन और अन्य सेवाओं की व्यवस्था करता है, परंतु उनपर रियायत देने वाली एजेंसी का नियंत्रण होता है। इसका लाभ यह है कि सेवाओं में बिना निवेश किए ही सरकार राजस्व कमा सकती है और माल तथा सेवाओं की मांग से स्थानीय अर्थव्यवस्था लाभान्वित हो सकती है। इसी प्रकार सरकार निजी क्षेत्र के साथ मिलकर मनोरंजन स्थलों का विकास कर सकती है जिसे सरकार बनाएगी नहीं परंतु उस पर उसी का अधिकार और नियंत्रण

होगा। हालांकि, पर्यटन व्यापार मौसमी होता है और इस प्रकार की वित्तीय व्यवस्था से हमेशा मुनाफा कमाना मुश्किल होता है। ऐसी स्थिति में निवेशकों को आकृष्ट करना भी आसान नहीं होता। इसी कारण भारत के पर्यटन क्षेत्र में विदेशी निवेश की कमी है। सरकारी नियमों को अनुकूल और स्थिर कर तथा प्रतिबंधों को कम से कम कर ही विदेशी निवेश को आकृष्ट किया जा सकता है। पर्यावरण असंतुलन और जन असंतोष से बचने के लिए स्थानीय लोगों की भागीदारी के साथ–साथ स्थल का सार्वजनिक अभिकरण द्वारा निरीक्षण भी होना चाहिए। .

यह भी ध्यान रखना चाहिए कि मुद्रा संबंधी उतार चढ़ाव का अंतर्राष्ट्रीय पर्यटन पर काफी प्रभाव पड़ता है। इससे विदेशी निवेश में निषेधात्मक जोखिम की बढोत्तरी हो सकती है। इसीलिए अन्य स्थलों के समान भारत भी अपने निजी क्षेत्र से निवेश इकट्ठा करने का प्रयास कर रहा है और पर्यटन उद्योग को बढ़ाने के लिए प्रोत्साहन दे रहा है।

इसमें शामिल हैं :

- कम ब्याज और दीर्घावधि
- पिछड़े क्षेत्रों या विशेष पर्यटक क्षेत्रों में सुविधाएं उपलब्ध कराने के लिए सरकारी सहायता
- पूंजी भागीदारी, कर कटौती, कर छूट, ब्याज छूट, कर मुक्त आयात, और
- कम मूल्य पर जमीन

ये सभी उपाय देश के सामाजिक और आर्थिक पहलुओं को ध्यान में रखकर करना चाहिए और पर्यटन आपूर्ति में निवेश करने के क्रम में स्वास्थ्य या शिक्षा की उपेक्षा नहीं होनी चाहिए।

अवरोध और कमियां

भारत में संगठित पर्यटन की अवधारणा अभी हाल में ही सामने आई है। विश्व बाजार में भारत की नगण्य भागीदारी (0.40%) को देखते हुए भ्रमण व्यापार की कई समस्याओं का पता लगाया गया है और उसे दूर करने के उपाय सुझाए गए हैं। इसे हम मुख्य तर्क के रूप में व्याख्यायित

कर सकते हैं क्योंकि सरकारी नीति का निर्धारण इसके भ्रमण व्यापार संबंधी नीति की आलोचना से होता है। प्रमुख यात्रा लेखक रवीन्द्र सेठ और धर्मराजन का मानना है कि "ग्राहकों को संतुष्ट करने के लिए प्रत्यक्ष रूप से सभी मामलों में कमजोर अधिसंरचना (हवाई अड्डे से शौचालय तक) को मजबूत बनाना होगा।[8] साहब लोग की औपनिवेशिक परंपरा और विशाल संख्या में कामगारों की उपस्थिति के कारण भारत को परंपरागत रूप से आवभगत करने वाले और व्यक्तिनिष्ठ सेवा प्रदान करने वाले देश के रूप में जाना जाता है। परंतु पर्यटक कार्य कुशलता और समय की बचत चाहते हैं जिसके लिए तकनीकी कुशलता की आवश्यकता होती है। अतएव यह सोचा जा रहा है कि किस प्रकार खास बिक्री व्यवस्था और भारतीय पर्यटन उत्पाद की आधुनिकता के बीच संतुलन स्थापित किया जा सकता है। जन पर्यटक जन उत्पादन के साथ–साथ आर्थिक बचत भी चाहते हैं। भारत जैसे देश अपने संसाधनों को पर्यटन पर बहुत ज्यादा नहीं लगा सकता है। अपने उत्पाद को मूल्यवान, प्रतियोगी और श्रेष्ठ बनाने के लिए निम्नलिखित क्षेत्रों की ओर ध्यान देना होगा :

1. पर्यटन नक्शे पर ज्यादा से ज्यादा स्थलों को लाना
2. सुविधाएं–वीसा, अप्रवासन, सीमा शुल्क।
3. हवाई अड्डे और सुविधाएं और कर्मचारी प्रशिक्षण, विश्व के सभी हिस्सों से भारत आने की सुविधा और भारत में भ्रमण करने की लागत, हवाई अड्डे से पर्यटन स्थल तक जाने की हवाई यात्रा की सुविधा और मुख्य मार्गों पर, जहां से व्यापारी ज्यादा आते जाते हैं, ज्यादा से ज्यादा सीटों की व्यवस्था, हवाई बेड़ों की कार्यकुशलता, सुरक्षा और समय पर उड़ान।
4. सड़कों की अच्छी व्यवस्था और भूतल परिवहन में एयर कंडिशन कोचों और पर्यटन कारों और टैक्सियों का इंतजाम, पर्यटन स्थलों तक राजमार्ग, बीच–बीच में कैफे और आराम स्थल, पेट्रोल स्टेशन और मरम्मत की दुकान, टेलीफोन और रात में ठहरने की जगह।
5. व्यक्तिगत तथा सार्वजनिक सभी मामलों में स्वस्थ माहौल।

6. सभी प्रकार के पर्यटकों (युवा छात्र से लेकर अमीर पर्यटक) के लिए उनके बजट के अनुरूप रहने का इंतजाम। सभी स्थानों पर सफाई और पश्चिमी सुविधाएं, पानी और बिजली की उपलब्धता, सुरक्षा और विनम्रता अन्य जरूरते हैं।

7. प्रोत्साहन के लिए व्यापार मेले और साझा उत्सव।

बहुत से लोगों का मानना है कि पर्यटन उद्योग के इस पुनर्गठन के लिए प्रचार की महत्वपूर्ण भूमिका है। अनुभव, बताता है कि अंततः पर्यटकों को दी गई सुविधाएं ही मायने रखती हैं। पर्यटन बाजार में आगे बढ़ने के लिए भारत को सफाई, स्वस्थ माहौल और आरामदायक सुविधाएं उपलब्ध करानी होंगी। इसके लिए सरकार को होटल और ट्रैवेल एजेंसी क्षेत्र में दखल देने की जरूरत नहीं है परंतु उसे यह ख्याल रखना होगा कि स्मारकों के आसपास सड़कें अच्छी हों, कोचों और कारों का इंतजाम स्तरीय हो और आसपास का इलाका साफ हो। भ्रमण के विशेषज्ञों के अनुसार ये सब अच्छे पर्यटन उत्पाद के लिए अनिवार्य हैं।

इसके बाद आय का सवाल आता है। इस लक्ष्य को कैसे पूरा किया जा सकता है? ऐसी स्थिति में जब पर्यटन लक्ष्य पूरा नहीं हो पा रहा है और डॉलर के मद में पर्यटन से होने वाली आमदनी घट रही है तब उत्पाद के सुधार की दिशा में कदम उठाना मुश्किल है। अगर पर्यटन से पूरा–पूरा लाभ उठाना है तब हमें अधिसंरचना का बेहतर और संतुलित विकास करना होगा। पैसे की कमी को निजीकरण और विदेशी निवेश से पूरा किया जा सकता है।

भ्रमण के विशेषज्ञ यह मानते रहे कि भ्रमण कार्यों को सीमित किया जाना चाहिए, पर्यटन स्थलों के हवाई अड्डों को सुधारना चाहिए और एयर टैक्सियों और निजी वायुसेवा की शुरुआत की जानी चाहिए। इसके बावजूद उनका मानना है कि अभी भी बहुत से पहलुओं का अध्ययन नहीं किया गया है। ये इस प्रकार है :

- राज्य सरकारों द्वारा आरोपित सड़क कर और विलासित कर
- होटल उद्योग द्वारा दोहरे शुल्क (रुपया / डालर) पर विवाद
- मध्य और निम्न आर्थिक वर्ग के होटल, और

• भुगतान अतिथि (पइंग गेस्ट) के रूप में रहने की व्यवस्था।

इस प्रकार के पुनर्गठन से पर्यटन नियोजक भ्रमण की लागत कम कर सकेंगे और अधिसंरचना पर ज्यादा से ज्यादा ध्यान दे सकेंगे। सबसे महत्वपूर्ण मुद्दा स्वस्थ माहौल, टेलीफोन और भोजन का है जिसपर यूरोपीय समझौता नहीं कर सकते हैं।

इसी प्रकार, इस व्यापार में यह भी माना जाता है कि बंद आकाश नीति अपनाकर एयर इंडिया को समर्थन नहीं देना चाहिए। ष्भारत चलेंश की असफलता और भारत से कई विदेशी हवाई सेवाओं की वापसी के बाद भ्रमण व्यापार में सरकार ने मुक्त आकाश नीति अपनाई है जिसकी सराहना की गई। 1993 में, 605 विशेष उड़ानों द्वारा 50,000 पर्यटक भारत आए। पर्यटन व्यापार ने "पर्यटन उद्योग" के निषेधात्मक पक्ष से संबंधित समस्या का भी उल्लेख किया है। इसका असर आयकर अधिनियम में देखा जा सकता है जहां अन्य सेवाओं में समान पर्यटन को अवमूल्यन छूट नहीं मिलती। दूसरे इससे ऊर्जा शुल्क भी बढ़ता है और ऊर्जा संरक्षण के लिए पर्यटन को किसी प्रकार का प्रोत्साहन नहीं दिया जाता है। कर्मचारियों के असंतोष, खासकर पायलट हड़ताल से हमारी अधिसंरचनात्मक कमजोरी सबके सामने आ जाती है क्योंकि हमारे सामने कोई विकल्प नहीं होता है। आज मुक्त आकाश नीति के कारण परिदृश्य बदल दिया गया है। भ्रमण व्यापार ने राष्ट्रीय कार्य योजना को अनुमोदित कर दिया है। अब राज्य सड़क, पानी, बिजली और सुरक्षा जैसा अधिसंरचनात्मक समर्थन देंगे। निजी क्षेत्र सेवाओं में निवेश करेंगे। हालांकि 3 वर्षों में होटल आवास में दोगुनी वृद्धि और 5 वर्षों में पर्यटकों के आगमन में दोगुनी वृद्धि करने का उनका लक्ष्य अति महत्वाकांक्षी हो सकता है।

पर्यटन व्यापार की निराशा का मुख्य कारण अधिसंरचनात्मक कमजोरी और जटिल नौकरशाही है। हालांकि भारत में आकर्षण के अनेक अवसर मौजदू हैं परंतु यह अपने संसाधनों का उपयोग कुशलता से नहीं कर रहा है। कुछ समस्या विदेशों में पर्यटक उत्पादों को बेचने के नजरिए से संबंधित है। उपलब्ध साहित्य में कोई नयापन नहीं है और सब जगह एक सी बातें दोहराई गई हैं। सूचना प्राप्ति और प्रसार उच्च दर्जे की पेशेवर गतिविधि है जिसके लिए निवेश और प्रशिक्षण की जरूरत होती है।

हैदराबाद में 1992 में आयोजित TAAI के सम्मेलन में इंदर शर्मा ने समुदायों और सरकार से प्राप्त समर्थन में कमी को भारत में पर्यटन के विकास का मुख्य अवरोध माना था। उदाहरण के लिए मतदाताओं को नहर या अस्पताल बनने से ज्यादा संतोष होता है। इस परिस्थिति में परिवर्तन लाने के लिए प्रत्येक व्यक्ति के यह विश्वास दिलाना होगा कि पर्यटन आज की मांग है और यह एक राष्ट्रीय संपत्ति है।

सम्मेलन पर्यटन के बाजार में गहरी प्रतियोगिता है। अपेक्षित अधिसंरचना के अभाव में भारत पूरी तरह इसका लाभ नहीं उठा सका है। उदाहरण के लिए इम्यूनॉलॉजिस्ट के सम्मेलन में 10,000 प्रतिनिधि भारत आएंगे। उनके लिए सम्मेलन नगर की सुविधाएं उपलब्ध करानी होगी। हालांकि हरियाणा सरकार ने अंतर्राष्ट्रीय हवाई अड्डे के निकट 80 एकड़ जमीन देने का प्रस्ताव रखा है परंतु इस सम्मेलन परिसर निर्माण में कई वर्ष लग जाएंगे। इसमें आधुनिकतम तकनीक से युक्त विशाल प्रेक्षागृह, समिति कक्ष, एकीकृत होटल, दुकानें, संचार केंद्र, मनोरंजन केंद्र और चिकित्सा केंद्र की व्यवस्था करनी होगी। हालांकि अभी काफी समय तक इन सुविधाओं का उपयोग नहीं हो सकेगा और इनके उपयोग न होने से रखरखाव में काफी लागत लगेगी। इन समस्याओं के समाधान के लिए क्लब और सप्ताहांत मनोरंजन स्थलों के निर्माण से थोड़ी बहुत राहत मिल सकती है। भ्रमण व्यापार ने अनूठी पारिस्थितिकी व्यवस्थाओं में और रोमांचक खेलों के लिए अधिसंरचनात्मक कमजोरियों का मुद्दा भी उठाया है। थार मरूभूमि, हिमालय क्षेत्र और उत्तर पूर्व एक अनूठे भौगोलिक क्षेत्र के रूप में पहचाने गए हैं जो कई कारणों से अविकसित रहे हैं– (क) दुर्गम रास्ते और (ख) सुरक्षा। अब आंतरिक सीमा प्रतिबंध हटाने के बाद अधिसंरचना में सुधार लाया जा रहा है और हवाई अड्डों के निर्माण, होटलों की व्यवस्था और रोमांचक खेलों की व्यवस्था कर वहां पहुंचने का प्रयत्न किया जा रहा है। विरासत शहर की अवधारणा से दक्षिण भारत में अधिसंरचनात्मक विकास को गति मिली है। इससे विभिन्न शहरों और गांवों में स्थित पुरातात्विक और स्थापत्यगत स्थलों के संरक्षण और सुरक्षा में सहायता मिली है। इस योजना के अंतर्गत पर्यटकों और तीर्थ यात्रियों की सुविधाओं का भी ध्यान रखा गया है। इसी अवधारणा से विरासत

होटलों की प्रथा का जन्म हुआ। पहले चरण में ममल्लपुरम, कांचीपुरम, चिंदबरम, कन्याकुमारी, रामेश्वरम, थारंगामबडी, तंजौर, कुंभ कोम, श्रीरंगम, थिरूथिआनि, पलम और श्रीपेरूमबदुर शहरों को शामिल किया गया है। अंतर्राष्ट्री हवाई अड्डे और पर्याप्त स्तरीय आवासीय सुविधाओं के अभाव के बावजूद केरल में पर्यटन का विकास हो रहा है। त्रिवेंद्रम हवाई अड्डे के सुधार, कोच्चि में निजी निवेश से बने हवाई अड्डे और केरल पर्यटन विकास निगम और ताज और बेलकम समूह के संयुक्त उद्यम से होटल क्षेत्र में हुए विकास से अधिसंरचनात्मक विकास का प्राथमिक चरण पूरा हो गया है। इस राज्य में पर्यटन की सफलता अंततरू अधिसंरचना के नियोजित विकास पर ही निर्भर है। हालांकि, संसाधन की कमी के कारण स्थलों के प्रभावकारी और लगातार विकास के लिए कुछ चुने हुए क्षेत्रों का विकास ही करना चाहिए। लक्षद्वीप और अंडमान तथा निकोबार द्वीप समूहों में द्वीप रिसॉर्ट का विकास किया जाना है। यहां मुख्य समस्या पर्यावरण मंत्रालय से अनुमति लेने की है। इन द्वीपों तक हवाई या समुद्र मार्ग से पहुंचा जा सकता है और यहां विकासक को सभी प्रकार की अधि ासंरचना स्थापित करनी होगी मसलन, गैर–परम्परागत स्रोत से ऊर्जा, पेय जल संयंत्र, जल–मल निकास आदि। यहां परियोजना की आर्थिक उपादेयता का सवाल है क्योंकि सरकार पट्टे पर जमीन देगी और यही उसका निवेश होगा। आरामदायक जहाजों के उपयोग से इस समस्या का हल निकल सकता है। पर्यटकों के लिए यह परिवहन के साथ–साथ आवास का भी काम करेगा और इससे पर्यावरणीय खतरे से भी बचा जा सकता है और अधिसंरचना पर होने वाले निवेश को कम किया जा सकता है। कूड़ा–करकट फेंकने को भी रोका जा सकता है। इससे द्वीप और समुद्र को प्रदूषण के खतरे से बचाया जा सकता है।

पर्यटन बाजार को बढ़ाने में लगा भारत

भारत, जो विश्व का चौथे नंबर का सबसे बड़ा पर्यटन बाजार है, अब दूसरे और तीसरे नंबर के लिए प्रयत्न कर रहा है। इसके लिए विश्व स्तर पर प्रयास जारी हैं। पर्यटन विभाग भारत के विभिन्न पर्यटन उत्पादों का अंतर्राष्ट्रीय बाजार में प्रदर्शन कर रहा है। साथ ही वह विदेशी मेलों या प्रदर्शनियों में भी हिस्सा ले रहा है, ताकि भारत के प्रति जागरूकता बढ़े।

भारत पर्यटन ऐम्सटरडम ने अगस्त, 2006 के दौरान हेलसिंकी में पाटा फिनलैंड चौप्टर द्वारा संचालित रोड शो में भाग लिया। भारत पर्यटन न्यूयार्क ने लास वेगास में आयोजित 'वर्चुओसो ट्रेवल मार्ट' में भाग लिया और एसएफए पासेज, न्यू जर्सी के साथ मिलकर 'हिमालय में आनंद' का प्रदर्शन करते हुए एक साझा प्रस्तुतीकरण दिया।

भारत पर्यटन पेरिस को बार्सिलोना में 'इंडिया इवनिंग' तथा 'इनक्रेडिबल इंडिया' का आयोजन किया और ज्यूरिख, स्विट्जरलैंड में इंडिया इवनिंग का भी आयोजित किया। इसी तरह जोहांसबर्ग में नेलस्प्रूट तथा पीटर्सबर्ग में श्स्पॉट लाइट वर्कशॉपश, चिकित्सा पर्यटन, आसियान एक्सपो, ब्राइडल एंड लाइफ स्टाइल एक्सपो, हॉलिडे एंड ट्रेवल एक्सपो (केप टाउन) तथा कैलिफॉर्निया में 'यूएस इंडिया इन्वेस्टमेंट सेमिनार' और बिजनेस एक्सपो 2006 में भाग लिया।

भारतीय पर्यटन और आतिथ्य उद्योग भारत में सेवा क्षेत्र के बीच विकास के प्रमुख चालकों में से एक के रूप में उभरा है। भारत में पर्यटन समृद्ध सांस्कृतिक और ऐतिहासिक विरासत, पारिस्थितिकी में विविधता, इलाकों और देश भर में फैले प्राकृतिक सौंदर्य के में वृद्धि करने की महत्वपूर्ण क्षमता है। पर्यटन देश के लिए विदेशी मुद्रा का एक महत्वपूर्ण स्रोत होने के अतिरिक्त एक संभावित बड़े रोजगार को उत्पन्न भी करता है। जनवरी–नवंबर 2019 की अवधि के दौरान विदेशी आगम 26.78 बिलियन अमेरिकी डॉलर था जो साल–दर–साल 3.7 प्रतिशत की वृद्धि दर्ज कर रहा था।

डब्ल्यूटीटीसी (विश्व यात्रा व पर्यटन परिषद्)के अनुसार, भारत 2018 में जीडीपी में यात्रा और पर्यटन के कुल योगदान के मामले में 185 देशों में तीसरे स्थान पर है। विश्व आर्थिक मंच द्वारा प्रकाशित यात्रा और पर्यटन प्रतिस्पर्धात्मकता रिपोर्ट 2019 में भारत को 34 वाँ स्थान दिया गया।

बाजार का आकार

भारत डिजिटल नियोजन, बुकिंग और यात्रा का अनुभव करने के लिए उपयोग किए जाने वाले डिजिटल उपकरणों के मामले में सबसे डिजिटल

रूप से उन्नत राष्ट्र है, भारत के बढ़ते मध्य वर्ग और बढ़ती डिस्पोजेबल आय ने घरेलू और बाह्य पर्यटन के विकास को गति प्रदान की है।

2018 के दौरान, भारत में विदेशी पर्यटक आगमन (एफटीए) 10.56 मिलियन था, जो जनवरी–नवंबर 2019 के दौरान साल–दर–साल 5.20 प्रतिशत की वृद्धि दर प्राप्त कर रहा था।

जनवरी–नवंबर 2019 के दौरान, ई–टूरिस्ट वीजा पर कुल 25,51,211 पर्यटक आए, जिसमें 23.8 प्रतिशत की वृद्धि दर्ज की गई।

भारत में यात्रा और पर्यटन क्षेत्र में 2017 में देश में उत्पन्न कुल रोजगार के अवसरों का 8 प्रतिशत हिस्सा था, उसी वर्ष के दौरान लगभग 41.6 मिलियन लोगों को रोजगार प्रदान किया गया। 2028 तक यह संख्या 2 प्रतिशत वार्षिक बढ़कर 52.3 मिलियन हो जाएगी।

अंतर्राष्ट्रीय होटल श्रृंखलाएं देश में अपनी उपस्थिति बढ़ा रही हैं, तथा यह भारत के पर्यटन और आतिथ्य क्षेत्र में 2020 तक लगभग 47 प्रतिशत हिस्सा और 2022 तक 50 प्रतिशत होगा।

निवेश

भारत 2018 में 45.7 बिलियन अमेरिकी डॉलर के निवेश के साथ यात्रा और पर्यटन में निवेश के मामले में वैश्विक रूप से तीसरा सबसे बड़ा राष्ट्रीय निवेश है।

उद्योग और आंतरिक व्यापार संवर्धन विभाग (क्च्प्ष्ज्) द्वारा जारी आंकड़ों के अनुसार, अप्रैल 2000–जून 2019 की अवधि के दौरान, होटल और पर्यटन क्षेत्र ने थ्क्प् के लगभग 12.99 बिलियन अमेरिकी डॉलर का निवेश किया

रुकावट

प्रवेश/निकास : ई–वीजा सुविधा के आरम्भ के उपरांत भी आगंतुक वीजा के लिए आवेदन करने की प्रक्रिया को बोझिल मानते हैं। इसके अतिरिक्त ई–वीजा सुविधा के विषय में लोगों में जागरूकता कम है। इसके साथ ही, चिकित्सा ई–वीजा धारकों को कठिनाइयों का सामना करना पड़ता है क्योंकि बार बार आने के लिए वीजा सीमित संख्या प्रदत्त होते हैं इसके साथ ही रोगी के सहायक हेतु वीजा की प्रक्रिया बोझिल है।

इन्फ्रास्ट्रक्चर और कनेक्टिविटीरू इन्फ्रास्ट्रक्चर की कमी तथा कुछ विरासत स्थलों के लिए कनेक्टिविटी की कमी पर्यटकों की अपर्याप्त यात्रा का कारन बनता है ।

पर्यटन क्षेत्र या सर्किट : भारत में विभिन्न पर्यटन स्थल हैं, परन्तु मात्रा कुछ ही सर्किट जैसे स्वर्ण त्रिभुज (दिल्ली–आगरा–जयपुर) उपलब्ध हैं ।

प्रचार और विपणन : यद्यपि इसमें बृद्धि हो रही है परन्तु यह मात्र ऑनलाइन विपणन ६ ब्रांडिंग तक सीमित है तथा अन्य अभियान समन्वित नहीं हैं। पर्यटक सूचना केंद्रों के प्रबंधन में समस्याएं हैं , जिससे घरेलू और विदेशी पर्यटकों को आसानी से जानकारी प्राप्त करना कठिन हो जाता है।

कौशल : पर्यटन और आतिथ्य क्षेत्र के लिए पर्याप्त रूप से प्रशिक्षित व्यक्तियों की संख्या में कमी आगंतुकों को विश्व स्तरीय आतिथ्य का अनुभव देने हेतु एक महत्वपूर्ण चुनौती है। सीमित संख्या में बहुभाषी प्रशिक्षित मार्गदर्शिकाएँ, सीमित स्थानीय जागरूकता और पर्यटकों की वृद्धि से जुड़े लाभों और जिम्मेदारियों की समझ का अभाव इस क्षेत्र की वृद्धि में बाधक के रूप में कार्य करती है।

सरकारी पहल

भारत सरकार ने पर्यटन उद्योग में देश की क्षमता को महत्व दिया तथा भारत को वैश्विक पर्यटन केंद्र बनाने के लिए कई कदम उठाए हैं। भारत के पर्यटन और आतिथ्य क्षेत्र को बढ़ावा देने के लिए भारत सरकार द्वारा योजनाबद्ध कुछ प्रमुख पहलें इस प्रकार हैं :

पर्यटन मंत्रालय ने भारत की 12 साइटों (प्रतिष्ठित साइटों सहित) के लिए ऑडियो ओडिगोस नामक ऑडियो गाइड सुविधा ऐप लॉन्च किया।

प्रधान मंत्री, श्री नरेंद्र मोदी ने लोगों से 2022 तक भारत के 15 घरेलू पर्यटन स्थलों का दौरा करने का आग्रह किया।

सरदार वल्लभभाई पटेल की प्रतिमा, जिसे 'स्टैच्यू ऑफ यूनिटी' के रूप में भी जाना जाता है, का उद्घाटन अक्टूबर 2018 में किया गया था। यह 182 मीटर की ऊंचाई पर दुनिया में सबसे ऊंची खड़ी प्रतिमा है।

इससे देश में पर्यटन क्षेत्र को बढ़ावा मिलने और भारत को विश्व पर्यटन मानचित्र पर लाने की उम्मीद है।

भारत सरकार 2020 तक दुनिया के अंतर्राष्ट्रीय पर्यटक आगमन में 1 प्रतिशत हिस्सा और 2025 तक 2 प्रतिशत हिस्सेदारी हासिल करने के लिए काम कर रही है।

बजट 2019–20 के तहत, सरकार ने पर्यटकों के लिए टैक्स रिफंड की शुरुआत की, जैसे सिंगापुर जैसे देशों में पर्यटकों को भारत में अधिक खर्च करने और पर्यटन को बढ़ावा देने के लिए प्रोत्साहित करना।

बजट 2019–20 के तहत, सरकार ने स्वदेश दर्शन के तहत पर्यटक सर्किट के विकास के लिए 1,160 करोड़ रुपये (यूएस + 160.78 मिलियन) आवंटित किए।

केंद्रीय बजट 2019–20 के तहत, पर्यटन मंत्रालय के विभिन्न कार्यक्रमों और योजनाओं के प्रचार और प्रचार के लिए + 82.27 मिलियन का आवंटन किया गया था।

सितंबर 2019 में, जापान ,ताइवान और कोरिया के साथ एशियाई देशों के एक समूह में शामिल हो गया जिसका उद्देश्य भारतीय पर्यटन बाजार में प्रवेश करना है।

उपलब्धियां

2019–20 के दौरान सरकार की उपलब्धियां निम्नलिखित हैं :

2019–20 के दौरान, स्वदेश दर्शन योजना के तहत नई परियोजनाओं के लिए 1,854.67 करोड़ (US + 269.22 मिलियन) अतिरिक्त धनराशि स्वीकृत की गई है।

पर्यटन मंत्रालय ने स्वदेश दर्शन और प्रशाद योजनाओं के अंतर्गत उत्तर पूर्वी क्षेत्र में पर्यटन के विकास और संवर्धन के लिए सभी पूर्वोत्तर राज्यों को 1,456 करोड़ रुपये (211.35 मिलियन अमेरिकी डॉलर) हेतु 18 परियोजनाओं को मंजूरी दी।

सरदार वल्लभभाई पटेल की प्रतिमा, जिसे स्टेट ऑफ यूनिटी 'के रूप में भी जाना जाता है, का उद्घाटन अक्टूबर 2018 में किया गया था

और नवंबर 2019 तक कुल राजस्व 82.51 करोड़ रुपये (यूएस + 11.81 मिलियन) था।

आगे का रास्ता

भारत की यात्रा और पर्यटन उद्योग में विकास की भारी संभावनाएं हैं। पर्यटन उद्योग भी ई–वीजा योजना के विस्तार की उम्मीद कर रहा है जिससे भारत में पर्यटकों की आमद दोगुनी होने की उम्मीद है। एसोचौम और यस बैंक द्वारा किए गए एक संयुक्त अध्ययन के अनुसार, भारत की यात्रा और पर्यटन उद्योग में उच्च बजटीय आवंटन और कम लागत वाली स्वास्थ्य सुविधा के पीछे 2.5 प्रतिशत का विस्तार करने की क्षमता है। इसके साथ में कौशल विकास तथा बुनियादी ढांचे में और सुधार करके भारतीय पर्यटन को विकसित किया जा सकता है।

12

परिवहन और पर्यटन

परिवहन, पर्यटक उद्गम और गंतव्य के स्थानों के बीच पुल का काम करता है। यह, अपने पर्यटक स्थानों तक पहुंच प्रदान करके, क्षेत्र को बाहर के लिए खोल देता है। इसके बिना पर्यटन के संसाधन चाहे जितने भी आकर्षक और सुख–सुविधाओं से युक्त हों, किसी लाभ के नहीं हो सकते हैं। हम किसी एक क्षेत्र में परिवहन प्रणाली को संगठित किये बिना, पर्यटन के नियोजन की बात नहीं कर सकते हैं। इस प्रणाली के अंतर्गत, मार्गों का जाल या परिवहन के साधनों और परिवहन का तन्त्र आता है। पहले वर्ग में हवाई तथा समुद्री मार्ग आते हैं। अंतर्देशी मार्गों में सड़कें और रेल मार्ग आता है। परिवहन के रूप वायुयान, जहाज, स्टीमर, कारें, टैक्सी, आरामदायक गाड़ियां, बसें, और रेलगाड़ियां आती हैं। टैक्सी, कारें, ऑटोरिक्शा, तांगा, मोपेड, साइकिल और ट्रामें विशेष रूप से स्थानीय परिवहन के रूप में महत्वपूर्ण हैं। यह शहर में यात्रियों को हवाई अड्डों, बसस्टैंडों, या रेलवे स्टेशनों से होटलों और पर्यटक स्थलों तक लाने के लिये होते हैं। अधिक ऊंचाइयों पर पर्यटक क्षेत्रों में, शायद आप को रस्सी मार्ग और बिजली चालित ट्रॉलियां, टट्टू या तांगा सवारी और पाल नावें मिल जाएंगी। यदि देश में, उसके बड़े और छोटे तंत्रों दोनों में वैकल्पिक परिवहन सुविधाओं के सभी संभावित प्रकार मौजूद हैं तो, पर्यटन सर्वाधिक आकर्षक हो जाता है। राष्ट्रीय महामार्ग और राज्य महामार्ग राष्ट्रीय नेटवर्क बनाते हैं। ये भारत के मुख्य परिवहन गतिविधि केन्द्रों के बीच कड़ी प्रदान करते हैं पर्यटक क्षेत्र के अन्दर मुख्य मार्गों और

नोडल नगरों के बीच परिवहन व्यवस्था का परिसंचरना क्षेत्रीय परिवहन प्राधिकरण करता है। यह क्षेत्रीय स्तर पर छोटा तन्त्र है। सर्वाधिक छोटे तन्त्र के अंदर पर्यटकों की परिवहन सम्बन्धी जरूरतों की देखभाल करने के लिये निजी यात्रा संगठनों की निचले स्तर पर बड़ी भूमिका होती है। पर्यटक को केवल पर्यटक क्षेत्र तक पहुंच ही आवश्यकता नहीं अपितु उसकी पहुँच कम खर्चे पर, कम समय में और आरामदेय होनी चाहिए। उदाहरण के लिये, जब कभी पर्वतीय क्षेत्रों या खराब मौसम के कारण परिवहन व्यवस्था ठप्प हो जाती है, तो पर्यटकों के लिये परिवहन की वैकल्पिक व्यवस्था होनी चाहिए। यदि परिवहन के विभिन्न साधनों को विभिन्न मार्गों तथा छोटे बड़े पर्यटक स्थलों के बीच अच्छा तालमेल है तो ये पर्यटन की अनुकूल दशाओं में शामिल है। आजकल, परिवहन प्रणाली की क्षमता ही पर्यटक आवागमन का आकार और आने–जाने वाले पर्यटकों की संख्या निर्धारित करती है। परिवहन प्रणाली की क्षमता में वृद्धि के अलावा, आरामदेय सीटें, अपेक्षित तीव्र गति और रेल, रोड और हवाई किरायों में रियायतें प्रोत्साहन बनते जा रहे हैं । ये पर्यटकों की संख्या में वृद्धि करते हैं और बदले में अधिक आय प्राप्त होती हैं। यह अनुमान लगाया गया है कि पर्यटक, अपने कुल व्यय का लगभग 40% मात्र भ्रमण पर खर्च करके अपनी आय हमें हस्तांतरित करते हैं।

वायु परिवहन

वायुयान पर्यटकों को लम्बी दूरियों तक ले जाते हैं। आज भारत में लगभग 97% अंतर्राष्ट्रीय पर्यटक हवाईमार्ग द्वारा आते हैं। देश के अन्दर, उनमें से 82% वायुयान द्वारा यात्रा करते हैं, जबकि समुद्री मार्ग से 11% और स्थल मार्गों से 7% यात्रा करते हैं। लदंन और न्यूयार्क के बीच, सन् 1920 में समुद्री सफर में 120 घण्टे लगते थे। आज आधुनिक जेट वायुयान सिर्फ 6 घण्टे लेते हैं। यह वायुयान सामान्यतः प्रतिघंटा लगभग 1000 कि.मी. की रफ्तार से उड़ते हैं। वे आवाज की अधिकतम रफ्तार प्रति घंटा 1194 कि.मी. पर उड़ान भरने में सक्षम हैं यह भू–मंडलीय पर्यटन के लिये प्राथमिक महत्व के हो जाएंगे क्योंकि उनकी यात्री उठाने की क्षमता अत्यधिक विशाल है और बिना रुके उड़ानो के दौरान तेज रफ्तार होती है ।

रियायतों या आसानी से संचालन योग्य पास के रूप में किराये में कटौती भिन्न आयु समूहों को दी जाती है। पर्यटन के दृष्टिकोण से मंद अवधि और चोटी की अवधि में भिन्न तरह से किराया लिया जाता है। यह सक्रिय पर्यटन को बढ़ाने में काफी मदद करता है।

धनी देशों से उच्च वर्ग के यात्री, जो ज्यादातर व्यापारिक पर्यटकों के रूप में आते हैं, भारत के अन्दर आनेजाने के दौरान भी महंगे वायुयान के सफर के लिये भुगतान करना पसंद करते हैं। कारण यह है कि वे अपने पास उपलब्ध सीमित समय के अन्दर ही अपने व्यापार सौदे खत्म करना चाहते हैं और अधिक पर्यटक स्थलों को देखने जाना चाहते हैं। वे एयर ट्रेवल कम्पनियों द्वारा दी जा रही रियायतों की फिक्र नहीं करते हैं, क्योंकि उनकी मुख्य चिन्ता किसी भी कीमत पर समय बचाने की होती है। फिर भी, निम्न बजट में आराम पसन्द पर्यटक आकर्षित करने के लिये, हमारे प्राइवेट और सार्वजनिक हवाई सेवाएं रियायती टिकट पेश करती हैं क्योंकि वे हवाई यात्रियों के सबसे बड़े अनुपात हैं।

हमारे हवाई मार्ग जाल को बेहतर संचालित करने की शुरूआत हो गई है। यह हमारे 12 अंतर्राष्ट्रीय हवाई अड्डों को आदर्श अड्डों में तब्दील कर देगी और महत्वपूर्ण पर्यटक स्थानों में दूसरे अड्डों के स्तर में सुधार करेगी। ऐसा करते हुए, यह अंततः उत्तर में अमृतसर–श्रीनगर, दक्षिण में हैदराबाद–बंगलरू–कोची, पश्चिम में अहमदाबाद–गोआ और उत्तर पूर्व में गौहाटी को समाविष्ट कर लेगी। हमारे महानगरों मुम्बई, दिल्ली, कोलकाता और चेन्नई में मुख्य अंतर्राष्ट्रीय हवाई अड्डे पहले ही सुधार सुविधाओं के विस्तार के लिये कोर में शामिल कर लिये गये हैं। वाराणसी, भुवनेश्वर और जयपुर, शहरों में पर्यटक सर्वाधिक आते हैं। ये तीनों नगर विकास की दृष्टि से ज्यादा देर तक वंचित नहीं रहेंगे। इसके बाद अगला नागपुर है जिसे अंतर्राष्ट्रीय हवाई अड्डे में तबदील करना है। इसके अरिरिक्त, हमारे यहां इस समय छोटे वायुयानों के लिये 85 देशी हवाई अड्डे और 28 विमान चालन के अंतिम अड्डे हैं। लोकप्रिय पर्यटक गंतव्यों के लिये वायुमार्गों का संयोजन इतनी प्रमुख जरूरत बन गई हैं कि यह कई राज्य सरकारों को नये विचारों के साथ आगे आने के लिये लुभा रही है। राजस्थान सरकार ने पर्यटक आकर्षण रखने वाले नये स्थानो,

जो कि अब तक पर्यटन द्वारा अछूते हैं, पर छोटे वायुयानों के लिये हवाई पट्टी का निर्माण करने का प्रस्ताव रखा है। हिमाचल प्रदेश आने वाले वर्षों में पर्यटक राज्य के रूप में उभरने की उम्मीद करता है। उसने मण्डी जिले के सुन्दरनगर में अंतर्राष्ट्रीय हवाईअड्डा बनाने का प्रस्ताव रखा है। कुल्लू, कांगड़ा और शिमला हवाई अड्डों का बड़े वायुयानों के लिये विस्तार और पहले से ही विद्यमान 55 हैलीपेडों के साथ अपने आभ्यांतर क्षेत्र संयुक्त करने के लिये प्राइवेट रूप से संचालित हैलीपेड, टैक्सी सेवाओं का विस्तार उसके अन्य सुझाव है।

पर्यटक महत्व के हवाई मार्ग और हवाई अड्डे क्योंकि मुम्बई और दिल्ली 70% से ज्यादा अंतर्राष्ट्रीय पर्यटकों के लिये प्रवेश द्वार हैं। ये दोनों नगर अंतर्राष्ट्रीय पर्यटकों के लिये देश के मुख्य निकासी घर का कार्य करते हैं। हवाई सीटों और इन स्थानों में होटलों में लगभग पूर्ण बुकिंग यह संकेत करता है कि उनकी पूर्व–बुकिंग की जाय। अतः व्यस्त विदेशी पर्यटकों के लिये पूर्व–बुकिंग एवं जगह उपलब्धता की पुष्टि की जा रही है। अतः विश्व पर्यटन मानचित्र पर भारत के महत्व को नकारा नहीं जा सकता है। हमारा देश अब पर्यटकों के लिये पांचवां उच्चतम गंतव्य है। विश्व भ्रमण संगठन ने अनुमान लगाया है कि हवाई परिवहन के उच्च मानकों को कायम रखने को छोड़कर, हवाई टिकटों की लागत में मात्र 10% की कमी पर्यटक यात्रिओं की संख्या में 17 से 22% की वृद्धि कर देती है।

समुद्री परिवहन

लम्बी दूरी या अधिक समय लगने वाले सफर के लिये यात्री समुद्री मार्ग की जगह हवाई मार्ग पसन्द करते हैं। परन्तु छोटी दूरियों के लिये आनन्द के लिये यात्रा करने, जैसे हमारे समुद्र तटीय जल में मुम्बई से गोआ, चिलका या वेम्बानाद जैसी झीलों में, मुख्य मार्ग से द्वीप या एक से दूसरे द्वीप में जाना पर्यटकों के लिये आकर्षण रखता है। कोची से लक्षद्वीप और चेन्नई या कोलकाता से पोर्ट ब्लेयर और कार निकोबार बन्दरगाह जाने के लिये देशी और विदेशी पर्यटकों के लिये टुअर पैकेज लोकप्रिय बनते जा रहे हैं। ऐसा टुअर यात्रा, आवास और अन्य सुविधाएं प्रदान करने की कुल लागत को मिलाकर होता है।

सड़क या मोटर मार्ग

1970 के दशक से, मात्र धनी व्यक्ति व उसके परिवार के लिये, प्राइवेट कारों, टैक्सी, आरामदेय गाड़ियां तथा 8 से 30 व्यक्तियों के निम्न बजट के समूह के लिये बसें लोकप्रिय बनती जा रही हैं। राष्ट्रीय राजमार्ग और सुरम्य व व्यस्त सड़कों के किनारों मोटलों ने छुट्टी मनाने वालों द्वारा उनके इस्तेमाल में आमूल, चूल परिवर्तन कर दिया है। मोटर मार्ग मुख्य मार्गों के जाल के भीतर ज्यादा और आसान कड़ियां प्रदान करते हैं। मोटर मार्ग के रास्ते महत्वपूर्ण पर्यटक परिपथ आरामदेय सैर–सपाटे के लिये अत्यधिक सुविधाजनक हैं । सामान्यतया ये सभी समेकित टुअर पैकेज के जरिये किया जाता है। दिल्ली–आगरा–जयपुर को जोड़ता हुआ स्वर्णिम त्रिभुज ऐसे परिपथ का एक उदाहरण है।

मोटर परिवहन यात्रियों को भीड़–भाड़ वाले शहरी होटलों से दूर राजमार्गों के किनारे–किनारे कम महंगे सराय तक पहुंचाने का काम करता है। यह उपलब्ध सुविधा व्यस्त मौसम के दौरान बड़े शहरों के अन्दर आगन्तुकों की असंचालनीय भीड़ को कम कर देती है। यह निम्न बजट पर्यटकों और छुट्टी बिताने वाले विद्यार्थियों को बड़ी राहत भी प्रदान करती है। इसी कारण से, भारत नई अतिरिक्त सड़कें बनाने की ओर, और विद्यमान सड़कों के सुधार पर अधिक ध्यान दे रहा है। पर्यटक ट्रैफिक की अंतर्निहित मांग के जवाब में, राजमार्ग का निर्माण हमारे चार बड़े मेट्रो शहरों को जोड़ेगा। यह राजमार्ग 5952 कि.मी. से ज्यादा लम्बा होगा। उत्तर से दक्षिण तक श्रीनगर से कन्याकुमारी और पूर्व से पश्चिम तक सिलचर से पोरबंदर तक जोड़ने के लिये दो कोरीडोर की सड़क निर्माण करने का अन्य प्रस्ताव है। ये कोरीडोर क्रमशः 4000 कि.मी. और 3300 कि.मी. तक होंगे।

बस प्रणाली अब तेजी से उभरते बहु–पथ राजमार्गों पर चलने के लिये विस्तृत रूप से विकसित है । मनाली–लेह, दार्जिलिंग–गोंगटक और मदुराई–कोडाइकनाल को पर्यटकों द्वारा रोमांचकारी बस मार्ग के रूप में वर्णन किया जाता है। भारत के हिमालय क्षेत्र में, जहां मोटर मार्ग स्पष्टत्या परिवहन के प्रमुख साधन हैं, सड़क पर्यटन की अच्छी तरह देख–रेख की जा रही हैं।

रेल परिवहन

रेलवे से संगठित पर्यटक यात्रा द्वितीय विश्वयुद्ध की समाप्ति से शुरू हुई। हमारे देश के बड़ा रेल तन्त्र उन दिनों के यात्रियों के लिये सस्ते में और शीघ्र क्रियाशील होता था। रेल परिवहन सिर्फ निम्न बजट आराम प्रदान करता था। रेल मार्ग 200 से 500 कि.मी. की दूरी के अन्दर मुख्य शहरों को जोड़ता था। बहुत लम्बी दूरी के उपमहाद्वीपीय सेवा को कई सौ कि.मी. तक विस्तृत किया। सर्वाधिक उल्लेखनीय मुख्य मार्ग, जो मुम्बई, चेन्नई, कोलकाता, दिल्ली और वापस मुम्बई तक जोड़ती है, स्वर्णिम चतुर्भुज बनाते हैं। चतुर्भुज के भीतर त्रिभुज मार्ग एक तरफ मुम्बई और कोलकाता को जोड़ते है और दूसरी ओर दिल्ली और चेन्नई को।

उत्तर–दक्षिण उपशाखा रेलमार्ग अब जम्मू एवं कश्मीर राज्य में जम्मू–ऊधमपुर तक (अन्ततः श्रीनगर के रास्ते बारामुला तक विस्तारित करना है) और देश की भूमि के दक्षिणतम् छोर तमिलनाडु में कन्याकुमारी तक पहुंच गया है। पूर्व दिशा की ओर यह अरुणांचल प्रदेश में उत्तर–पूर्व फ्रंटियर रेलवे के रास्ते मुरकोंगसेलेक स्टेशन पर समाप्त होता है। स्वच्छ और शीघ्र यात्रा सुनिश्चित करने के लिये लगभग सभी मुख्य रेलमार्गों का विद्युतीकरण हो गया है। मेट्रो रेल, अन्य पर्यटक आकर्षण के रूप में, भारत के व्यस्त महानगरों में तेजी से शुरू की जा रही है। कितना सही कहा गया है कि ट्रेन द्वारा भारत का भ्रमण स्टेशनों के दृश्य, आवाजें, गंध और साथ ही साथ विविध लोगों को पेश करता है। इसकी कुल लम्बाई 60,000 कि.मी. से ज्यादा है।

पांच छोटी पर्वत ट्रेन है जो सर्वाधिक सुरम्य हिल रिजोर्टो–शिमला, ऊटी (उदगमंडलम), महाराष्ट्र में माथेरन और कोलकाता के उत्तर में दार्जिलिंग को जोड़ती है। ये पर्यटकों को आनन्द प्रदान करती है। उचित रूप से उन्हें टॉय ट्रेन (खिलौना ट्रेन) कहा गया है। पर्वत में ऊंचाई के बढ़ने के साथ वे बदलते प्राकृतिक दृश्य पेश करती है। रास्ते में पटरियां कई पुलों को आड़े–तिरछे पार करती है, सौ से ज्यादा सुरंगें, और 'यू' मोड़ आते हैं। कुछ भाप इंजन पर्यटकों को उनकी ऐतिहासिक स्मृति को आकर्षित करने के लिये, अभी भी इस्तेमाल किये जा रहे हैं। इस लाइन पर चलने वाली एक महत्वपूर्ण ट्रेन का रोमाचंक नाम ही हिमालयी महारानी है।

भारत की आरामदेय ट्रेनों के रेलमार्ग सबसे पुराने भाप रेल इंजन द्वारा खिंचने वाली ट्रेन का दूसरा उदाहरण उस ट्रेन का है जो दिल्ली छावनी से राजस्थान में अलवर तक चलती है। अपनी 138 कि.मी. की यात्रा के दौरान यह ट्रेन फेयरी क्वीन कहलाती है। यह सरिस्का बाघ अभयारण्य के रास्ते गुजरती है। यह अधिकांशतः पर्यटकों की सतत बढ़ती मांगों को पूरा करती है। छोटी लाइन ट्रेन, यूँ तो पर्वत के ऊपर नहीं चलती है परन्तु पहाड़ियों और विस्तृत घाटियों के रास्ते, पठानकोट से हिमाचल प्रदेश में जोगिन्दनगर तक रसीले हरित चाय बागान और कांगड़ा घाटी के धान के खेतों के रास्ते जाती है।

कोंकण समुद्र तटीय रेलवे अभियान्त्रिकी का कमाल है, जो मुम्बई को गोआ के रास्ते मंगलौर से (कर्नाटक–केरल सीमा के किनारे–किनारे) जोड़ती है। इस 760 कि.मी. लम्बे सुरम्य पथ का 10% हिस्सा पुलो और सुरगो से बना है।

संतोषप्रद शाही ट्रेन, जिसे श्पैलेस ऑन व्हीलश कहते हैं, सात दिनों का सब समाविष्ट पैकेज टुअर प्रदान करती है। यह आगरा और दिल्ली के अलावा राजस्थान के महत्वपूर्ण पर्यटक स्थानों का दर्शन कराती है । इसके आरामदेय डिब्बों में प्रदेश के मूल राज्यों के महाराजाओं द्वारा अपने महलों में पहले कभी उपयोग की जाने वाली सब सुखकर वस्तुएं और आतिथ्य–सत्कार उपलब्ध होता है। पर्यटक प्रदेश के सैर–सपाटे को इस प्रकार के स्वच्छ और विलासमय महल में खाने–पीने और यात्रा करने से मिलान करना चाहते हैं। इस ट्रेन में उसकी लोकप्रियता के अनुरूप ही श्रेष्ठ ध्यान पाने की उम्मीद कर सकते इंड्रेल पास (भारतीय रेल पास) नाम की सुविधा पर्यटकों के लिए विद्यमान है। यह उन्हें 7 दिनों से 90 दिनों की वैध अवधि के अन्दर यात्रा करनी होती है द्य यह रास्ते की यात्रा सम्बन्धी किसी प्रतिबंधों के बिना, व्यापक प्रकार के आकर्षणों के लिए सरकिट रूट चुनने का विकल्प प्रदान करती है। मार्ग का विकल्प पूर्णतया उपयोगकर्ताओं पर छोड़ा हुआ है। स्वदेशी पर्यटकों के लिए, परिभ्रमण रेल टिकट की व्यवस्था उन्हें अपने रास्ते की कठिनाई को कम कर देती है। स्वयं यात्रियों द्वारा निर्धारित सूची के अनुसार, एक जगह से दूसरे जगह जाने के लिए ट्रेवल कारों की व्यवस्था की जाती है। यद्यपि 25% शयन

सीटें विदेशी यात्रियों के लिए आरक्षित होती है, फिर भी शिकायतें आती है कि आखिरी क्षण तक आरक्षण की पुष्टि नहीं हुई द्य यह निश्चित रूप से इन पर्यटकों के लिए और पर्यटन के संवर्धन में रुकावट का काम कर सकती है। परन्तु आजकल यदि विश्वस्त टुअर परिचालकों को काम सौंपा जाता है, तो आरक्षण पक्का होता है। निस्संदेह, हमारी रेल खान–पान प्रबन्ध सेवाओं को आगे और सुधारने की जरूरत है ताकि वे अंतर्राष्ट्रीय मानक के स्तर की हो जाए।

पर्यटन के आधारिक ढांचे में होटलों का स्थान

पर्यटकों की भिन्न–भिन्न जरूरतों के आधार पर भिन्न वर्गों के होटलों में ठहरने के स्थान की जरूरत पर्यटन आधारिक ढांचे का महत्वपूर्ण हिस्सा है। मेजबान देशों में ठहरने के स्थान की सुविधायें पर्यटक उद्योग का इतना महत्वपूर्ण हिस्सा है कि यह अब अपने आप ऋऋ में होटल उद्योग कहलाता है। सर्वश्रेष्ठ सम्भावित कमरा और रेस्तरां सेवायें पर्यटकों को लुभाने के लिए बड़ी मांग हैं द्य फास्ट फूड, स्थानीय रूप से मूल्यवान कला या शिल्पी वस्तुओं की आपूर्ति आदि की क्रमबद्ध व्यवस्था पर्यटन को बढ़ावा देते हैं। ये या तो होटल कॉम्प्लेक्स के अंदर या बाहर आऊटलेट के रूप में हो सकते हैं। ऐसे होटल, भारत में अंतर्राष्ट्रीय पर्यटकों के ठहरने के दौरान हमें उनसे प्राप्त होने वाले विदेशी विनियम का 50% उपाजित करते है।

देशभर में पर्यटक केन्द्रों में ठहरने के स्थान की अत्यधिक कमी अभी भी महसूस की जा रही है क्योंकि सभी वर्गों के पर्यटकों का ट्रैफिक लगातार बढ़ रहा है। हमारे देश में उपलब्ध होटल कमरों की संख्या लगभग 98,000 है। पर्यटन की वृद्धि दर और विद्यमान होटलों के भीतर ही या कुछ नये होटलों के अन्दर निर्माणाधीन कमरों की संख्या को देखते हुए, हमारी जरूरतें अनुमानित उपलब्धता से कहीं अधिक है। ज्यादा होटलों के निर्माण के लिए भूमि उपयोग नियमों में परिवर्तन और मोटलों के निर्माण के लिए भूमि के विशेष आवंटन दो तत्कालिक उपाय प्रस्तावित किये गये हैं द्य मेट्रो शहरों में भूमि तेजी से ज्यादा महंगी हो रही है और लक्ष्य पूरा करने के लिए आवश्यक वार्षिक विनियोग की दर भी तेज गति से बढ़ रही है। ऐसे शहरों के नजदीक सड़क के किनारे होटलों

का निर्माण, और उन शहरों से आसान पहुँच के स्थानों पर होटलों का मिर्माण पिछले कुछ वर्षों के दौरान हुआ है द्य भूमि उपयोग नियम और भूमि का विशेष आवंटन ऐसी निर्माण गतिविधि को आगे और प्रोत्साहित करेगा। तीन से पांच सितारा होटलों के अतिरिक्त, सुखकर सुविधाएं प्रदान करने के आधार पर होटलों को भिन्न वर्गों में श्रेणीगत किया गया हैं। इन्हें मोटल, टूरिस्ट बंगला, टेन्ट या लॉज कहा जाता है और ये मौसमी, थोड़े दिनों या ज्यादा दिनों के ठहरने के लिए होते हैं। ठहरने के स्थान की व्यवस्था गेस्ट हाऊस या पेइंगगेस्ट के रूप में लोगों के घरों में भी की जाती है। लॉज के लिए स्थलों को सावधानी से वनों में चुना जाता है, झरने के पास तम्बू डालने के लिए शिविर लगाए जाते है तथा नावों पर बहते घर के लिए जलाशय का चयन किया जाता है। ये सभी स्थल टूरिस्ट रिजोर्ट के रूप में पर्यटकों के लिए मनोहारी होते हैं द्य पर्यटक रुचि के बहुत से केन्द्रों पर छोटे होटल है जिनमें कम आरामदेय सुविधायें होती हैं परन्तु वे अपने आसपास एंव बाहर अनेकों मनोरंजन और खेल की सुविधायें प्रदान करते हैं। ये सब उपयुक्त आवास स्थान के संगठन और पर्यटक स्थान पर विशेष अवधि के लिये सम्भव विभिन्न पर्यटक गतिविधियों के बीच घनिष्ठ सम्बन्ध का उदाहरण है। उच्च स्तर की सुविध ााओं और आराम की सामान्य व्यवस्था के अलावा, बड़े अंतर्राष्ट्रीय होटलों के बड़े कान्फ्रेंस हाल, इंटरनेट सुविधाओं के साथ संचार संबंध खानपान और मनोरंजन के वातावरण और स्वास्थ्य क्लब भी होते हैं। उनमें सामान खरीदने के लिए बाजार और व्यापार केन्द्र होते हैं। होटलों के बड़े कॉम्पलेक्स के अन्दर होटल होते हैं जो अमेरिका या जापान जैसे धनी देशों से उनके व्यापार सहवासियों के उपयोग मात्र के लिए होते हैं। वे ऐसे पर्यटकों के लिए ज्यादा उपयुक्त हैं क्योंकि, न्यूयार्क, पेरिस, लदंन या टोकियो में उसी स्वरूप के होटलों की तुलना में उनके किराये निम्न होते है। दूसरी ओर, बड़े हवाई अड्डों के समीप कुछ होटल हैं, और ये आने व जाने वाले पर्यटकों को अल्प काल के लिए ठहरने के स्थान प्रदान करते हैं। मोटल होटल का वह प्रकार है जो विशेष रूप से मोटरकार पर्यटकों की जरूरतें पूरा द्य करने के लिए होते हैं। हम इन मोटलों को शहरों के परिसीमा और व्यस्त राजमार्गों के द्य किनारे–किनारे पाते हैं। हाल के दशक में कार यात्रियों का अत्यधिक उपयोग मोटलों और तैयार फास्ट

फूड प्रदान करने वाले किआस्क (छतरीनुमा छोटा विक्रय स्थल) की संख्या में वृद्धि के लिए जिम्मेदार है। यह अमेरिका में बहुत पाये जाते हैं। आने जाने वाले वाहनों की संख्या और पर्यटक आवागमन की गति को देखते हुए हमारे देश में राजमार्ग के किनारे इन मोटलों आदि को खोलने का विचार तेजी से सुदृढ़ हो रहा है।

मोटल, जो सुविधाएं प्रदान करते हैं उसकी तुलना में, कम मंहगे हैं। उदाहरण के लिए, वे स्वयं खाना पकाने के लिए गैस की सुविधा प्रदान कर सकते हैं। हरियाणा राज्य, ने दिल्ली के आसपास, हिमाचल प्रदेश के साथ अपनी सीमा के समीप तथा उत्तर में पंचकुला तक व्यस्त ग्रैंड ट्रंक राष्ट्रीय राजमार्ग के किनारे, कई मोटलों का निर्माण करके अच्छा उदाहरण दिया है। राज्य मे हिमाचल और जम्मू–कश्मीर के पर्यटक क्षेत्रों को जाने वाले यात्रियों की अत्यधिक संख्या इसी सड़क के रास्ते जाती है। अतः हरियाणा द्य ने इसका पूरा लाभ उठाया है। यद्यपि हरियाणा में पर्यटक आकर्षण कम हैं, तथापि स्थानीय पक्षियों के नाम पर मोटलों का नामकरण किया गया है। होटलों की कतार पर्यटकों को आराम करने के लिए ललचाती है । यात्रा के अगले पड़ाव के लिए रवाना होने से पहले यात्री इन होटलों के बाहर विश्राम करते हैं।

विभिन्न एजेन्सियों द्वारा संचालित विभिन्न स्थलों पर पर्यटक युवा होस्टल, सराय या विश्रामगृह और अवकाश गृह भिन्न बजट के राहगीरों के लिए कामचलाऊ ठहरने का स्थान प्रदान करते हैं।

टुअर परिचालन और प्रबन्धन

अपने भिन्न पहलुओं की देखभाल तथा पर्यटन के संचालन के लिए बड़ी संख्या में प्रशिक्षित सहायक कर्मचारी वर्ग की जरूरत होती है। इसमें प्रशिक्षित टुअर गाइड, ट्रेवल एजेन्ट या टुअर ऑपरेटर, परिचारक, खानसामा और उनके अन्य कई सहायक शामिल है। इनमें से, टुअर गाइड और टुअर ऑपरेटर संचालन कर्मचारी वर्ग के मुख्य कार्मिक होते हैं। पर्यटकों के यात्रा के पूर्व नियोजन से लेकर पर्यटकों के वापस रवाना होने तक टुअर गाईड उनके साथ है। जुड़ जाते हैं। उनकी सतत आपूर्ति पर्यटक उद्योग के विस्तार के साथ साथ बनाए रखनी होती है ताकि पर्यटकों के दीर्घकालिक व आरामदेय वास सुनिश्चित कर सकें । पर्यटन

जैसे संवेदनशील सेवा उद्योग का चलना मुख्य रूप से उनके कौशल पर निर्भर करता है। पर्यटकों के साथ फलदायक अंतक्रिया उनके कौशल पर निर्भर करती है। यदि वे अनुपस्थित रहते हैं या सही–सही भूमिका अदा करने में असफल रहते हैं तो पर्यटकों का आना कम हो जाता है। उसे लोकप्रिय बनाने के बड़े विज्ञापन अभियान के बावजूद यह उद्योग नष्ट होने के कगार पर पहुँच सकता है। पर्यटक गंतव्यों पर उनका कार्य होटल के मालिकों और पेशेवर होटल प्रबन्धक के कार्य के समान होता है।

टुअर गाइड

समयोपरि, टुअर गाइड आगन्तुकों को पर्यटक स्थान या क्षेत्र के आकर्षणों के प्रति प्रवत करता है और उन्हें वास्तविक पर्यटक स्थलों के चारों ओर घुमाता है। निम्नतम़ स्थानीय स्तर पर, भ्रमण मार्गदर्शन पर्यटन के समस्त कार्यक्रम के उन्नयन के लिए मौलिक इकाई है।

एक प्रभावशील टुअर गाइड को क्षेत्र की भौगोलिक स्थिति, पर्यटक रूचि के ठिकानों की पृष्ठभूमि, पूर्व इतिहास जैसे मंदिरों, पूजास्थलों, स्मारकों, पुराने स्थलों के खंडहरों और किलों के बारे में पर्याप्त जानकारी होनी चाहिए। एक अच्छे टुअर गाईड से, प्रासंगिक स्थानीय परम्पराओं, संस्कृति, लोक–कथाओं, निष्पादन कलाओं, उत्सवों और मेलों के बारे में बात करना अपेक्षित रहता है। इस तरह के वर्णन से पर्यटक ज्यादा आकर्षित होते हैं और उनमें और ज्यादा जानने की उत्सुकता जागृत होती है। जो भाषा पर्यटक समझता है उसी भाषा में बताना बेहतर होता है। पर्यटकों क़े मूल देश की जानकारी के साथ ही एक अनुभवी टुअर गाइड उनके रूझान जान जाता है। यह ज्ञान होने से उनकी प्रतिक्रियाओं को पर्यटक अच्छे से ग्रहण करते हैं और उनके सवाल से सन्तुष्ट होते हैं। टुअर गाईड का कौशल, स्थानीय घटनाओं के बारे में रोचक घटना वृत गढ़ने में और पर्यटक दृश्य स्थलों से सम्बधित व्यक्तियों द्वारा अदा की गई विख्यात भूमिकाओं की मुख्य–मुख्य बातें बताने में निहित है द्य पहला भ्रमण अगले भ्रमण की शुरूआत बन सकती है यदि टुअर गाईड अपने निष्पादन द्वारा पर्यटकों के बीच स्थायी रूचि उत्पन्न करने में सफल होता है। एक टुअर गाईड द्वारा किसी प्रकार की गलती न केवल सिर्फ अपने लिए परन्तु ऐसे कार्यकर्ताओं के पूरे समूह के लिए बदनामी लाता है।

यहां स्थानीय जनजाति के सदस्यों का जिक्र करना उचित होगा जो आंध्र प्रदेश के विशाखापतनम जिले में, चूने की बहुत गहरी सुन्दर गुफाओं और उनके सोपानी जलप्रपात को दिखाने के लिए गाइड का कार्य करते हैं। वर्ष 2001 तक, वे प्रतिमाह 7000ध– रुपये कमा लेते थे। लोग रास्ते में मिट्टी के तेल का लोम्ब या टार्च का उपयोग करते हुए, पर्यटकों को गुफाओं में ले जाते थे। वर्ष 2002 में, सरकार ने गुफाओं के फर्श सीमेंट के बनवा दिये। अन्दर के हिस्से में बिजली लगवा दी और जनजातीय गाइडों को 3000 रुपये की एक मुश्त मासिक आय निर्धारित कर दी। वे लोग पहले बहत सी सेवायें प्रदान करते थे, सब खत्म करा दी गई। सरकार, स्थानीय लोगों की आय में कमी की लागत पर मुद्रा की बड़ी मात्रा उपार्जित करने लगी। गाइड की सेवाओं पर निर्भर स्थानीय लोगों का इस तरह का अलगाव इस काम के लिए निराशा प्रदर्शित करता है।

टुअर ऑपरेटर

पर्यटन का परिचालन अब विशिष्ट प्रकृति का काम बन गया है। दिन प्रति दिन, किसी भी एक कार्यकर्ता के लिए, पर्यटन के संचालन के सभी भागों की देखभाल करना कठिन बनता जा रहा है द्य इस कारण टुअर ऑपरेटर का कार्य टुअर गाइड के कार्य से बिल्कुल भिन्न होता है।

टुअर ऑपरेटर को परिवहन जरूरतों के संचालन, वीसा और परमिट की निकासी की औपचारिकताएं और पर्यटकों के लिए होटलों में ठहरने के स्थान की बुकिंग करने का कार्य करना हाता है। ऐसे व्यक्ति को सम्बधित नियमों और अधिनियमों में अक्सर किये जाने वाले नवीनतम परिवर्तनों के बारे में अपनी जानकारी बनाये रखनी होती है । टुअर ऑपरेटर को, उन अधिकारियों के साथ, जो यातायात बुकिंग और पर्यटक स्थलों पर या उनके समीप होटलों में आरक्षण की व्यवस्था करते हैं, सम्बन्ध बनाये रखने पड़ते हैं। उसे यह जानकारी भी होनी चाहिए कि शामियाने व जोखिमपूर्ण पर्यटन के लिए अन्य उपकरण कहां से किराये पर मिलते हैं।

आजकल, भ्रमण का कार्यक्रम जाने से बहुत पहले निश्चित करना पड़ता है द्य वे दिन चले गये जब व्यक्ति, जब चाहे व्यापार या आनन्द के लिए, यात्रा शुरू कर सकता था। पर्यटकों के एक समूह या एक अकेले पर्यटक के पास भ्रमण के लिए पूर्व निर्धारित अनुसूची होती है। किसी

माह विशेष में, उनके पास कुछ ही दिन खाली होते हैं जिसमें वे इच्छित संख्या के पर्यटक स्थलों को देख लेना चाहते हैं । आधुनिक पर्यटन की तीव्र वृद्धि के कारण शिखर मौसम में गंतव्य पर्यटकों की बढ़ती मांग पूरा करने में असफल रहते हैं। टुअर ऑपरेटरों को समय से पहले ही कई औपचारिकताओं को पूरा कर लेना होता है। इनमें वायु मार्ग, रेलवे या सड़क मार्ग से जाने वालों के लिए सीटें या शायिका की पूर्व बुकिंग और होटलों में उपयुक्त आवास के लिए पूर्व बुकिंग शामिल हैं। यदि पर्यटक पर्यटन क्षेत्र में ही रहना चाहे तो भी उसके रहने की वैकल्पिक व्यवस्था करना टुअर ऑपरेटर का कार्य होता है। टुअर ऑपरेटर पर्यटन का उचित मार्ग, भाड़े में कटौती, टिकट पर प्रतिबन्ध, (यदि कोई है) और यात्रा का प्रबन्ध करने योग्य अवधि के मामले में भी मार्गदर्शन कर सकता है। सस्ती उड़ानों के अलावा, विश्वसनीय भ्रमण एजेन्ट अपने ग्राहकों के उनके पसंद के हवाई अड्डों पर सुरक्षित उतराई का भी ध्यान रखता है। यदि पर्यटक की किसी प्रकार की कोई विशेष आवश्यकतायें हैं, जैसे खाने, भ्रमण बीमा, अपनी रूचि की फोटो खींचना और अपनी पसन्द की उड़ान से टिकटों का पुष्टिकरण, तो उन्हें समय से उसका प्रबन्ध कर लेना चाहिए।

टुअर गाइडों एवं टुअर ऑपरेटरों का प्रशिक्षण

टुअर गाइडों एवं टुअर ऑपरेटरों के लिए नियमित प्रशिक्षण कार्यक्रमों के द्वारा आवश्यक कौशल सीखना पहला महत्वपूर्ण कदम है। ये दोनों कार्यकर्ता फिर पहले से ही प्रशिक्षित कर्मियों की संगत में इस गतिविधि में सहभागिता द्वारा कौशलों को और ज्यादा विकसित करते हैं।

प्रशिक्षार्थी तब स्वतंत्र रूपसे कार्य करने के लिए अपने को सुसज्जित कर ट्रेवल एजेन्सी से जुड़ जाते हैं द्य इस दिशा में यह दूसरा सर्वाधिक महत्वपूर्ण कदम है। अन्त में, उनमें से प्रत्येक को किसी क्षेत्र विशेष के लिए पर्यटन गतिविधि हेतु पर्यटन के परिचालन या मार्गदर्शन पर रिपोर्ट तैयार करने के लिए कहा जाता है। इस तीसरे कदम में, योग्य पेशेवर टुअर गाइड या टुअर ऑपरेटर बनने के लिए उनका परीक्षण किया जाता है। राजस्थान, हिमालयी क्षेत्र से उतना ही भिन्न है जितना समुद्र तटीय पुलिनों से मन्दिर और सांस्कृतिक स्थल । अतः ये कार्यकर्त्ता विशिष्ट आवश्यकता हेतु प्रशिक्षित किये जाते हैं।

ट्रेवल एजेन्सी

निम्न स्तर पर टुअर गाइड और टुअर ऑपरेटर या ट्रेवल एजेन्ट और ऊँचे स्तर पर टुअर प्रबन्धक ट्रेवल एजेन्सी के सदस्यों की टीम के रूप में कार्य करते हैं। दूसरे शब्दों में, कार्यकर्ताओं का पूरा समूह ट्रेवल एजेन्सी बनाता है। इनमें से प्रत्येक, पर्यटक को प्रारम्भिक अवस्था से ही प्रेरित करने से लेकर, ठहरने की अवधि और उसके अपने घर वापस जाने तक, अपनी–अपनी भूमिकायें अदा करता है।

एजेन्सी पर्यटकों की यात्रा और आवास को आरामदेय और सन्तोषप्रद बनाने के लिए, यात्रा प्रारम्भ करने से पहले अपने कार्यकर्ताओं को पर्यटकों से पूछताछ करने का निर्देश देती है। यह एजेन्सी, पर्यटक गंतव्य के दूसरे क्षेत्र में कार्य कर रही दूसरी समान एजेन्सी के साथ समन्वय करने के लिए एक मंच भी बन जाती है। ट्रेवल एजेन्सी की यह भूमिका दर्शकों को मदद करती है। ऐसे में पर्याप्त जानकारी एवं दर्शकों की रूचि के अनुसार देश में ठहराव में भी वृद्धि होती है तथा लोग एक तरह के दर्शनीय स्थलों से दूसरे प्रकार के दर्शनीय स्थलों को देखने के लिए चले जाते हैं। इस तरह दर्शकों की जानकारी बढ़ती है और बाद में वे अन्य समय ज्यादा दर्शन के लिए भारत के अन्य भागों में पहुँच जाते हैं।

ट्रेवल एजेन्सियों का, समस्त पर्यटक क्षेत्रों में, अपना तंत्र होता है और उनके पास प्रत्येक जानकारी को शीघ्रतम संचार माध्यम द्वारा भेजने के साधन होते हैं द्य वे पर्यटकों के समूह के लिए सर्किट मार्ग के रास्ते पैकेज टुअर की व्यवस्था करते हैं और रियायती दाम पर यातायात, आवास एवं भोजन की व्यवस्था करते हैं। यह व्यवस्था कठिन क्षेत्रों जैसे हिमालय में विशेष रूप से सहायक होती है, क्योंकि उन क्षेत्रों में ऐसी सुविधायें कम उपलब्ध होती हैं। एजेन्सियां, पर्यटकों की तरफ से, सम्बधि ात अधिकारियों से परमिट, वीसा प्राप्ति प्रमाणपत्र, और मुद्रा लेनदेन के लिए सम्पर्क करती हैं। वे लम्बी दूरी के यातायात के पुष्टीकरण का बोझिल कार्य भी करती है। वे पर्यटन के विभिन्न भागों के बीच कड़ी का कार्य करते है, तथा हवाई अड्डे या रेलवे स्टेशनों से होटलों तक स्थानीय यातायात का भी प्रबन्ध करते हैं। ट्रेवल एजेन्सियां बहुधा संबद्ध पर्यटक समूह और पर्वतारोहण, स्कीइंग, हेली स्कीइंग, और स्नोर्टिंग में प्रशिक्षण

आयोजित करने वाली संस्थाओं के बीच पुल के रूप में कार्य करती है। वे पर्यटकों को, स्थानीय कपड़ा, शिल्प और शिल्प जैसी बनावटी चीजें, पर्यटकों को उचित दुकानों या राज्य इम्पोरियम से खरीदने की सलाह भी देते हैं। ट्रेवल एजेन्सियों का कार्य विस्तृत हो रहा है क्योंकि पर्यटन स्वयं कई उप–शाखाओं में बट रहा है। पर्यटकों की विविध अभिरुचियां इसका वास्तविक कारण है। ट्रेवल एजेन्सियां, मुख्य मध्यस्थ के रूप में, दंत चिकित्सक और आयुर्वेदिक मालिश की सेवा और योग प्रशिक्षण प्रदान करने वाली संस्थाओं से सम्पर्क करती हैं। ये पर्यटकों में नव विकसित रुचिओं को बढ़ाने का प्रयत्न करती है।। टुअर मैनेजर, निरीक्षणात्मक स्तर पर ट्रेवल एजेन्सी के परिचालन सम्बन्धी कार्य की देखभाल करता है।

यह उनके उत्तरदायित्व का ही भाग है कि वे न केवल दैनिक प्रबन्ध के प्रति चिन्तित रहे अपितु विविध प्रकार की विशिष्ठ संस्थाओं के साथ बढ़ते हुए सम्बन्ध को सुदृढ़ करना भी उनका मकसद होता है। वे एजेन्सी को प्राप्त आवश्यक सूचना देने के लिए समस्त कार्यों की निगरानी करते हैं। दूसरे शब्दों में, ऐसी प्राप्त सूचना, या जानकारी आंकड़े का आधार होती है। यह पर्यटन के प्रबन्ध को सुधारने में मदद करती है, लुप्तांशों की भराई करती है। समय–समय पर पर्यटन नीति में आवश्यक परिवर्तन लाने के लिए सरकारी एजेन्सियों या विभागों को जानकारी भिजवाता है।

ऋतु विशेष और गन्तव्य विशेष भ्रमण परिचालन

आम गंतव्य विशेष भ्रमण परिचालन के विपरीत, कुछ क्षेत्र, विशिष्ट मौसमों में भ्रमण करने के लिए उपयुक्त होते हैं । हिमाचल प्रदेश के उत्तरी भाग में लाहौल–स्पीति जो हिमालय और कश्मीर के लद्दाख–जास्कर प्रदेश का ऊँचा और अत्यधिक दूरस्थ प्रदेश है, इसका उदाहरण है। यह क्षेत्र, अपनी लम्बी एवं कठोर सर्दियों के दौरान बर्फ द्वारा मार्ग अवरूद्ध हो जाने के कारण राज्यों के मुख्य क्षेत्रों से एकदम अलग पड़ जाता है। वास्तव में गम्भीर रूप से जोखिम प्रिय पर्यटक यहां केवल गर्मी के छोटे मौसम में आते हैं। यद्यपि यहां का वातावरण नीरस होता है, तथा अनावृत परन्तु बहुरंगी चट्टाने और बर्फीली हवायें असत्कारशील होती है। इसी कारण गर्मियों के बरसाती महीने भ्रमण करने के लिए उपयुक्त हैं। चूँकि वे मानसून के वृष्टि–छाया क्षेत्र में स्थित है, वे उस समय भ्रमण के लिए

अनुकूल होते है। इन राज्यों के दक्षिणी भागों में भारी वर्षा होती हैं। कोई भी टुअर ऑपरेटर वर्ष के इन दिनों में गम्भीर पर्यटक को भूबद्ध क्षेत्र में ले जाने से फायदे में रहता है । अद्भुत सांस्कृतिक आकर्षण के कारण वह पर्यटकों के दिल में एक विशेष स्थान बनाने में कामयाब होता है। पर्वत के शिखर पर बौद्ध मठ पाये जाते हैं जो बर्फ से ढकी पर्वतमालाओं द्वारा छाया में पड़ जाते हैं। परन्तु उनकी आदिकालीन वास्तुकला, भित्ति चित्र और मठवासीय जीवन की कथायें बरकरार हैं। ये आकर्षण, यात्रा की कठिनाइयों और अच्छी पर्यटक सुविधाओं के अभाव की कुछ हद तक क्षतिपूर्ति कर लेते हैं। सिर्फ, पर्यटकों को जनजातीय परिवारों के साथ के लिए तैयार होना चाहिए।

भक्तजनों की, कश्मीर में अमरनाथ, ऊँचे हिमालय में उत्तराखण्ड में ब्रदीनाथ, केदारनाथ व हेमकुण्ड के चुनिंदा गंतव्यों की, वार्षिक यात्रा भी सिर्फ गर्मी के विशेष मौसम में भ्रमण परिचालन के लिए सम्भव होता है। दूसरी ओर, अण्डमान व निकोबार द्वीपों में, वर्षाकाल में नहीं जाना चाहिए। इस कारण दक्षिणी भारत का बड़ा भाग बेहतर विकल्प है। यह शीतकालीन पर्यटकों को, भारत के उत्तरी मैदानों की कठोर सर्दी से बचने और दक्षिणी क्षेत्र की हल्की सर्दी का आनंद प्रदान करता है। ऐसी स्थिति में, पर्यटक की पसन्द ऋतु–विशिष्ट होती है यद्यपि कोई एक या एक से ज्यादा गंतव्यों के लिए आ सकता है। राजस्थान में, जैसलमेर के बालू के टीले, उसके रेगिस्तान और ऊँट उत्सव शीतकालीन भ्रमण के लिये प्रसिद्ध हैं। गंतव्य–बद्ध भ्रमण परिचालन, स्थान विशेष या उनके पर्यटक आकर्षण के लिए स्थानीय क्षेत्र मुख्यतः घूमने की इच्छा पर निर्भर होते हैं द्य भारत के तटों पर गोआ, केरल और पुरी की पुलिने सर्वोत्तम पर्यटक गंतव्य हैं क्योंकि वहां शान्त समुद्र के किनारे बालू, जलमार्ग, बेकवाटर और जलक्रीड़ाओं की सुविधायें उपलब्ध है। इसी तरह से, भ्रमण परिचालन, जब हिमालय में पहाड़ी स्टेशनों, मध्य पहाड़ी श्रेणियों, पश्चिमी घाटों और नीलगिरि के लिये संचालित किया जाता है, तो गंतव्य विशिष्ट होता है। यात्रा और ठहरने की अवधि का निर्णय पहाड़ी गंतव्यों द्वारा प्रस्तुत आकर्षण के अनुसार होता है।